理性主義と排除の論理

──沖縄愛楽園に生きる──

下村英視

ボーダーインク

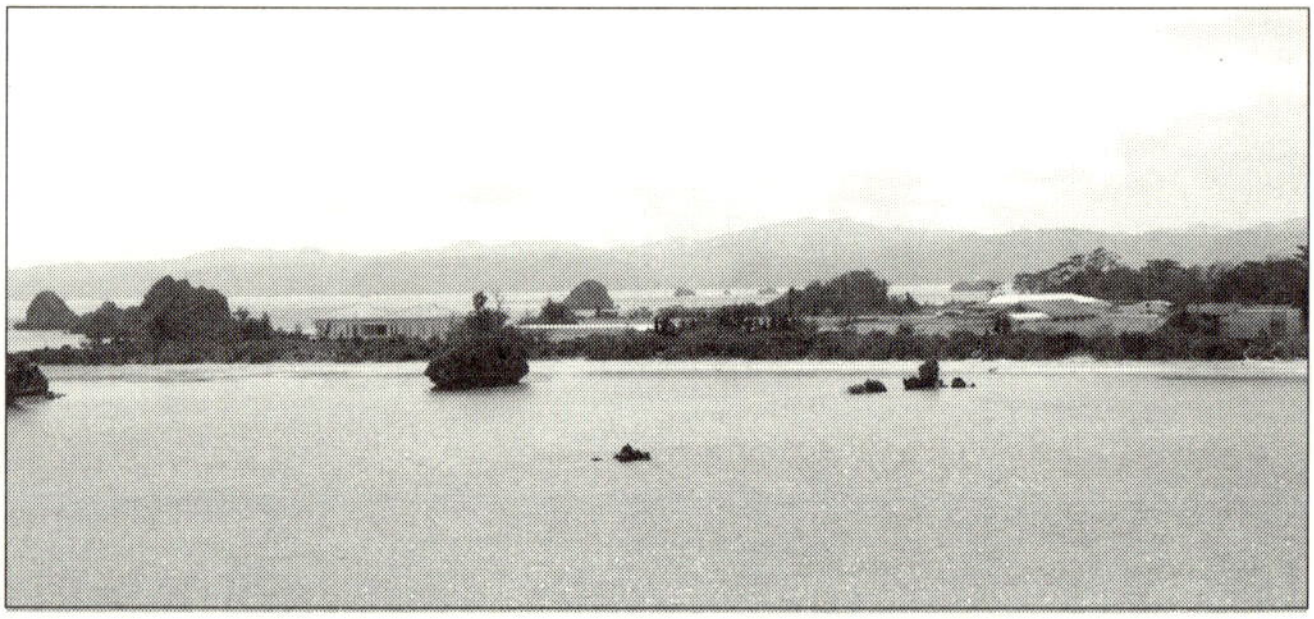

屋我地島と古宇利島を結ぶ古宇利大橋から見た愛楽園。写真左側が東。狭い範囲でわずかに盛り上がった森の向こう側に納骨堂、堕胎された子どもたちの供養碑、青木恵哉の顕彰碑がある。この右側に 2015 年にオープンした 2 階建ての資料館が見える。その西側、南側に入所者の方々の住居がある。

はじめに　奇妙な国

作家島比呂志は、作品『奇妙な国』*の冒頭を、次のように綴った。

あなたがたは、面積が四十ヘクタールで人口が千余人という、まったく玩具のような小国が、日本列島の中に存在していることをご存じだろうか。そんな国は、マルコ・ポーロの『東方見聞録』にも見えないなどと、野暮なことを言ってはいけない。この国の歴史は、やっと五十年になったばかりなのだから――。しかしながら、一国を形成する以上は、厳とした国境があり、出入国管理令に依らざればみだりに出入国はできないし、また憲法や建国の精神というものもあって、国民生活に秩序のあることも一般の国家と変わらない。ただ変わるところは、どのような国、つまり資本主義の国にしろ社会主義の国にしろ、すべての国がその目標を発展ということに置いているのに反して、この国では滅亡こそが国家唯一の大理想だということだ。（中略）けれども、どこの国の人たちだって、人生の果てには死が待っているのだし、国家社会のために働いても衣食住の保障のない国々に較べれば、まさに地上天国なのである。食べることの心配も着ることの心配もなく、仕事もしないでよく、病気になっても医療費は無料、もちろん家賃や電灯料その他一切が支払不要というのが、この奇妙な国の姿なのである。ところが、国民が働かないということは何らの生産もしないということであって、そのような国が衣食住の保障をするといったところで、着物一枚、米の一粒だって、あるはずがないではないかという疑問が残るだろう。そして、そんな夢のような馬鹿げた国があるはずはないと、心ひそかにお考えのことだろう。しかし、残念ながら、この奇妙な国は存在しており、この国の衣食住から医療にいたる一切合財は、日本帝国政府の責任において保障されることになっているのだ。それは両国間の安全保障条約の第一条に明示されている。つまり、日本帝国政府は、この国の人々が持っている「滅亡の虫」を恐れ、この国の人々が日本国内に侵入しないことと、子孫をつくらないために男性の精管を切りとることを条件に、永久に衣食住と医療を保障すると約束したのである。

後に、島自身が、この作品について「療養所に対する私の最大のパロディ」と書くように、[**]「奇妙な国」とは、国立ハンセン病療養所のことである。日本は、ハンセン病患者の療養施設を設け患者を収容した。療養所は、多くの問題を抱えていたとはいえ（この点は後に詳述する）、島が語るように、ここに入所した人々（ハンセン病を病む人々）は何とか生きながらえることができるようにはからわれていた。

しかし、この「奇妙な国」は、今日の私たちが当然のごとく享受している自由――住む場所を選ぶ自由、職業を選ぶ自由、稼いだお金で友人や恋人と思いのままに過ごす自由等――を奪った。また、ここに住む人たちは、子どもをもつことを禁じられた。妊娠した女性に対しては、堕胎手術が行われ、夫婦になろうとする者に対しては、その条件として、断種手術が強制された[＊＊＊]。さらに、通常、人は病気になり入院治療を受けるとしても、回復すれば退院し、元の生活に戻ってゆく。しかし、ハンセン病療養施設においては、患者だった人たちは、病気が治癒した後も、この施設に留まらざるを得なかった。

いったいなぜこのようなことが起こってしまったのか、本書は、前著『星ふるさとの乾坤――星塚敬愛園を生きた人々――』（鉱脈社）に続き、ハンセン病問題にかかわる本質的な問題を論じる。それは、この問題を考えることを通して、あらためて現在もなお絶えることのない差別をうみだす私たちの文化の在り様を問いなおし、これによって、人間存在についての根本的な理解を促す学びを、皆さんと分かち合おうとするものである。

＊島比呂志「奇妙な国」、『ハンセン病文学全集3　小説三』所収、大岡信、大谷藤郎、加賀乙彦、鶴見俊輔編集、

皓星社、二〇〇二年、二三一頁〜二三二頁。なお、「この国の歴史は、やっと五十年になったばかり」との記述があるが、そこには、この作品が書かれた当時、日本の公的なハンセン病療養所が設けられてからおよそ半世紀、という含みがある。
＊＊島比呂志『癩者の声　続・ハンセン病療養所からのメッセージ』、社会評論社、一九八八年、一九頁。
＊＊＊島比呂志も、一九四八年に入所（大島青松園（香川県）より転園）した星塚敬愛園（鹿児島県鹿屋市）で断種手術を受けた。不本意ではあったが、周囲の説得に抗しきれずに手術を受け入れたことを、島自身が明らかにしている。そして、一九九九年に社会復帰するまでの五〇余年をこの「奇妙な国」で過ごすことになる。島比呂志「日本の恥部——癩政策と優生保護法」、『片居からの解放〔増補版〕』、社会評論社、一九九六年、一〇一頁〜一〇二頁。

その後の安村利助

『星ふるさとの乾坤——星塚敬愛園を生きた人々——』で、私は、ハンセン病療養所星塚敬愛園入所者安村利助のことを書いた。両脚義足の安村利助を、星塚敬愛園は河岸に放置した。それは、敬愛園から六〇㎞ほど北にある都城市（宮崎県）を流れる大淀川の河畔であった。追放の理由は、安村が園の秩序を乱すから、というものであった。園のあり方に不満を持つ者たちを集め、これを扇動し、暴動が発生しかねないような状況をもたらし、もしそうなった場合には、園でおとなしく暮らしている善良な者たちに害をもたらすことになる。それを未然に防止するためには、不穏な行動をする者を園から追放せざるを得ない、というのが園の主張である。それに対して、安村らが園の運営に対して異を唱えることには、それなりの理由があった。結婚の条件として男性に「断種」手術を強制しようとする園に対して、それはあくまでも当人の自発的な申し出によらなければならないことになっているはずだという安村の主張は、理に適《かな》っている。これを根拠に、安村は堂々と園と渡り合った。そのような安村の姿勢に、当然、多くの入所者たちが呼応することになるが、これを園は苦々しく思った。園としては、入所者に子どもをもたせない方針であったからだ。

安村の主張は正当なものであるから、その分、園にとっては都合が悪い。そこで、自分たちにとって不都合な人間を追放した。ハンセン病患者療養施設である園から安村利助を追放してもかまわないのは、同人はハンセン病がすでに完治しており、他者への感染の危険がないから、というものであった。

その安村利助であるが、彼を保護した都城市の警察（宮崎県警察）の説得にもかかわらず、彼の引き取りを断固として受け入れない敬愛園に代わって、警察が、伝染病患者を収容する病院に保護した。そして、都城警察署長の配慮によって、市の婦人会の募金をもとに、安村利助は故郷の沖縄に帰ることになる。両脚のない安村は、犬に車（いざり車と称せられたりもする）を引かせて、乞食《こつじき》をしながら暮らしたという。そして、一九四一年八月、沖縄愛楽園に入園する。愛楽園での安村には、敬愛園のような武勇伝はない。面倒みのよいおおらかな人柄として、共に生きた人たちの記憶に刻まれている。園で暮らす人たちのいろいろな相談ごとに耳をかし、もめごとがあればそれを仲裁し、みんなをまとめて過ごしやすい園をつくることに力を注いだ。いわば、兄貴分のような存在であった、とは今も愛楽園で暮らす平良克己《たいらかつみ》＊の言葉である。安村は、結婚もして、周囲の人々の目には、幸せに暮らしているように映った。そして、一九五七年一二月三〇日、愛楽園で亡くなる。

本書は、『星ふるさとの乾坤——星塚敬愛園を生きた人々——』の冒頭で取りあげた安村利助がその生涯を終えた地である沖縄愛楽園に舞台を移し、沖縄のハンセン病問題を考えようとするものである。沖縄のハンセン病患者はどう生きたのか、あるいは、どのような生き方を強いられたのか、そして、愛楽園の中で人々はどのように暮らしたのか。沖縄の事情を個別に取り上げながら、その個別、特殊な認識から、私たち今を生きる人間すべてにとって学ぶべき普遍的な認識を描きだしたい。

差別やいじめに関わる報道が今もなされる。昨日も、明日も。事柄の大きさに胸が痛む。しかし、存在するのは、差別一般ではない。あの差別、この人が受けたこの差別である。そこで、私は、「この人」について語ることから始める。本書は、この具体的、個別的（＝特殊）なものから出発して——愛楽園での人々の生と死を知ることを通して——、人間共通の問題、今の私たちが克服すべき普遍的課題を見ようとするものである。

＊「平良克己」は、仮名である。『星ふるさとの乾坤――星塚敬愛園を生きた人々――』でも、実名で登場していただいた方々と仮名の方々が混在するが、本書でもそれに倣った。平良克己のモデルとなった人物の振る舞いと生き様を本人に寄り添って描きながら、それでいて本人に関係する人々のプライバシーに触らないためには、そのようにすることがよい方法だと考えたからである。

目次

第一章

療養所に生きる

――ある人生――

第一節　発病と入園

一　発病

安村利助の話をしてくれた平良克己は、妻の恵子と愛楽園で暮らしてきた。一九二三（大正一二）年、久米島に生まれる。愛楽園への入所は一九三九年、愛楽園の開設の翌年、当時一六歳であった。以来、今日に至るまで、七〇余年を愛楽園で過ごす。

子ども時代は、別段変わることない普通の児童であった。「普通の」とは、とりわけ異彩を放つとか、特徴的な振る舞いをするとか、周囲の目を引くような行動や容貌をもつことのない子どもであった、ということだ。それでも、尋常小学校一年生、二年生の時には、学年の総代を務めて卒業生を送り出した。卒業式の主役はもちろん卒業生だが、在学生の代表に選ばれて、卒業生を送る言葉を述べたのだから、きっと成績はよかった。算数が得意だったことは、いまも懐かしく思い出される。それに、学校の先生たちの信頼も厚かったのだろう。

尋常小学校四年生の時に、病気の兆候が表れる。自分で気がついたというよりも、母親が何かを感じた。「克己、お前、手を握ってごらん。」言われるままに手を握った。それを見て、母親はその動きが何か変だと感じ、医者に診せる決断をする。

その頃は、今と違って、医師の診察を受けるにも大変な労苦が伴った。道のりにして、片道およそ一〇㎞。これを徒歩で行く。子どもの足で歩けば、行って帰って、一日仕事。片道二時間半から三時間は要したかもしれない。その長い道すがら、親子はどのような会話を交わしたのであろうか。少年は覚えていない。しかし、病気ではないかとの疑いをもって、子どもを伴って病院へ向かう母の心に去来したのは、きっと、不安な気持ちを拭い去ることのできなかった思いであったのではないか。

少年に医師の診察を受けさせ、その診断内容を告げられた母親は、少年と帰途をたどった。同じ道のりを歩くのだけれども、その時間は、往路に比べて長く感じられただろうか、それとも短かったか。長く感じられたとすれば、不安が的中したことに対する重い心がそう感じさせたのか。短く感じられたとすれば、これからどうしようという思いで心がいっぱいになり、時が経つのを忘れてしまったからか。母は家に着いてからも、ずっと沈黙を守っていた。

やがて父が帰ってきた。両親は二人きりで話をしていた。少年が聴き取ることができないように、声を抑えて話した。何か重大な秘密を分け合うように、二人は、第三者の容喙《ようかい》を断固として拒むような仕方で、話をした。たとえ、それが自分たちの子どもであったとしても、さらに、その子が話の重大な当事者であったとしても、そうした。

一方、少年には、多分それが自分にかかわる重要なことではないかという予感があったが、しかし、触れてはならない何かがそこにあるような漠然とした不安にかすかに怯《おび》えて、両親に向かって言葉を発することはしなかった。大人の世界に入っていくことができない何か無言の圧力のようなものを感じ、いつものように、父に、母に、甘えるようなことはしなかった。それからも、その日のことについて何も言い出せず、そのまま月日が過ぎて行った。

しばらくして、少年――克己――は手の指にしびれを感じるようになる。ハンセン病神経型特有の麻痺である。ハンセン病の原因菌であるらい菌は、身体の比較的低温部位に寄生する。手や足の先端の末梢神経、顔の皮膚など。顔に菌が寄生し結節（病巣）をつくると、これが壊れたり化膿したりして変形を伴う後遺症となる。末梢神経が侵されると痛みを感じなくなり、これがもとで些細な傷が大事に至り、組織の壊死によって指を切断しなければならないほどの後遺症がもたらされることになる。克己の場合、手の指に菌が悪さをした。

ただ、幸いなことに、麻痺した指の部分も、みんなの目に明らかというわけではなかった。気がつく人には分かるという程度のものだった。ちょうどその頃、はっきりとしたハンセン病の兆候を示す人が克己の住む地域にいた。手の指が不自由であり、それは誰の目にもはっきりとわかった。それを同じ地区に住む少年が、手の指を曲げてみせることによって、その人のことを指し示した。しかし、克己に対して、その少年は一度もそのような仕草をしたことがなかった。克己の指の不具合が彼の目にとまることがなかった、ということだ。だから、克己がハンセン病を発症していたということは、みんなに知られていたわけではなかった。したがって、子どもたちは克己を遊びに誘ったし、克己もみんなと一緒に遊ぶことをためらうことはなかった。

二　不安

子どもたちは克己が発病していることに気づかなかった。それは、述べたように、外観上の変形が目立たなかった、ということであった。そして、その子どもの親たちも克己の病気のことは知らなかった、ということでもあった。もし気づいていれば、自分の子どもが克己と遊ぶことを禁じていたはずだから。

しかし、克己自身は自分が病気であることが自覚できていた。そして、その少年が侮《あなど》ったハンセン病者という類《たぐい》の人間に自分が当てはまることに、気づいていた。これまで自分がいた世界から切り離されて、別の世界に入っていかなければならないという不安のようなものを――その不安の原因がいったい何であるのか、はっきりと意識することはできなかったが――ただ、漠然とした不安のようなものを感ぜずにはいられなかった。

少しだけ、横道にそれる。指が不自由だ、というのは、ただの事実だ。でも、不自由な指をさして、その人の全体を表そうとするとき――不自由な指ゆえにその人の全体を劣った人間とするとき——それは差別となる。差別されるべき者としてのハンセン病者、手の指を曲げて見せた少年の行為は、はっきりとそれを表している。その少年は、そうすることによって、既にハンセン病の兆候が表れている人のことを嘲笑《あざわら》った。手の指の不具合というただそれだけの違いによって、自分たちとの違いによって、その特徴をもつ人を下位に位置づけた。わずかな違いから、その人の全体を裁《さば》いた。これを差別という。

そして、差別者としてふるまった少年は、言葉が不自由だった。少年は話すことができない自分よりも、もっと劣った者としてハンセン病者を表現したかったのだ。差別は差別を生む。差別の重層化、などということはこのような仕方でも見られる。しかし、私は、ここではそのことについて語ることをしない。ただ、少年のこころは悲しい。言葉が不自由であることから、日ごろ差別を受けていたであろう少年が、ハンセン病者を差別する。その少年のこころは悲しい。その悲しさを、ここで、共有しておこう。

その悲しさは、自分を少しでもよく見せたい、自分がよい人間であること、立派な人間であることを信じて生きたいと願うことに、通ずる。誰だって、自分を肯定したい。他人《ひと》から褒《ほ》められたい。それは、人間のこころの真実でもある。「悲願」とは、かなえられないことであったとしても、それを願ってやまない、願わずにはいられない人間の心の在り方をいう。だから、「悲願」なのだ。悲壮なまでにそれを願う心。それは悲しい。

克己は、自分がハンセン病を発病していることが、言葉の不自由な少年に見抜かれていないことに、どこかほっとする気持ちであった。そして、同時に、そんなことで安堵している自分が、無性に腹立たしく思えることがあった。不安と苛立《いらだ》ち。自分の病気が知られずにいることの安堵と、そんなことに安堵する自分への怒りにも似た苛立ちとからくる不安定なこころ。それらを総じて、不安という。

三　隔離

ハンセン病患者は家族と一緒に暮らすことはできない。すでにそのような慣習ができていた。ハンセン病を発症したからには、家族と別れて、別のところに住む。ハンセン病を発症した人たちだけが住む場所、患者地帯のようなものが設けられていた。これは、一種の隔離であり、そういう「隔離地帯」のようなものが、地域の慣習として設けられていた。*そこに、克己は身を置くことになる。後述するように、国家の主導による強制的な隔離とは異なるが、隔離のひとつの形が、集落単位で慣習としてつくられていたのだった。

日本本土から見れば、沖縄は島である。しかし、沖縄本島から見れば、宮古島、石垣島、与那国島はもちろん、久米島も離島である。ところが、久米島から見れば、その周辺の島々はやはり離島である。久米島の東、わずか五〇〇メートルばかりのところに奥武《おう》島、その先にオーハ島という二つの島がある。手前の島、かつては西奥武と呼ばれていた島の東の端の海岸まで一〇〇メートルほどのところに桑畑があり、その畑の中に、井戸があった。海からいくらも離れていなかったが、清水がわいていた。水があるということは、人が住めるということだ。かつては人が住んでいたはずであろうが、その当時（島の隔離所とされていたころ）は、よりつく者はひとりとしていなかった。

幸いなことに、と言うべきか、久米島本島宇根《うね》――奥武島が目の前に見える――に住んでいた克己は、同じハンセン病を病むもうひとりの青年から誘われて、その水の出る場所で――「奥武島の裏手」と克己は語る――その青年と一緒に暮らすことになる。

青年は、らい菌が顔の皮膚に病巣をつくっていた。結節（病巣）が顔全体に広がっていたため、一目でそれとわかる状態だった。だから、普通に人々と交わる暮らしは望めなかった。しかし、結節が目立つだけで、立派な体格の持ち主であり、漁師としては一等の技量をもっていた。しかも、その人は、網元の漁師の家に育った人だった。だから、経済力がある。それで、その人の家から、食事の差し入れがあり、おかげで克己もお米のご飯を食べることができた。ここでの生活が始まるまでは、一日三食とも主食は芋だった。ここでは、お米のご飯に加えて、クリ船**に乗って魚を捕る。青年は、クリ船の操作に卓越した技量をもっていたし、泳ぎも見事だった。克己は、裕福な家庭で育った有能な漁師である青年のおかげで、食事に困ることはな

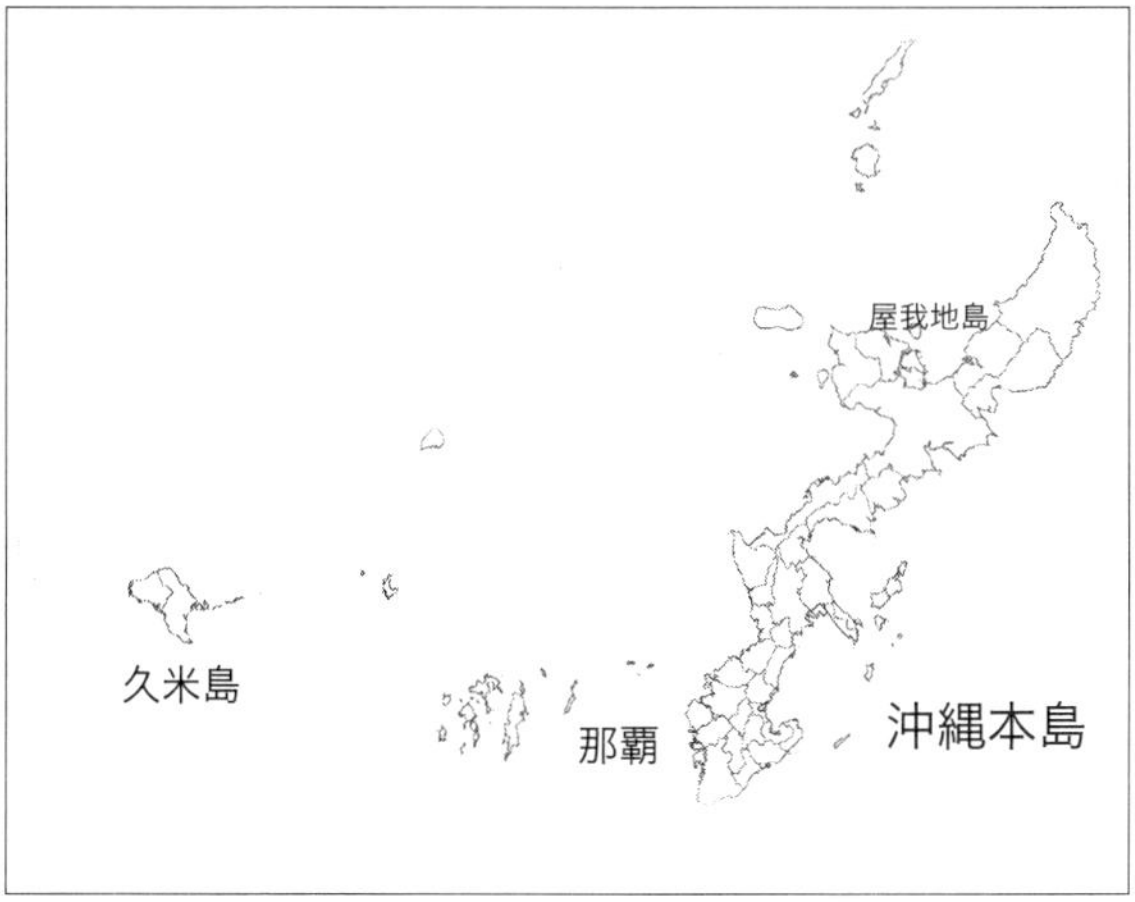

沖縄本島と久米島

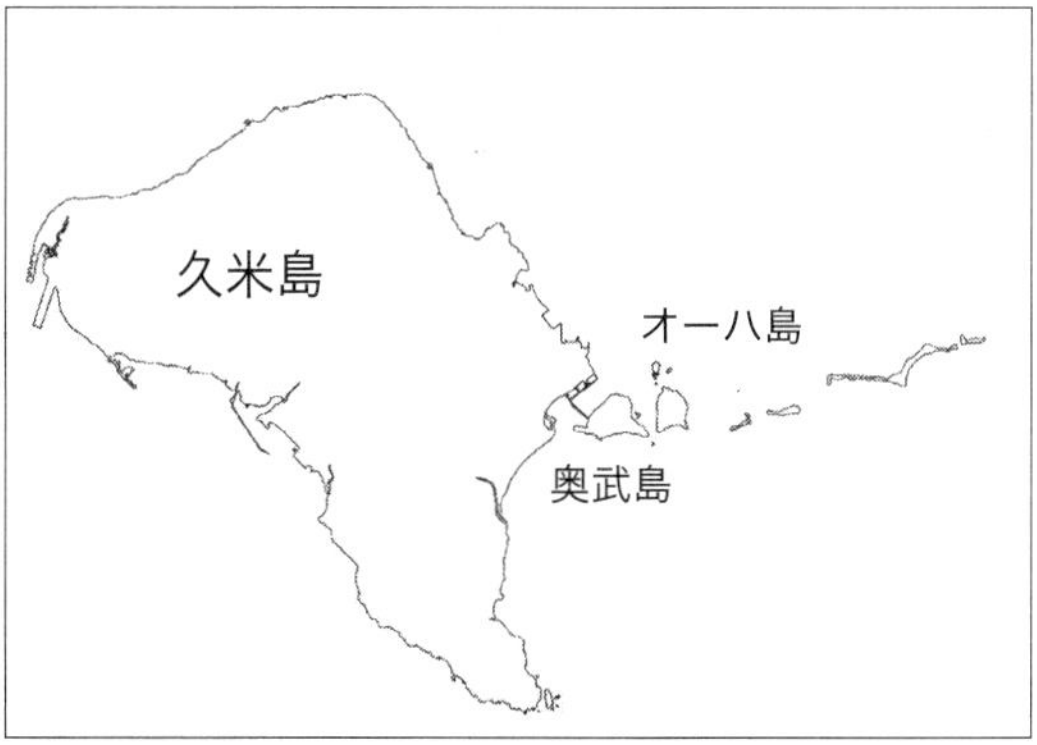

久米島と奥武島

かった。

しかし、克己は寂しかった。食事のことでは不自由しなかったが、口をきくことができるのは、その青年とだけ。毎日、毎日が単調で、恐ろしいほどの孤独感に襲われた。確かにひとりではない。しかし、住むことが許されたその空間にたたずむ自分たち二人だけの単調な生活が、来る日も来る日も続く。それは、少年だった克己には、とても長い時間の経過の中に身を置いているように感じられた。

＊＊＊

その苦しいほどの単調さが、孤独だという感じをもたらした。なるほど、単調であることと孤独であることとは異なる。しかし、本来であれば、多くの経験を積み、新しい知識をどんどん吸収していくべき年齢にある者が、限られ決まりきった日々の生活を、ずっとずっと繰り返している様《さま》を想像してほしい。勉強、スポーツ、趣味、興味や関心をそそるものだけでなく、たとえそれが、不本意なことであり、我慢して取り組まなければならないことであったとしても、それらは新たな経験を人にもたらす。それらのひとつひとつが、人生に様々な彩《いろど》りを与え、豊かにし、その人の人格を形づくる。

逆に、新たな経験を積むことを拒絶されて生きることは、外の世界と隔絶されて生きることであった。今日も明日も、昨日と何ひとつ変わらないくらしがまっている。決まりきった毎日がこれからもずっと繰り替えされるという思いは、人や物との新たな出会いを期待する気持ちを、萎《な》えさせてしまう。新しい経験を得ることへの可能性が閉ざされること、それは、少年にとって孤独を生きることに他ならなかった。このとき、「寂しい」という感情によって心が占めつくされてしまったとしても、決して不思議ではない。そして、このことは、少年にとってどれほど苦痛であったことか。

少年は、自分だけがすっぽりと世間から抜け落ちてしまっているような感覚にさらされ続けた。そこから出られない、子どもどうしの遊びはもとより、普通の人たちのように自由に街に出かけたり、勝手気ままに散歩を楽しんだり、そういえば、この時期には村の祭りもあって、小規模ながらも縁日のお店が立ち並んだはずだが、という思いが心をよぎる。そんなごくごく当たり前の子どもの楽しみも与えられない。世間から切り離されて生きる。これを隔離という。それは、孤独な時間であった。そして、このことが、少年だった克己にとって、恐ろしく辛いことであった。喜びあえる仲間がいること、黙っていても共に時間を過ごす仲間がいること、あるいは反発して喧嘩のできる相手がいること、こんな普通のことが、克己には与えられていなかった。

＊この点については、歴史的事実を次章（第二章、第一節「隔離の実際―人々の間で行われた隔離―」）で確認する。
＊＊漁、人の移動、荷物の運搬などに、用いられた。同じくらいの大きさの他の手漕ぎ船や帆船に比べて全長が長く（六m程度、なかには八m近くあるものもあった）、横幅が狭い（九〇㎝程度、他の船は積載効率をよく

するためと思われるが二m程度）という特徴があった。その名称は、もとは一本の丸太をくりぬいて造ったところからきているのではないかと思われる。必ずしも単一の木材からつくられたわけではないが、構造はいたって単純である。漁法の大規模化に伴って船体を大きくする必要が生じ、そのために材木を張り合わせて構造化するようになった「サバニ」にとってかわられた。
＊＊＊「はじめに」で引用した島比呂志『奇妙な国』の中では、時間を持て余す人の姿が執拗に描かれる。閉ざされた空間の中で、恐ろしく単調な時間が流れてゆく。

四　愛楽園入園

一つの転機が訪れる。一九三八（昭和一三）年、沖縄愛楽園が名護のはずれ屋我地島に開設される（この経緯については、次章で見る）。離島での二人だけの生活を一年間続けた克己は、愛楽園に入所することになる。本節「一　発病」で見たように、一六歳の時である。

さて、入所と言ったが、ここでもエピソードがある。愛楽園までどのようにして行くのか。船で行く。離島に暮らす人たちが本島に渡るときには船を使うように、克己にとっても、それは当然のことだった。ところが、ハンセン病患者を乗せてくれる船がない。一九三五（昭和一〇）年鹿児島県肝属《きもつき》郡大姶良《おおあいら》村（現鹿児島県鹿屋市）に星塚敬愛園が開設されたときに、奄美や沖縄の患者を収容することに心を砕いた林文雄初代敬愛園園長のことは有名だが＊、その中に、患者を乗せて行くための船を調達することに大変な苦労が伴われた話が、出てくる。偏見とは恐ろしい。患者が触れたものにはさわらない、ましていわんや、患者を自分の船に乗せるなんてもってのほか、というわけだ。敬愛園による沖縄、奄美からの患者収容から三年半後、しかも久米島から沖縄本島まではその時の八分の一の距離。船内で宿泊する必要もないのに、それでも、船主が患者を乗せることを嫌がった**。

ところが、先に述べたように、一緒に暮らしていた青年の家は裕福であった。青年のお父さんが、久米島から沖縄本島に行くための船を調達してくれた。手漕ぎの船ではなく、発動機船であった。「発動機船」という言葉には、独特な意味が込められている。戦前の日本においては、様々な場所でまだ機械化は行き届いていない。農作業も牛や馬の力を借りて田畑の耕作や収穫物の運搬を行った。漁業の場合、近くの海で漁をするときには、通常手漕ぎの船だったり、帆をかけて走らせる船（沖縄では、サバニと呼ばれる小型の船）だ。そこから考えると、動力機関で駆動される船は、それとはちがった、「一等」のあるいは「上等」の船だということになる。だから、克己が「発動機船」と語るとき、そこには、「上等な船が自分たちのために用意された」という意味が込められている。

「発動機船」について、ひとこと。

そのころ、焼玉機関《エンジン》を搭載した小型船が、河川、沿海の旅客、貨物の輸送船や漁船として活用されていた。焼玉機関は、同じ内燃機関としては精度の高いディーゼル機関《エンジン》に比べると、使い勝手も効率性も出力も及ばなかったため、一九五〇年代以降、後者にとって代わられることになる。しかし、構造が簡単（シリンダーヘッドの一部を加熱して、これに燃料（軽油）を噴射して爆発させピストンを動かす構造）で、安価に作成できるという利点があった。このメリットのため、大型の船舶がディーゼル機関を搭載していたのに対して、特に小型の漁船に活用されることが多く、当時は重宝された。

この機関を搭載した船は、「ポンポン船」と呼ばれることもあった。焼玉機関の作動音（燃焼音）からとられた通称で、ポン、ポン、ポンポン……と、はじけるような排気音が特徴をなしていた。そのリズミカルな音に、人々は親しみを覚え、「ポンポン船」と呼び、愛したが、同時にそれは、近代化のひとつの誉《ほま》れであった。人間の肉体的な力に依存することもなく、また、帆を張って風の力に頼る船と違い、風がなくてもいつだってその力を発揮してくれる。自分が疲れていようが、風の状態がよくなかろうが、そのようなこととかかわりなく、いつでも適切に操作すれば、期待通りの機能を発揮してくれる。

焼玉機関を搭載した小型の船でさえ近代化の象徴であったのだから、精度の高いディーゼル機関――排気音も振動もずっと穏やか――で駆動される少し大きめの船は、一層上のランクのものと見なされた。その意味で「上等な」もの、そして、人々は、それを所有することで、自分も「上等な」類《たぐい》の人間に仲間入りすることができた、と自負することになる。そのような「上等な」船に乗ることは、それもまた、誉《ほまれ》。克己が語る「発動機船」という言葉には、そのような意味が込められている。

朝暗いうちに桟橋で見送りを受けた。「朝暗いうちに」とは、人目を避けてという意味である。長男であった克己には、二人の弟がいたが、その場には来なかった。たぶん両親が、知らせなかったのだろう。港を出ると、親の姿が見えなくなる。島も見えなくなる。朝暗い状態から薄明かりの中へと、少しずつ明るくなっていくのに反して、島はだんだん見えなくなる。島を離れると、もう二度と帰れない。そう思うと、とめどない寂しさが心をおおった。まだ一六歳の少年である。親が恋しくても当然だろう。***

*本書、第三章、第四節、「二　林文雄と沖縄」参照。

**この偏見はこの後もずっと長く続く。邑久光明園（岡山県）に新良田教室（高等学校）が開設され、沖縄愛楽園から進学者を送りだす時にも、その人たちは、すでに無菌状態であるにもかかわらず、一般の乗客とは別の扱いを受けた。少年たちが食べた後の食器を、船員は海に投棄した。まさしく、それは、投げ捨てる行為だった。風にあおられて飛んでいく食器やお盆が、船室の窓を通して少年たちの目に入った。少年たちは、誰ひとりとして口を開かなかった。触れてはならないもの、見てはならないものを見てしまったような気持ちになって、沈黙を守った。その沈黙によって、これ以上自分たちが傷つくことを避けたと言えるかもしれない。投棄される食器を見て、進学の自負と就学の意欲に充たされて乗船したはずの少年たちの心は、どんなにか傷ついたことだろう。

***隔離は、親子、夫婦の別離を余儀なくさせた。この悲しさを描いた子どもたちの作品を収録したものに、大岡信他編『ハンセン病児童文学作品集』がある。参照していただきたい。

五　社会の差別からの解放

一睡もしないうちに、船は沖縄本島南部の糸満港に着いた。翌日、名護へ。本島に着いたからといって、糸満、那覇～名護間は、八〇㎞余りある。今なら高速道路も整備されているから、那覇の中心から名護まで一時間半、そこから愛楽園まで三〇分程度だ。しかし、当時、四時間はかかった。バスの性能が今日のものに比べて低かったということもあるが、道路が未舗装であったことが大きな原因だった。だから、初日、久米島から沖縄本島に着くと、那覇で一泊しなければならなかった。そして、翌日、バスで移動して、愛楽園に入所。二日間かかった。

疲れは、少年だった克己にとって、それほどでもなかったが、しかし、緊張した。当然と言えば当然。知らない人たちの中に入ってゆく。初めての学校、初めての職場だけでも充分に緊張するのに、これからずっとそこで暮らすことになる未知の療養所に入る。背中にも肩にも、力がはいっていた。でも、園に着くと、みんなが出迎えてくれていた。園の職員のほか、すでに入所していた人たちである。ほっとした。

克己。

「園に入ってからはね、何を見ても楽しいと思いましたよ。それまではね、一歩でも外に出ると、人から見つめられる息苦しさがあった。あっ、病気の人間だ、って。「こっちに来るな」とか、「どこかに行ってくれ」とか、もちろん、誰も言葉に出して言いはしない。だけど、無言の圧力というのかな、人の心が直《じか》に伝わってくるという感じ。彼らの視線がそう言ってた。目がものを言うって、本当だったんだ、って。だから、怯《おび》えて生きていかなきゃならなかった。暗い気持ちでね、それも子どもがね。」

次の第二章で見るように、かつてハンセン病を病《や》む人々は、家を出て海岸の自然にできた壕（洞窟）や墓地に隠れ住んだ。病気による容貌の変形、貧困によるみすぼらしい身なり、不衛生な生活から臭気も漂っていたことが想像される。そのような人たちが、命をつなぐためのぎりぎりの行為として、乞食《こつじき》（物乞い）をして歩いた。それが日没後ともなれば、その姿が、そこに住む人たちに「怖い」という感情を引き起こすこともあった。

乞食をしなくてはならないような状況に病む人たちを追いやっておきながら、そうしておいて、彼らの姿を見ては、嫌い、怖がった。あたかも人間ではないものであるかのごとく患者を扱い、その人たちに近づかないようにと、自分の子どもに言い聞かせる。親から言い聞かせられた子どもは、言われたとおりの態度をとる。そうして、病者は、一層人々から切り離されて生きなければならないことになる。

このことは、遠ざけられて生きなければならない病者にも、人は怖いという気持ちをひきおこした。自分を嫌う彼らの刺すような視線は、怖かった。社会にいた時には、自分との間に距離が置かれていた、疎遠であったという、そんな気持ちの問題でもある場合もあるのだけれど、実際に、道で人が自分を避けて通った。避ける者は、これといって意識することなく（習慣*になってしまえば、意識されることなく行動が生じる）、ただ避けただけのことかもしれないが、避けられる方は、ひどく苦しむ。自分が人から避けられる存在であることを認めなければならないことは、自分が人間であることに確信が持てなくなる意識を生む。この世界に生きることがはたして許されているのだろうか、自分は生きることが適切なのだろうか。ハンセン病を病む人に、社会はそのような苦しみを与えていた。

「それがね、園に入ったとたん、その気持ちから解放された。振り向けばみんなの笑顔がある。もう怖がらなくてもいいんだ。自分もここにいるみんなと同じ人間なんだ、人間として生きてゆけるんだ、という感覚に充たされた。ほっとした、本当にそう感じた。」

園に入ること、それは地域社会の差別からの解放であった。

*慣習と習慣についてひとこと。慣習とは、社会に定着した行動の流儀である。一方、習慣とは、個人が身につけたしぐさであり、意識的に修得すれば能力ともなる。運動能力、知的能力ともに、日々のトレーニングによって、習慣として身につけることができる。

六　法の廃止の時よりも……

克己。

「「らい予防法」は、確かに悪法だった。私たちハンセン病患者の自由を奪った。就学の自由、職業選択の自由、居住地の自由を奪った。結婚は認めたが、子どもを残すことは認めなかった。それらは裁判（らい予防法違憲国家責任賠償請求訴訟、熊本地裁、一九九八年提訴、二〇〇一年結審）が明らかにしてくれたように重大な人権侵害だ。でもね、法律が廃止された時よりも、そして、その裁判で勝って、自分たちの人権が回復された、って思った時よりも、その時感じた、よかったって気持ちよりも、この時のこと、初めて園に来た時のこと、園に来て救われたという気持ちが、ずっと、ずっと強く心に残ってる。ほっ、としたんだよ。もう孤独じゃないんだって。人目を避けなくてもいいんだって……。」

「らい予防法」は、一九九六年に廃止される。患者の隔離を定めた法の内容が、戦後、ハンセン病が有効な薬剤の使用によって治る病気となり、かつてハンセン病を発症していた人たちのすべてが無菌状態となり、「隔離」が実態に合わなくなったからだ。しかし、その法の下に、隔離されることによって社会生活を奪われた人たち、家族（子ども）をもつことを禁じられた人たちにとって、法の廃止はいささかも生活を変えるものではなかった。これまでの偏見を正そうとする努力、偏見からくる差別と向き合う努力――それは、ハンセン病患者の方々が強いられた理不尽な人生について一般社会の人々が学ぶことである――そして、彼らの人生を応援するような仕方で日本の社会が果たすべき役割についての学習、これらについて、学校教育を通じて児童、生徒の学びを促す努力も、行政が主導する仕方での地域社会の人々の学びを促す努力も、確かな仕方でなされることはなかった。

このままでは、ハンセン病を生きた人々、元患者とか回復者といわれる人々は、ただ療養所の中で死に絶えるのを待つだけであり、彼らから奪われた人間の権利は取り戻されることはなく、歴史の流れの中に飲み込まれ、戦後の繁栄した日本社会の影の部分として、いずれ忘れ去られる。それではいけない、と異議を申し立てたのがこの裁判（らい予防法違憲国家責任賠償請求訴訟）であった。自分たちが受けた苦しみを、同じような苦しみを、子どもたちに、そして、私たちが出会うことのない未来の子どもたちに二度と味あわせてはならない。そのためには、日本の社会が犯した誤りを、明らかにしておかなければならない。それが国家の責任を問う、賠償請求訴訟だったわけだ。「国は、償え！」と訴えることによって、この誤りを繰り返さない学びをしようではないか、是非そうしてほしいと、全国民に向かって呼びかけたのであった。

この裁判に勝利をおさめたとき、原告団を組織した元患者の方々は、感動に涙した。自分たちの苦難の人生を裁判所が理解し、国家の誤りを白日の下にさらしたからだ。では、これによって偏見も正されたかというと、残念ながらそうではなかった。そうではなかったが、大きな感動を呼び起こしたことは事実である。しかし、それにもかかわらず、克己にとっては、その時の感動よりも、愛楽園に来て、ほっとした、という気持ちのほうが、ずっと強く心に残っている。解放感は、園の仲間に迎え入れられた時のほうが遥かにおおきかった。

一六歳の少年の心とはそのようなものだ、社会的な正義が論じられることよりも、個人的な感情のほうが優先される、それが優先された結果が克己の気持ちだ、と説明されることはできるだろう。しかし、このことを、まだ理屈のわからない「子どもの感情だ」として、軽んずることは誤りだ。なるほど、「個人的感情」に優先する「社会正義」の価値を語ることは、ある種の説得力をもつ。しかし、それらは、本来、比較されるようなことではないのだ。それら二つの価値は、共に認められる。そして、それらの価値を人はどのように生きるのかが、大切なことなのだ。あるべき姿、とるべき態度、このことについての議論はあってよいし、むしろ、それは大切なことだろう。しかし、一方の価値を抹消してしまうことは誤りだ。

たとえ個人的な感情とはいえ、この気持ちは確かな仕方で感じられ、とても大切なものとして残り続けた。そして、克己を生かす力となったのは、この感情だからだ。もう隠れて暮らさなくてもよい、ありのままの自分を受け入れてくれる人たちがここにはいる。この人たちと一緒に生きてゆくことができる。その思いは、少年であれ、大人であれ、等しくその人の生を肯定する。

「人は意味を生きる。」これから、本書で繰り返し用いられるこのフレーズは、意味を生きる人間が、その生をどこでどのようにして紡《つむ》いでゆくのかを明らかにしながら、人は何によって生きるのかという、言い古され使い古された言葉に対する一つの答えを与えるために、用いられている。少年の心に差し込んだ一筋の光の意味を、本書は、これから明らかにしてゆくが、この道程を、私とともに辿《たど》っていただくことを、読者の皆さんに心からお願いしたい。

*たとえば、この裁判からわずか二年後に起きた「アイレディース宮殿黒川温泉宿泊拒否事件」は、世間の偏見の強さを見せつけた。下村英視「人の傍らで」、松永澄夫編『哲学叢書　新しい形を求めて　第Ⅴ巻　自己』東信堂、二〇〇九年、二七三頁〜二七四頁参照。

七　安心

克己は、愛楽園に入ったとき、安堵した。後に患者の強制隔離によって、患者の人権を蹂躙《じゅうりん》したと語られることになるハンセン病療養施設である愛楽園に入所して、救われたという気持ちになった。克己をしてそのように思わせた背景には、地域社会のすさまじい差別がある。この実態を知るためには、沖縄におけるハンセン病者に対する差別を具体的に見てゆかなければならない（本書、第二章、第三章）。しかし、それに先立って、克己の気持ちをもっとよく理解するために、ここでは、もうひとりの方の回顧録を知っておきたい。

愛楽園入所者古垣次郎さんが、「回顧　大堂原《うふどうばる》開拓のあの日あの頃」と題して寄せた文章の中に、次のような言葉がある。

「沖縄MTL相談所ができ、昭和一二年（一九三七）五月一二日に入所した。（中略）雨が降っても、もう心配しなくていいな、とまず思った。大の字になって、畳の上に寝てみた。起きて同室の者と顔を見合わせ、なんとなく笑った。もう心配ないぞ、といった気持ちだった。」（国立療養所沖縄愛楽園『開園50周年記念誌』国立療養所沖縄愛楽園発行、昭和六三年一一月十日、二二九頁）

それにしても、古垣さんの文章からこぼれ出る、この安心感はなんだろう。ハンセン病療養施設については、施設への患者の強制収容という歴史的事実がある。それゆえ、本人の意に反して収容され、それによって社会生活を奪われ、施設に終生留まることを余儀なくされた人々は、深い悲しみと憤りの念をもって療養所の存在を思う。強制収容によって受けた人権侵害、それを社会に対して問いなおすものが、ひとつ前の「六　法の廃止のときよりも……」で見た「らい予防法違憲国家賠償請求訴訟」であったわけだ。訴訟に立ち上がった人たちから見れば、怨念《おんねん》の的ともいえる療養所なのに、古垣さんの思いは、それとはずいぶん異なっている。では、この異なりは、いったいどこから来るのだろう。

古垣さんは、実家が貧しく、漁師の家に奉公に出されていたところ、徴兵検査でハンセン病と診断される。奉公先にも実家にも戻ることができず、「同病者の群れ」に身を投じた。住むところを失った人たちが身を寄せ合って生きる、この人たちのことを、「浮浪らい」などと表

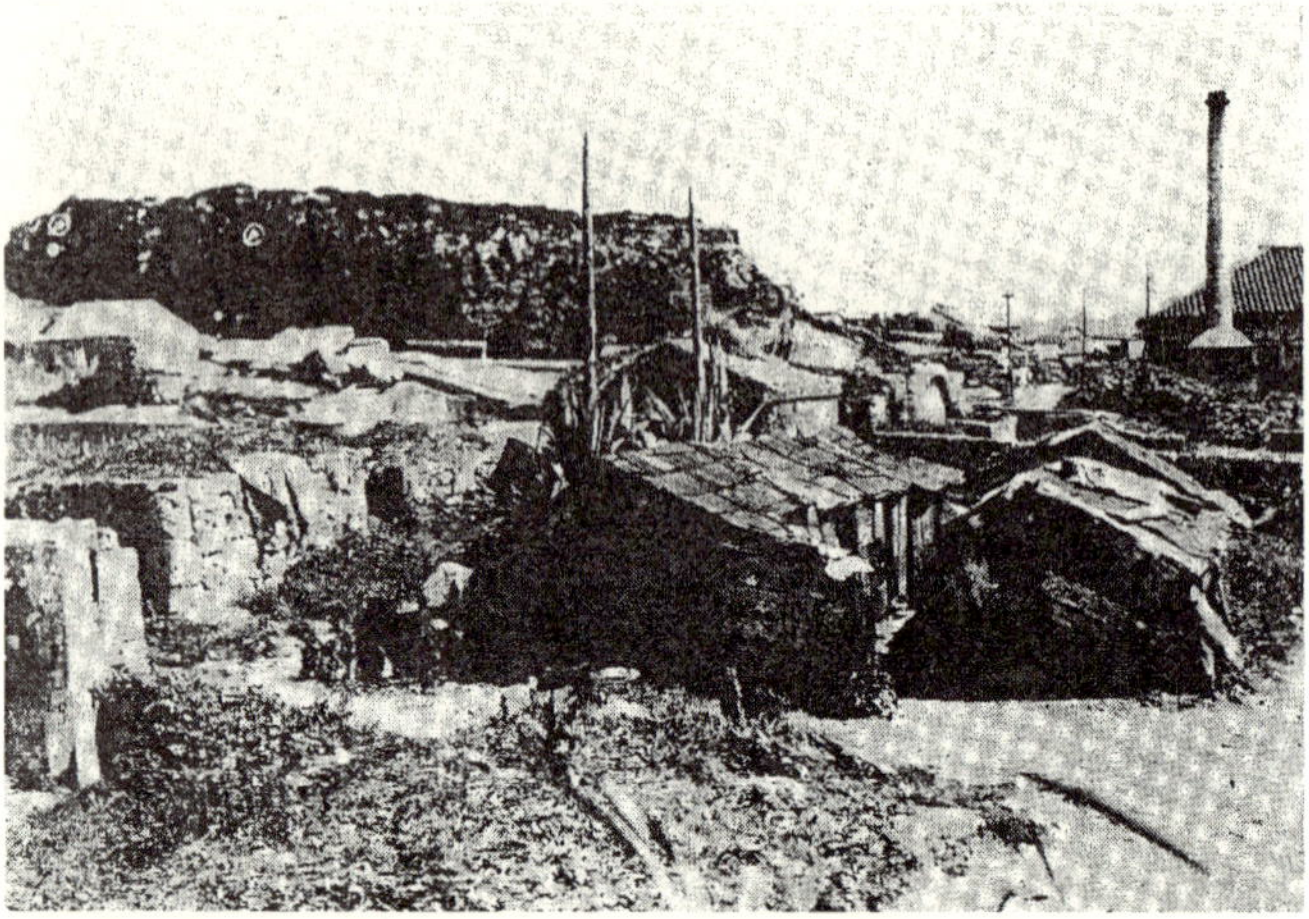

バクチャヤー 1935（昭和 10）年。上原信雄『阿檀の園の秘話—平和への証言—』より。

現した。その人たちは、神社仏閣の庇を借りて住んだり、人けのない墓地に住んだりした。那覇には、「バクチャヤー」**と称されるハンセン病患者の人たちが集まって住む一画があった。近くには、豚の屠殺場があり、あたりには幾重にも墓が並んでいた。

　ハンセン病を発病していた古垣さんは、バクチャヤーの「愛の家」で青木恵哉《けいさい》***と出会い、彼に導かれて屋部《やぶ》に行く。屋部では、ハンセン病患者が集団生活をしていた。ところが、この屋部で住民による焼き討ちにあう。****激しい住民の憎悪。火を放つとは、住んでいた人たちがもう二度とそこに戻ってこないようにと、念を入れること。自分たちが住む地域にその人たちが住むことが許されないということを、これでもか、これでもか、と念を入れて相手に分からせようとすること。一緒に生きることが許されないということを相手に告げ、なおかつ、これでもう自分がその人たちと一緒になることがないことを確かめて、自らが安心すること。

追い出された人たちは、ジャルマ島に避難する。無人島だから、彼らを迫害する者はいなかったが、飲み水を確保できず、人目を盗んで対岸の川からそれを得た。想像しがたい苦労の連続である。しかし、住むところを追われ、その住まいだったところに火を放たれるという、住民たちのそれほどまでに強い憎悪を経験した彼らにとって、飲み水にさえ事欠くジャルマ島であったとしても、そこは、迫害されることのないより安心な場所であった。

私たちは、どこに住もうが、自由だ。そんな当たり前のことが、許されなかった人たちがいる。その人たちにとって、手足を伸ばして眠ることができる場所があるということは、何と幸せなことであったろう。人から排除されたことのない人にはわかりにくいかもしれないが、素朴な感情が、ここにはある。

排除の中を生きてきた古垣さん。久しぶりに畳の部屋に上がった。大の字になって寝てみた。これから一緒に暮らすことになる同室の人と顔を見合わせた。どちらからともなく微笑む。「もう心配ないぞ」という気持ちは、これまで迫害され続けてきた人の心に生まれた偽りのない感情であろう。もう逃げなくてもよい。ここから自分たちを追い出そうとする者は誰もいない。この安心感は、明日の朝も、これからもずっと奪われることがない。本当に、もう大丈夫なのだ。

このように、療養所の存在には、ハンセン病を病んだ人たちを救った面がある。しかし、だからと言って、療養所にもよいところがあったのだ、物事には正と負の両面があり、強制的な隔離という負の面だけから、ハンセン病問題を考えるべきではない、などということを私は言おうとしているのではない。人々の安心感を醸し出してくれたものとして療養施設があったとすれば、その感情をもたらすことになった背後にある世間の差別の激しさを改めて認識しておかなければならない。重ねられた差別ゆえに、人々は、ここにいる限り差別されなくて済むという安心の感情を抱くことができたのだから。この学びは、本書の二章以降で行われる。

＊ＭＴＬとは、Mission to Lepers の略記号、キリスト教各派連合によるハンセン病患者のための救済機関である。沖縄ＭＴＬ相談所は、ハンセン病患者救済を目的として一九三七年五月に設置され、この相談所がもとになって、一九三八年に国頭愛楽園（現沖縄愛楽園）が設立されることになる（本書、第三章、第三節、「四　伝道と病者救済」の註も参照）。一九八八年にこの文章を書いた古垣さんは、二一歳でこの施設に入所し、その後五〇年（執筆当時）を超える年月をここで過ごしたことになる。

＊＊回春病院（熊本県）院主ハンナ・リデルから沖縄伝道の命を受けて、乙部勘治牧師に同行した徳田祐弼は、那覇のバクチャヤーについて次のように記している。「バクチャヤーは棺板や古トタン等で造られた粗末な小屋で、十五、六軒、男女三〇名程度の乞食生活をしていた。この小屋には五名の家主がおり、家賃の外に水も買わねばならなかった。患者は自由に水汲みにも行けないので、家主の運んできた水を買った。隔離部落〈集団所〉に直属して洞窟があった。以前、この洞窟はバクチャヤーとよばれていた。その呼称がいつの間にか隔離集団

所の呼び名になった。」(『沖縄のハンセン病前史――抵抗と黎明の群像たち――』上原信雄編『阿檀の園の秘話』、発行人上原信雄、一九八三年、三八頁)なお、本書、第二章、第一節、「一　「業病」、「天刑病」」参照。

＊＊＊イギリス人宣教師ハンナ・リデル(当時、日本在住。熊本県内にハンセン病者の療養施設回春病院を設立。リデルについては、下村英視『星ふるさとの乾坤―星塚敬愛園を生きた人々―』(鉱脈社、二〇一二年)、第一章、「二　日本のハンセン病療養施設」の「施設開設の経緯」(三八頁)参照。なお、この書物については、以下、『星ふるさとの乾坤』とのみ記す。)によって伝道のために遣わされた人物。彼自身がハンセン病を病むが、苛酷な生活環境下に置かれていたハンセン病患者のために、一般市民から迫害されることのない居住施設をつくろうとして尽力する。このことについては、本稿第三章で詳述する。なお、佐久川正美『沖縄の偉人　沖縄愛楽園の創設者　青木恵哉遺作集』、いのちのことば社、二〇一一年、同編、青木恵哉著『選ばれた島』、同、二〇一四年、参照。また、「愛の家」とは、キリスト教の伝道活動がハンセン病者の救済活動と一致する仕方で現れていた当時の状況において、「バクチャヤー」と呼ばれた地域での活動拠点として置かれたものである。『証言集』(沖縄県ハンセン病証言集編集総務局『沖縄県ハンセン病証言集　沖縄愛楽園編』沖縄愛楽園自治会発行、二〇〇七年。以下『証言集』とのみ記す。)の中で新垣《あらかき》太郎さんは、次のように述べている。「バクチャヤーの近くにおなし病友が「愛の家」と小屋立ててあったよ。あちらこちら墓のそばに捨てられておる棺桶、集めてこれで家造って。私は住まうところがあるから、あそこには住まなかったが行って。ここは浮浪者が集まっておった。この家を患者たちに貸すわけよ。服部先生とか救世軍の花城大尉さんも来て、墓の上にあがって話聞かせておったよ。聞いても宗教のことは何がなにやら分からなかった。青木さんが「ヤンバルに近いうちに療養所ができるから一緒に行きましょう」と言うもんだから、ここにいてもいる場所がないでしょ、食べ物があると言うからついていったよ。」(同書、二三頁～二四頁)。「服部先生」とは、日本基督教会牧師服部団次郎。昭和七年、日本神学校を卒業し、翌八年那覇へ。さらにその翌年、ハンセン病者が多い北部の中心地名護に伝道所を開設して転出。ハンセン病患者の惨状と、それにもかかわらず病者が青木恵哉に導かれて聖書を読み、讃美歌を歌う姿に心を打たれ、青木とともに救済活動に力を注ぐことになる。一九三五年五月に、沖縄ＭＴＬを結成し、主事となる。全国を回り、患者救済のための寄付金(沖縄ＭＴＬの活動資金)を募るとともに、三

井報恩会から沖縄MTL相談所の建設資金提供の約束を取りつけた（次節、「四　MTL相談所、そして愛楽園へ」の本文および註参照）。花城大尉については、本書、第三章、第四節、「四　伝道と病者救済」の註参照。

青木に導かれた古垣さんは、それ以降、青木と行動を共にし、屋部《やぶ》の東江新友《あがりえしんゆう》さんの住まいに身を寄せ、焼き討ち事件、ジャルマ島での生活を経験することになる。本書、第二章および第三章参照。

＊＊＊青木恵哉には、屋部の東江新友の住まいを拠点にして伝道活動をしていた時期がある。この住まいに、ハンセン病患者が集団で生活していたところ、住民の焼き討ちにあう。本書、第二章、第三節、「一　屋部《やぶ》の焼き討ち事件」、および第三章、第三節、「五　重ねられる困難」参照。

＊＊＊＊一九三五年、鹿児島県鹿屋市に国立療養所星塚敬愛園ができると、この島から二七人が入園した。一九三五年六月二七日が焼き討ち事件、その年の一一月末から一二月初めにかけて、敬愛園への収容計画が実行される。温暖な地とはいえ、沖縄にも冬は来る。冬が到来する前に、住まいを求めて、収容に一縷《いちる》の望みを託した人々がいても、不思議ではない。古垣さんは、敬愛園に行きたい気持ちもあったが、故郷に戻ってくることができなくなるのではないかと考えて、行かないことにした。

第二節　療養所の生活

一　青年の家族

再び、克己。離島で一年間ともに暮らした青年――その人の家族に克己もずいぶん支えられたわけだが――その人も一緒に愛楽園に入園した。その青年は、らい菌が結節をつくる型のハンセン病であった。呼吸に支障が生じたので喉を切開する手術を受けなければならなくなった。そして、残念なことに、手術がうまくいかずその場で亡くなった。入園して間もない頃であった。

『星ふるさとの乾坤――星塚敬愛園を生きた人々――』には、敬愛園に暮らす玉城シゲさんのことを書いた部分がある。敬愛園に入れば、治療はもとより、きちんとした教育も受けることができるという園の勧めに応じて、親に黙って、敬愛園の門戸をたたいた玉城シゲさんのことである。このシゲさんのお兄さんのひとりが、克己と一緒に暮らした青年であった。

シゲさんは、克己と同じ久米島出身。尋常小学校卒業まで、そこで過ごした。小学校を卒業すると、沖縄本島の糸満市へ。そこに住む祖父母と一緒に暮らすことになる。娘に少しでもよい教育の機会を与えてやりたいと願う親の思いからか、シゲさんは本家のある糸満に移り住み、そこの暮らしを満喫した。現在、沖縄には鉄道がないが、当時、那覇を中心にして軽便鉄道と呼ばれたものがあり、現在の那覇市――嘉手納町、那覇市――与那原町、那覇市――糸満市を結ぶ三つの線があった。蒸気機関車（汽車）も走ったが、半数は、ガソリンエンジンで駆動する車輌《しゃりょう》であった。年代によって違いはあるが、定員四〇名から六〇名（座席数は、二〇から三〇）で、車輌の前後に運転席が設けられていた。アメリカ製のガソリンエンジンが搭載されたこの車輌は、ガソリンカーとも呼ばれ、蒸気機関車だと一時間七分かかる那覇―糸満間を、四九分で結んだ。親の願いは勉学の便宜を図ることだったかもしれないが、それに加えて、文明の力に触れながら、娘は、その香りを沖縄本島で味わうことができた。

このシゲさんが発病したのが、糸満時代。利発であったがゆえにと言うべきか、あるいは、前向きな生き方ができる資質に恵まれていたがゆえにと言うべきか、シゲさんは、敬愛園の誘《さそ》いに強く心を動かされた。ハンセン病の治療をしながらも、水準の高い教育を受けることができるというよさ（価値）は、尋常小学校の教育課程を終えた少女にとって、とても魅力的であった。大人の言葉を疑うことを知らない少年少女であれば、人生に前向きな姿勢からくる自然な決断が、親に内緒で敬愛園に入所するということであったとしても、うなずける気がする。*

もう一度、時をさかのぼって久米島時代に戻る。シゲさんは十人兄弟。今なら、その多さに驚くところだが、当時としてはそれほど珍しいわけではなかった。たくさんの兄弟に恵まれた一家は、それぞれが多様な個性を発揮した。シゲさんは網元の家に生まれた。そのことは、兄弟のうち誰かはその仕事を継ぐことが、慣習でもあり、自然な感覚として受け入れられていた、ということでもあった。その期待に応えてか、長男は、安全に漁ができるように、漁師を組織して、小さな島々に補給や避難のための基地をつくり、人々からの信頼を得た。そのような兄から、「山学校」（登校を装い、野山で虫取りなどして、興味に任せてその日を過ごす）を楽しんだ、少々やんちゃな一番下の弟まで、にぎやかな一家であった。

では、克己と暮らしたお兄さんは、どうだったか。シゲさんは、このお兄さんの記憶がはっきりしない。おそらくは、シゲさんが尋常小学校の低学年の頃までは、一緒に食卓を囲んでいたのではなかったか。おぼろげながら、その影が見えてくるような気がする、とはシゲさんの言葉である。でも、シゲさんがものごころつくころには、家族と離れて暮らしていた。次の第二章で説明することになる、地域で慣習とされていた一種の隔離である。そして、それが克己と一緒に暮らした奥《お》武《う》島での生活であった。

一緒に暮らすことがなくなると、子どもはそれまでのことを忘れてしまう。食卓を囲み続けるからこそ記憶に留まることも、生活を共にしなくなり、家族がその人（そのこと）についてふれなくなると、子どもは忘れてしまう。家族は、ハンセン病を発病したそのお兄さんのことを、シゲさんの前では語らなくなった。そうして、シゲさんからそのお兄さんの記憶が消えていった。記憶から消えてしまっていたから、そのお兄さんが克己と一緒に暮らしていたことも、当然、知らなかった。そして、その死もまた。それを知るのは、ずっと後になってからだ。

一方、兄であるその青年は、鹿児島の敬愛園で暮らすシゲさんのことをどのように知っていたのだろうか。敬愛園から女学校に通っていると信じていたのだろうか。それを知る術《すべ》はない。言えることは、隔離とは、このような仕方で、人と人との関係を断ち切ってゆくものであった、ということだ。本来、信頼のきずなで結ばれている家族にして、このようなことを受け入れざるを得ない状況が、社会の中につくられていた。このことに、私たちは注意を払っておかなければならない。

＊このあたりのことは、下村英視『星ふるさとの乾坤―星塚敬愛園を生きた人々―』、（鉱脈社、二〇一二年）に書いたから、そちらを参照していただきたい。

二　賭博の思い出

愛楽園に入園した当時の克己は、一六歳。少年から青年への過渡期にあたる。指にわずかの麻痺があるとはいえ、大いに元気な若者である。おとなしくなどはしていられない。そのころ、園では賭博《とばく》が流行《はや》っていた。もちろん、園のルールでは禁止だ。日本のハンセン病患者隔離政策を主導し、初代愛生園園長を務めた光田健輔《みつだけんすけ》が、その著書の中で感心できないことだとして、批判的口調で語っているが＊、若さをもてあます克己は、賭博にのめりこんだ。無理もない。人には熱中できるものが必要だ＊＊。とりわけ若い克己には、そうだった。

夜、ひそかに賭博に興じた。「ハンチャーゴー」。硬貨をはじいてその裏表を賭け、当てた者がかけ金を手に入れる。単純な遊びに見える。しかし、大のおとながこれに興じた。子どもならともかくも、ただ裏表を当てる遊びなら、人がこれに興じることは考えにくい。しかし、この遊びは大人たちを惹きつけた。

それはなぜか、と問われるならば、お金が賭けられているからだ、と答えることができる。お金は、貴重なものだ。それを稼ぐには、労働という苦労が伴う。真剣に働いてこそ得ることができるものであり、したがって、お金には、自分が努力して生み出した価値が込められていることになる。そうすると、そこには、自分にとって価値のあるものという以上に、自分の価値をあらわしてるという意味がある。その勝負に負けることは、自分が手にしていた価値を失うことによって、自分自身が価値を失う、あるいは減ずることを意味し、勝つことは、自分の価値を高めることを意味する。つまりは、賭けには、自分の価値が懸《かか》っていることになる。

もう少し説明を加えよう。お金（貨幣）には、それを用いて自分の願望を充足することができる面、というよりも本質がある。欲しいものを手に入れることができる手段、それがお金（貨幣）だ。もちろん、お金（貨幣）では手に入れることができないものはある。それは当然だ。しかし、様々な財や生活の糧が対象である場合には、お金（貨幣）を多く所有することは、自分の願望を実現することができる力を多く手にしていることを意味する。それは、その人の力をあらわすことでもあり、まぎれもなく価値である。そのような価値あることを賭けて争うから、その争いそのものが価値あるものになる。賭けに勝つことは、自分が価値ある者になることである。そのことが、そこに集う人たちを強くひきつけ、熱中させる。

賭けには、運が伴う。自分の努力が相応しい形で反映されるわけではない。したがって、それはまじめな仕事とは異なる。その意味で、遊びだ。しかし、今述べたように、同時にそこには、自分の価値にかかわる実態がある。賭けの結果は、お金に込められた価値の多寡《たか》によって、自分の価値を直接的な仕方で表現する。だから、人は真剣にならざるを得ない。そうして、真剣に、その「遊び」に参加することになるのだ。その点では、真剣な遊びは、自分の能力を外に向かって表現し、これを認めてもらって評価を受ける真剣な仕事と、同じ意味をもつ。どちらも、自分の価値にかかわる重要な評価を伴っているからだ。

「ハンチャーゴー」は、夜ひそかに行われたが、昼間、人々が興じた賭けもあった。園が、まだ茅葺の家々で構成されていたころ、園の仲間たちは、賭博のひとつとして闘鶏をしていた。モクマオウの木で囲まれた一画で巡視（監視）の目を盗んでやっていた。あるいは、巡視も見てみないふりをしていたのかもしれない。その頃、園では鶏が飼われていた。卵を産んでくれる大切な財産だ。入所者たちが、鶏を飼い、その卵は園に買い取られたから、それは入所者たちにとって大切な収入源であった。各人が飼っていた鶏を持ち寄って闘わせ、勝ち負けを争わせ、人々はそれにお金を賭けた。勝った鶏は、次の稼ぎに向けて丁重に扱われたかもしれないが、負けた鶏はどうなったのだろう。園の人たちによって食べられてしまったかどうか、その点は定かではない。

このことに関連してこんな話もある。賭博を主宰していた人物に、宮島英一がいた。園の管理者から見ると、よほどの要注意人物で、同じ入園者から見ても、一緒に暮らすにはなかなか骨の折れる人だった。賭博が大好きで、園が禁止してもいっこうに言うことを聞かない。一緒に暮らす入園者の迷惑など気にも留めない。まだ連合軍による占領統治下にあったころ、愛楽園近辺にあったアメリカ軍兵舎に忍び込み、ピストルを盗んで騒いだ話は、語り草である。そこまでではないが、夜中に大声を出して他人《ひと》に喧嘩を吹っ掛ける。それも度々だから、みんなは彼のことを「アビヤー」（大声をだす人の意）と呼び、どことなく距離を置く者も多かった。

賭博で負けて借金をして、人に迷惑をかけても意に介さない。不祥事で新聞沙汰になっても、むしろ勲章のように自ら言いふらす。日本に公娼制度があったとき、女性の人身売買にかかわったかどで警察の取り調べを受けていることが新聞に報道されると、その記事を「見たか、見たか」と言って、手柄のように言いふらす。長島愛生園初代園長を務めた光田健輔（本書、第四章、第三節、「光田健輔の志」参照）であれば、彼のことを「不良患者」と断定し、きっと、苦々しく思ったことだろう。

宮島がいると園の秩序が乱れる。現に、若者たちが彼に感化されて、賭博に興じる。この認識は、すでに共有されていた。そのような中で、賭博の現場が見つかってしまう。見つかったからには厳しい処罰が待っているはずだ。さっそく、宮島は、先手を打ってリーダーシップを発揮した。賭博に参加していた仲間を集め——もちろん、克己もその中のひとりだ——逃亡の打ち合わせをする。おまけに、どうせ逃げるのなら、というわけで、豚をつぶして食べようということになり、これは実行された。

園の外で暮らす当てもないから、本当のところは、逃走などしたくはなかった。したくはなかったが、罪を重ねたので、そうするしかないと考えていたところ、救いの手を差し伸べてくれた人がいた。当時、宿舎ごとにそれぞれの宿舎の長が決められていて、その上に全体を統括する宿舎会長が選ばれていたのだが、その人が自重を促す働きかけをしてくれた。はやまるな、自分が当時の愛楽園園長である塩沼英之助に会って交渉する、と言ってくれた。

行く先の当てもないことから、克己たちはその言葉にすがった。

*光田健輔『愛生園日記』毎日新聞社、一九五八年、五九頁。なお、下村英視「人の傍らで」、松永澄夫編『哲学叢書　新しい形を求めて　第Ⅴ巻　自己』（信堂、二〇〇九年）、第二節の「(3)　光田健輔のパターナリズム」二五六頁〜二五八頁参照。

**「考える葦」で有名なパスカルの『パンセ』に「ディヴェルティスマン」divertissementという見出しでまとめられている断章群がある。「気散じ」とか「気晴らし」とか訳語が当てられているが、divertissementの動詞であるdivertirとは、そらすことを意味する。自分の気持ちをそらすこと、自分の関心を他へと向けることである。国政をあずかる王は、その重要事項ばかり考えると押しつぶされてしまうから、狩りや賭け事で気をまぎらわせる必要がある。親しい者の死に際して悲嘆にくれる者、自らの死を身近に感じて苦しむ者、彼らに生きる喜びを感じてもらうためには、その悲しい出来事から気持ちをそらさなければならない。それが分かっているから、人は狩りに、そして賭け事に興じるのだ。それが、ダンス（最初の一歩をどこに置くかが問題だ）

である場合もあれば、絵を描くこと（リンゴの絵は本物と比較にならない値段がつく）であることもあるだろう。克己の場合は、賭博だった。

＊＊＊モクマオウ（木麻黄）。今も愛楽園で見ることができるが、私のように植物に知識のないものには、一見、マツのように見える。子どものころ種を飛ばした後の「松ぼっくり」を遊び道具にした見慣れたマツとは少し様子が違うが、なんとなくそれに近いように見えていた。しかし、葉が針のように細長い針葉樹のマツとは異なって、広葉樹である。葉に見えるものは細い線状の茎で、何節にもわかれており、一節は約一ｃｍ前後の長さで、茎を引っ張ると節からすぐに切れる。古くなった茎は風に吹かれて節が切れ、落ちてしまう。葉はとても小さく、茎にうろこ状に輪生しているものが、葉なのだそうだ。

三　園長の厚情

宿舎会長は、園長にどのように謝罪したのか。正確なところは分からない。しかし、禁止されている賭博をしたこと、園の財産である家畜を勝手につぶして食べたことについて、それをした者たちには、その過ちを自分が十分に説いて聞かせた。その結果、彼らは、心から反省している。だから、どうか説諭するというような仕方で、彼らへの処分を穏便に済ませてほしい、などといったところか。いずれにしても、園長の寛大な処置を懇願したことは、間違いのないところだろう。

おそらくは、宿舎会長にしても、普段彼が知る園長の人柄から、園長の寛大さを引き出すことができるとの予測の上に立っての行動であったはずだ。ところが、初代愛楽園園長塩沼英之助の態度は、彼の予想を超えるものであった。塩沼は、涙を流して自分の不徳を責め、克己らに謝罪した。園に不満を抱き、してはならないことをした、それは、そのようにさせてしまった自分にその責任がある。篤いキリスト教信仰のもち主らしい立派な態度である。塩沼のこの態度は、克己たちをたいそう励ました。その姿勢は、低みに立つ、とでも言ったらよいのか。園を生きる者たち、ハンセン病を病んで園での生活を余儀なくされた人たちと共に生きようとする塩沼英之助の姿勢が、克己たちに伝わった。

もっともその後、警察出身の事務部長に呼びつけられて、こってりとしぼられた。「園の規則を破っておいて、おまけに逃走を計画するとはなにごとか」というわけだ。規律を重んずる人間、また、他人《ひと》に規律を重んずることの大切さを説いてやまない人間、説くことの正しさを疑わない人間、それによって園の管理を行うことを自分の職務だと考える人間にとって、それは、当然と言えばあまりに当然な態度であったことだろう。しかし、これでは、園長の篤い志もだいなしだ。

それはそうとして、ともかくも、塩沼園長のおかげで、ひとりの犠牲者も出さずにことはすんだ。園長には懲罰権が与えられており、懲戒用の監禁室が整備され、実際にそれは活用され、多くの入所者を威圧したという事実から見れば、とても人道的な対応に思える。*

では、園長の厚情に促されて、その後、博打はやめたかというと、なかなかそうはならなかった。

「生きがいがなかった。自分たちには明日がない。」

その思いから逃れることができなかった。園の中にいる限り、世間の差別から免れることができている。その安心感は、先に見たとおりだ。でもそれだけでは、充たされないのが人間だ。自分は何のために生きるのか、自分の可能性を精一杯表現したい、それは人間が人間であることのひとつの特徴である。

誰もみな真っ白な状態で生まれてくる。何者でもないものとして命を授かり、この場所に、この時代に生きるように、一方的に命を与えられて誕生する。もうすでに命を与えられている限りにおいて、それを拒むことはできず、この場所、この時代に不満があっても、もう他を選ぶこともできない。そのように、決められて生まれてきているわけだ。しかし、このように無条件に命を与えられて生きている私たちは、この自分の命をどのように生かすかを、自分の意志で導いて生きることができる。これが人間である。自分を何者かとして表現したい。人が生きることの根本的な感情である。

そう思えば、どうしても自分の人生をかけるものが必要だった。何かに向けて自分をかける、自分の情熱を注ぐ何か、そういうものが必要だった。閉ざされた空間の中で、職業選択の自由もなく、ただその日を過ごす。それは、若い克己ならずとも、誰にとっても耐え難かった。もちろん、だからと言って、博打をやってもよいというわけではない。しかし、仕方がなかった、他にどうしようもなかった。確かに、一方では、塩沼園長に感謝する気持ちはあった。でも、その後も賭博は続く。

＊光田健輔は融和と相互扶助の精神で園を運営したいと、入所者たちに言い聞かせる。しかし、それをよく理解する者たちだけで園を組織することができないからには、淳良《じゅんりょう》な気風の園をつくってゆくためには、親が子どもの将来を考えて懲戒するように、秩序を乱すふるまいをする入所者への懲戒権を園長が有さなくてはならないし、懲戒を実行するための監禁室が必要だと考えた。この考え方は、全国の療養所に取り入れられ、とりわけ栗生楽泉園（群馬）では、特に園に対して反抗的だとみなされた者を罰するために、「重監房」という刑務所の独房同様の非人間的な監禁室がつくられ、全国の療養所から問題とされた入所者が集められた。愛楽園にも監禁室がつくられ、無断で園外に出かけた人たちは、監禁室に入らなければならないという仕方で活用された。
　しかし、その活用のされ方には、理不尽さを否めない場合が多くあった。上間源光さんは、次のように述べている。「そのころ私の母は血圧で寝たきり、「（一九四四年）十月十日の空襲で母はどうしておられるだろう」と不安でならず、そのことで帰省願いを出すと一週間以上かかる。その間に「母にもしものことがあったら」と思って、無断で母の見舞いに行って帰園すると、園の職員がやって来て私は三日間、監禁室に入れられました。その監房はトイレの上に板を張った一畳足らずの狭い所で、それは余りにも入園者の人権を無視した政策でありました。」（上原信雄『阿檀の園の秘話』、三八六頁）

四　宮島栄一の後日談

　人が人を叱《しか》るということには、肯定的な意味がある。人が宮島栄一を叱る場合、もちろん、彼のふるまいが多くの在園者にとって迷惑になるから、迷惑な行為をやめてもらわなければならないとして、叱る。その一方で、彼がこの園で暮らしてゆくことができるためには、そのようにしてもらわなければならないとして、彼のことを心配して叱る、という意味がある。

自分のことを気遣ってくれる人たちのそのような心を、彼もわからなかったわけではないだろう。しかし、人には性分というものがある。閉ざされた園で、ひたすらおとなしく従順に暮らすことは、彼には耐えられなかった。賭博もけんかも、あいかわらず続いた。結局、宮古南静園に転園することになった。転園といえば、価値的ニュアンスが含まれないが、言い換えれば、彼の人格にかかわるような色やにおいを感じることができないが、実際は「追放」であった。「新しいところで」――それは、仲間が誰もいないところで、ということに等しい――ひとりきりになれば、おとなしくしているだろう、とは管理者の考えそうなところだが、そのような含みをもって、彼は南静園に送られた。さすがの彼も、その時は寂《さび》しそうだった。

その後しばらくして、克己たちを懐《なつ》かしんでか、愛楽園を訪れたことがあった。「あんたまた、みんなにたたかれて、運ばれてきたんじゃないの」とは、愛楽園でそんなことがあったように、南静園でも同じように、宮島の言動に堪忍袋の緒を切らした人たちから暴行を受けたのではないの、大丈夫なの？　と、宮島を心配した克己の伴侶、恵子の言葉だ。この言葉から、愛楽園のみんなから、宮島がどう思われていたか想像がつくというものだ。そして、この状況は、きっと南静園でも同じであったのではなかろうか。

他人《ひと》に迷惑をかけても平気、他人《ひと》からどう思われようとも平気。天衣無縫とか、天真爛漫といえば聞こえはよいが、一緒に住む者たちから見れば、困ることの多かった人だ。この訪問からしばらくして、その彼が、再び愛楽園に戻ってくる。愛楽園から南静園へ転園、そして南静園から愛楽園へ再転園。二度目の愛楽園入園となるこの時の彼は、もう自由に動き回ることができなくなっていた。豪放磊落《ごうほうらいらく》であった彼も、年齢のせいかすっかりおとなしくなっていて、上手だった歌も歌わなくなっていた。ずいぶん紳士的になった彼を見て、昔、お金を用立てた人たちは、借金を返してもらえると思って、ひそかに期待し喜んだ。

さて、その借金は貸主のところに戻ってきたか。園のみんなが、彼を見なおしたとか、いい人になったとか、褒《ほ》める言葉を語っていないところを見ると、どうやらそれは戻されなかったらしい。でも、克己たちのところには戻ってきた。恵子は、自分たちはそんなに貸した覚えはないのにと思ったが、借主は、自分の記憶に従ってきちんと返済した。十五万円だったそうだ。

不自由な体で再び愛楽園での生活を始めた宮島は、職員によるリハビリテーションの成果が得られて、車椅子《いす》を使って自分で移動できるようになった。そうなると、もうじっとしてはいられない。海が近いこの地の新鮮な魚の刺身を手土産《みやげ》に、克己、恵子夫妻を訪ね、くつろぎの時間を過ごした。かつては、馬をつぶし、その肉を夫婦にふるまったほど、体力、技量、気魄《きはく》に充ちた人物だった彼の、今できる、最善の歓待であったのだろう。

なぜ、私は、このようなことを書くのか。それは、人はこのように生きてきたということを、読者の皆さんと分かちあいたいからだ。人は自分を表現したい。語りあい、行動をともにする。時には、沈黙を守ることもある。しかし、沈黙とは対話の不在ではない。黙ったままともにたたずむ者たちの間で、情念が交わされることがある。お互いを思う気持ちが伝わることがある。人間とは、それほどまでに対話的な生物なのだ。

宮島は、人一倍そのような気持ちが強かったし、その気持ちを実行するだけの技量があった。人は、できないことは、したくてもしない。あたりまえだ。できるからする。その技量に恵まれた宮島は、馬をつぶしてに他人《ひと》にふるまった。賭博を主宰して、そこに集《つど》うみんなを興《きょう》じさせた。

なるほど、そのことが、ある人たちにとっては迷惑だったことだろう。ものごとには程度というものがある。宮島のそれは、通常の人たちのふるまいを大きく逸脱しており、それゆえ、そのことが人々の迷惑になることもあったが、しかし、それは所詮《しょせん》程度の問題にほかならない。明らかな悪が、そこにあったわけではない。ましてや、宮島の人格全体を否定し、「不良患者」などとしてしまうことは、間違いだ。閉ざされた園の中では、賭博も必要だった。そのようにしなければどうにもならない感情が、人々にはあったし、その感情を生きることが、人生の一部に他ならなかった。

園に敷かれた秩序の中で、その秩序にのみ従って生きることを強いられたとき、それに順応して生きることができる人もいる。しかし、そうでない人もいる。宮島の豪放磊落な精神は、その秩序の中に閉じこめておくことができなかった。そのことは、園の管理者をはじめ、その秩序に従って生きることができる人たちにとっては、迷惑なことであり、それを行う（秩序を揺るがす）宮島は困った人であった。しかし、また、豪放磊落な精神を抑えて生きることは、宮島本人にとっても、不幸なことだった。もし園の管理者たちが、彼の不幸についてもう少し理解する素地をもっていたならば、彼の行動ももっと違ったものになっていたのではないかとさえ、思われるところである。

五　戦禍を経て

戦時中、園長が塩沼英之助から早田皓《ひろし》（在任期間、一九四四年三月〜一九四六年九月）に代わった。今日の私たちから見れば、ただ戦争の末期であったというように、どこか傍観者的にとらえてしまうが、その当時を生きた人たちにとっては、アメリカ軍の沖縄への進攻が迫っているという緊迫した空気が感じられていた時期だった。早田園長は、アメリカ軍の攻撃を受けた場合に、園の人々が避難することができるための壕をつくらなければならないと考え、それを実行した。もちろん、実際に作業をしたのは園の人たち、すなわち入所者である。愛楽園内の小高く盛り上がった丘陵地に壕を掘った。自分の命は自分で守る。そのためには、多少手の指が不自由でも、壕掘りに参加しなければならなかった。指に力が入らない人は、鍬やスコップをひもで手に括《くく》りつけて作業をした。

　すでに書いたことだが、らい菌は末梢神経を侵す。だから、けがをしても気づかないことが多い。些細なけがでも気づかず放置しておくと、その箇所が化膿し、重篤な状態になることがあり、その結果、指を切り落とさなければならなくなることがある。そのようなことが、多くの人に生じた。克己も、もしこの作業がなかったら、もっと自分の指が残っていたのではないか、と思わないでもなかった。知覚が麻痺した人たちにこの作業（壕を掘ること）を強いることは、まことに不適切。自分の体を痛めてまでも掘らなければならなかった壕は、体を痛めた人たちの目から見れば、怨嗟《えんさ》の的《まと》でもあったことだろう。しかし、戦争という非常事態においては、そのような無理もまた必要であったとする考え方もある。一筋縄ではいかないこの問題は、本書、第四章、「第四節　戦時下の愛楽園」で、考えてみよう。

　園の人たちは戦禍を生きた。第四章の第四節で述べるが、たくさんの人が亡くなった。死因は病死。でも、栄養失調と不衛生な環境が、もともとの原因であることは、誰の目にも明らかだった。戦争がなければ、失われずにすんだ尊い命がたくさんあった。戦後、沖縄戦での戦没者慰霊祭に参加したとき、今は亡き病友たちの名前が慰霊の碑に刻印されていないことに、克己は寂しい思いをした。* 園の中の不自由な生活を強いられたまま、衰弱してその生を終えた人たちのことが思い出される。もっと生きたかっただろうに。

もちろん、園の外で暮らす人々にも戦争は同じように牙をむいた。女性も子どもも、その犠牲になった。そうであれば、戦争とは、広義の暴力とは、最も弱い者たちを真っ先に犠牲にするものであることを、ここで、しっかりと記憶に刻まなければならないということになるだろう。生きたいと願いながら、生き残ることができなかった人たちの心に、思いをはせたい。

自分の人生をかけてする何か、というと大げさなようだが、人は何かに意を注いで生きるものだ。仕事、趣味、遊び、恋愛。これらは異なっているようで、その区別は結構曖昧だ。遊びも、熱中すれば、真剣になる。スポーツが、娯楽から時として真剣な競技になるとき、それはまじめな仕事とかわらない。自分の能力を発揮する場所として、仕事は、その人がどんな人かを表わす格好の場面だ。趣味も、生活の糧を得る手段でない場合に、趣味と呼ばれるが、心が込められた作品がつくられたり、行動がなされたりしたとき、周囲の人たちの関心や感動を呼ぶ。真剣さを伴ったとき、それらは人生に高揚感をもたらす。それは、恋愛も同じだ。ただの好意だったものが真剣な愛情になるとき、人はこれに人生をかけてもよいと思われるような感情に充たされて生きる。

それらとは異なって、強い感情を伴わないとしても、静かに充実した時を過ごすことが人にはある。何気ない会話を楽しむ、お茶を飲みながら黙って人の傍らにたたずむ。大切な時間だ。

宮島のところでもふれたが、人と人との間に流れる静謐《せいひつ》な時間は、私の大切な人生の一部だ。共に時を過ごす者たちの間で、信頼の感情が交わされる。それは、命を分け合うことだ。時間は消え去らない。静かに降りつもり、人の心を充たし、人を生かす力となることもある。今、自分にはそれが与えられている。克己は、そう感じている。この幸せを、彼ら彼女らにも味あわせてあげたかった。そう思うと寂しい。

慰霊の碑に名前を刻むとは、戦禍のもとに不本意な死を遂げた人のことを思い、生きる者がその名を自らの心に刻むことである。そして、死者と共に生きることである。死者の思いと共に生き、非戦の誓いをあらたにすることである。アメリカ軍の攻撃によって亡くなった者のみが、戦死者ではない。戦争の嵐の中で、不本意な生活を強いられて亡くなった人たちは、等しく戦死者ではないのか。園の中で亡くなっていった病友たち、彼らの名前は慰霊碑に刻まれてはいなかったが、その日、克己は、彼らの名前を自分の胸に刻みこんだ。

＊戦闘で亡くなった人、戦争を原因として亡くなった人の名前が「平和の礎」に刻まれている。愛楽園の入所者でこの戦争が原因で亡くなったとされる人の名前が刻まれるようになったのは、二〇〇四年から。「追加刻銘」として記されるようになり、現在三〇〇余命の方の名前が刻まれている。アメリカ軍との戦闘やアメリカ軍の爆撃を直接の原因として亡くなったわけではないことから、名前が刻まれてこなかったということもあるが、もうひとつの理由として、根強い偏見があったことも見落としてはならない。自分の一族からハンセン病患者が出たことを恥とする気持ちがあり、その意識を克服できないでいた。そのため、親族からハンセン病患者が

出たことを知られたくないという理由で、愛楽園で亡くなった者の名前が刻まれることを、遺族が望まなかった。療養所で栄養失調やこれに起因する病気で亡くなった者に対する日本政府の配慮のなさが思われると同時に、ハンセン病に罹った者を一族の恥とした人々の無思慮が思われる。もっと生きたかったであろう人々のことを思うと、寂しさと悔しさの感情が混在した仕方で心を占める。

第三節　喜びも悲しみも

一　結婚

前節五で見たように、戦時中、園の丘陵地に園の人たちは壕を掘った。この作業で傷を悪くした人がたくさん出た。そのため、なかには敗血症を病み、死を招き寄せることになった人たちもいた。少しでもできることをしなくてはならない。沖縄での日本軍の抵抗が終わり、それによってアメリカ軍の爆撃もなくなった頃、爆撃による破壊を免れたウサギ小屋を改造して、ベッドを四つ置いた。当時、医官として在職していた松田ナミ医師から、重篤な患者の付き添いをしてくれと、克己は頼まれた。

克己以外に、女性一名、男性一名が加わり、三人でその仕事はなされた。傷の手当てが主たる仕事のように思われるかもしれない――もちろん、それもある――が、それだけではなかった。食糧の確保の方が、もっと大変だった。焼け跡の愛楽園で、必死で野菜をつくり、重病者に食べさせた。

戦後も、克己は、園内の病棟で付添いの責任者を任される。二五歳（昭和二三年）頃まであったか。当時、園では、若い男女が不自由者の病棟に出かけてお世話をしていた。重い後遺症を伴う人たちの身の回りのお世話、温湿布、包帯巻が主な仕事だった。この仕事を通して、克己は伴侶となる恵子に出会う。

出会うといっても、二人は顔を合わせはするが、意識はしなかった。そこを、克己よりもひとつふたつ年長の人が、ふたりを引き合わせてくれた。照れくささもあってのことか、克己はそのうれしさをあまり語ろうとはしない。でも、きっとうれしくてたまらなかったはずだ。一生を園で送ることを考えると、共に生きてくれる伴侶の存在は、どんなにかその人生を励ましてくれることであったであろう。一方、恵子の方は、ご家族が結婚には反対であった。女性の場合、妊娠出産によって、ハンセン病の症状が悪化することがある、という認識があったからだ。*しかし、恵子は結婚を受け入れる。社会復帰の望みを絶たれて生きるとき、少しでも人間らしく生きることを望んだ。信頼に結ばれて生きる、ここに見られる人間性を手にして生きたかった。克己二五歳、恵子二〇歳の一九四八（昭和二三）年に、ふたりは結婚して、夫婦舎に入る。

愛楽園の夫婦舎では、六畳間に二組の夫婦が暮らした。プライバシーのない生活だったはずだが、ふたりからは、それを非難する言葉は聞こえてこない。それは、多分、恵子のおおらかな人柄によるところかも知れない。結婚前からもそうなのだが、結婚後も克己のわがままなふるまいを、あたたかな心で見守ってくれている。お湯につかると、ほっとして気持ちが和らぐように、とげとげしくなった心を、温かなもので包んでくれる、そして、かたく凝り固まった部分をそっと溶かしてくれる、そのような人格だ。

当時まだ、衣料に事欠くことが多かったから、服を仕立て直すことが普通に行われていた。いや、そうするしかなかった。そうして、自分たちの衣服を調達しなければならなかった。恵子は手先が器用だ。そこで、ミシンを使って衣服を仕立て直した。園はいくつかの区に分けられて、ひとつの区に二台のミシンが割り当てられていた。このころ、ミシンはまだ高級品で、そんなに簡単には個人で購入できるようなものではなかったけれども、恵子は、中古品ではあったがミシンをもつことができていた。それは、克己の両親からのプレゼントであった。それは大いに活用され、夜は、ランプの明かり——節電のため——のもとで恵子の作品をうみだしていった。

とりわけ、戦後は、アメリカ軍の払い下げ物資を利用して、必要な衣服を仕上げた。軍服は、兵士の体を守るために丈夫で強靭な生地でできていたから、なかなか針が入らなかった。あらかじめ縫う個所をロウでなぞっておいて、針の滑りをよくしなければならなかった。そのような努力を惜しまなかった恵子の手によって、家庭は、立派な縫製工場として機能した。そして、そこから大切な収入が得られた。

＊『星ふるさとの乾坤』、「第五章「優生」ということ―堕胎と断種をすすめた戦後―」、「二　自発と強制」の「堕胎手術が行われた理由」、一九九頁～二〇二頁参照。

二　克己の悪戯《いたずら》

そういう恵子に助けてもらって、克己は結婚前から自分だけ遊びに出かけていたそうだ。まさか、夫人の稼いだ大切なお金を博打につぎ込むことはなかったであろうが、園の息苦しさから逃れようと、克己は、時に、外出した。戦後は、巡視＊の監視も厳しくなっていた。だから、園を抜け出すのにそれほど苦労はしなかった。そうして、名護市内にそばを食べに出かけた。まずは、遠回りになるけれども、療養所を出て屋我地島の東側の海岸に沿ってずっと歩く。済井出《すむいで》の集落を通ると、村の人から石を投げつけられるので、決してそこを通ることはしなかった。屋我の渡し場まで三㎞余りだろうか。当時まだ屋我地島《やがじ》と本島を結ぶ橋がかかっていないので、船で渡らなければならなかった。船に乗る距離は二㎞ぐらいだから、乗っている時間はそれほど長いわけではない。でも、そこから先が大変だ。本島の渡し場（真喜屋《まきや》、仲尾次《なかおじ》）

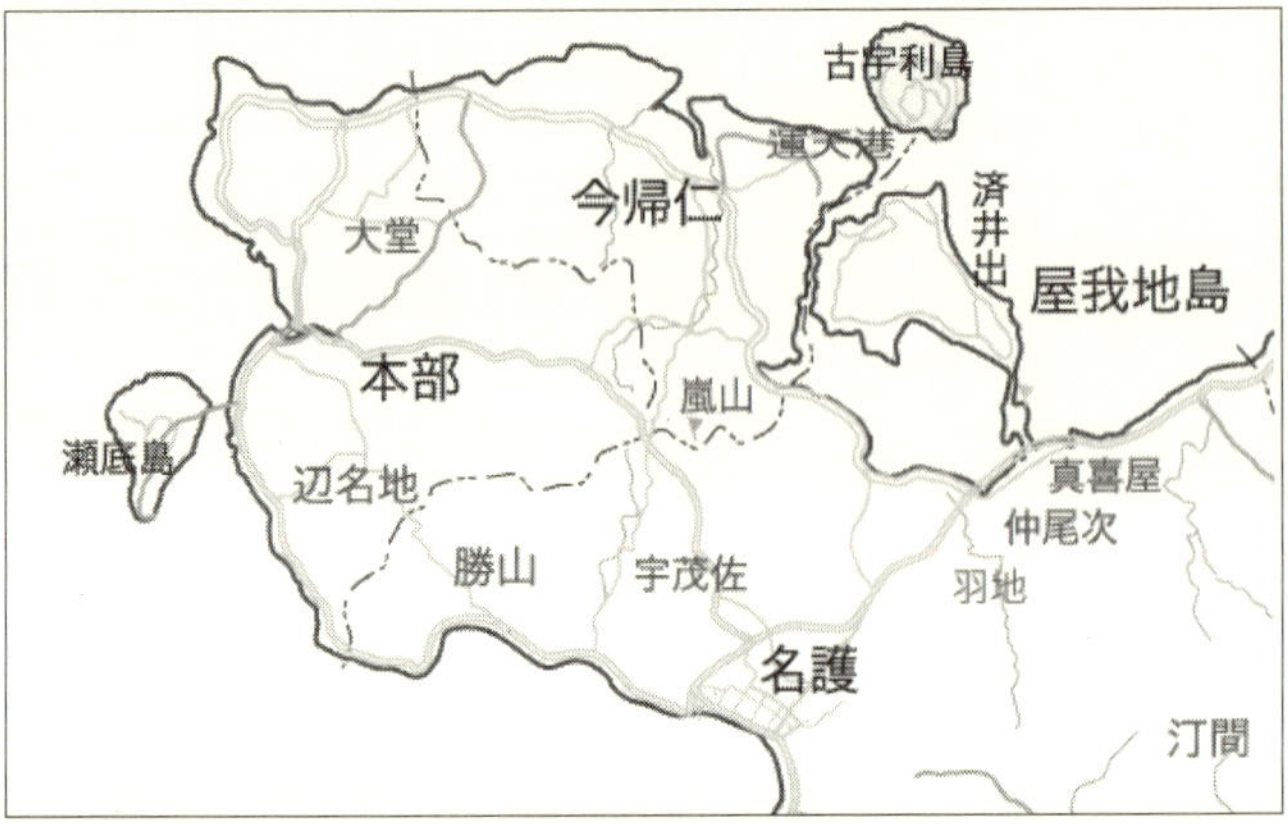

園から海岸沿いに歩いて屋我地島南端の渡し場へ。当時橋がかかっていないから、本島の仲尾次もしくは真喜屋へ渡し船が出ていた。そこから羽地の集落を迂回して本部半島の付け根へ。さらに南へと全行程 12 ｋｍを徒歩で行く。羽地の周辺は一面田圃、仲尾次、真喜屋の近くには芋畑があり、翌朝船が出るまでここで野宿した。

から名護の町まで再び歩かなければならない。およそ一二～一三㎞をひとりで歩いた。三～四時間はかかったはずだ。そうして、やっと目的地に到達。片道、六時間、いや、もっとかかったかもしれない。

　当然というか、帰りの時刻にはもう渡し船は出ていない。屋我地島に渡るための本島の渡し場付近で野宿することになる。克己を泊めてくれる民家などなかったからだ。幸いにして、そばに芋畑があった。そこなら人に見られることもなく、野宿にはうってつけだった。翌朝一番の渡しに乗って屋我地島にわたり、再び海岸を歩いて園に帰った。

　たかが「そば」一杯のために、と人は思うかもしれない。「そば」一杯のために、往復で十数時間歩いて、野宿をして、そんなにまでして

「そば」を食べたかったのだろうか。おそらく目的は「そば」ではなかったのではないか。「そば」ではなかったはずだが、そうしなければやっていけないような何かがあったのだ。では、克己が本当に欲しかったもの、あるいは、したかったことは、何だったのだろう。

園の規則に縛られて生きる。らい菌の仕業による知覚の麻痺に起因する多少の後遺症があるとはいえ、その他はまったく健康な人間が自分の能力を発揮することなく、園の中でおとなしく生きることを強いられる。重病者の介護という仕事があるにしても、日常お決まりの仕事。来る日も来る日も、何も変わりなくやり過ごさなければならない。自分の工夫や創意が試されることもない。ただ黙って従うだけの生活。それは何とも窮屈なことだった。この息苦しさをなんとかしてやり過ごすための行動が、「外出」だった。自分で決めて、そうすること。これを人は自由と呼ぶ。この自由が欲しかったのだ。だから、それは「そば」である必要はなかったのだけれど、そうすることが手っ取り早かった。

手っ取り早いことは他人《ひと》と共有しやすい。だから、気の合う仲間と行くこともあった。当時は、貴重品だった腕時計をお金に換えてそうしたこともあった。恵子は、園に入所したとき、家族の人たちが大風子油**をもたせてくれた。これを知ったある人（同じ在園者）が譲ってほしいと願い出た。当時まだ高級品だった腕時計と目覚まし時計をもってきて、これと交換してほしいと頼まれた。恵子は受け入れ、時計は一家の財産になった。それを、克己はお金に換えようと考えた。もちろんそこまでは恵子も承諾していたが、名護の街に出て行って時計を売って戻ってくるはずの克己を待ちながら、さて、いくらで売れただろうと、ひとり考えていた恵子の元に戻ってきた克己は、てぶらだった。聞けば、仲間とそばを食べて帰ってきたとのことだった。

そこで食べたそばの味は？　さてどうだったか。恵子のおかげで手に入れた時計で、自分だけ食べた――仲間にもごちそうした――そばの味は？　関心があったわけではないのだから、つまり、どうしてもそばが食べたかったわけではないのだから、そばでないといけないというわけではなかったから、当然、記憶にも残らない。

では、どうして？　どうしてそんなにしてまで？　と問わないではいられない。

誰もが得ている自由、今日は何が食べたいとか、お店でお茶を飲もうとか、ちょっと本屋さんに立ち寄ってみようとか、そんなありふれたこと、日常生活の中であまりにも当たり前になっていること、自由であるという意識にのぼらないくらい普通のことが、園で暮らす人たちには許されなかった。名護にそばを食べに行く、こんな普通の、そして取るに足りない、その意味でつまらないことにこだわらなければならないほどに、園で暮らす人たちの心は抑え込まれていた。今なら、「抑圧された生活」などと表現されるところか。克己の振る舞いは、そこから理解されなければならない。

だから、「そば」である必要はなかった。それは何でもよかった。自分の裁量でできることなら、そして、同行する者がいて、その人が喜んでくれることなら、何でもよかった。自分の裁量で何かができること、それを喜んでくれる者がいること、それは自分が人間として生きていることを実感できる瞬間だった。その瞬間がもたらされることによって、明日を生きる勇気が得られる。自分の中にそのような感情が湧いてくることが、感じられたのである。

名護でそばを食べた克己は、逆コースをたどる。島への渡し場付近の芋畑で一夜を明かし、海岸に沿って園へ。さて、月に一度くらいは出かけたか。

＊入園者の無断外出を園は厳しく取り締まった。勝手に外出しようものなら、「巡視」と呼ばれる、今の警察官と刑務官の役割をするような人によって、園内に連れ戻され、規則を破ったという理由で、罰として監禁室に拘留された。鹿児島の敬愛園で暮らす椎林葉子（仮名）さんのお話を思い出す。園の垣根の外に出て、ただぼんやりとあたりを見ていただけでも、巡視の厳しい叱責が待っていた。子どもたちが外の世界に心を惹かれるのは当然だ。それなのに、逃走の可能性も疑いもない少女を、巡視である人は、ひどくきつい言葉でしかりつけ、垣根の内側に戻るよう、命令した。

＊＊ダイフウシの木の種子を圧搾して得られた油脂。当時ハンセン病に対する薬として用いられていた。筋肉に注射されていたが、体の中で固まってその部分が炎症を起こすこともあり、効果が疑われていた。

三　廃墟の中から

戦時中、愛楽園は空襲を受けた。病棟および入所者の施設（住居）が、兵舎のように見えたからではないか、と説明されることもある。今も、機関銃掃射を受けた痕跡（弾痕）がコンクリート製の水タンクや壁に残っている。施設はほとんど壊れ、園全体が廃墟の様相を呈した。

この廃墟の中から、園の人々はまず生き延びる努力をした。とにもかくにも食べ物を調達しなければならない。芋や根菜類を植えた。苛酷な生活が続いたはずだが、克己の口からは、恨《うら》み辛《つら》みの言葉は聞かれない。

「元気だったから、結構、楽しくやった。お酒もね、飲酒は禁止だったけど、闇（ヤミ）で手に入れてね。戦争前なら監禁室行きだけど、そんなことをして、うまくやり過ごしたんだよ。」

物資のない時代、生活が楽だったはずはない。きっと、空腹を我慢した日々が続いたはずだ。住まいだって、破壊された住居をなんとか人が住むことのできるように手を加える間、海岸沿いにできた自然壕で寝泊まりしなければならないような暮らしが続いたことだろう。それなのに、この克己の明るさは、いったいどこから来るのだろう。

人はつらいことを忘れる。そうすることによって、未来を生きる力を授かる。だから、過去の辛いことも、美しい話に変えて人生を肯定的にとらえる、それは人間の本能と言ってもよいようなもので、それが生きる力だ、と言えなくもない。しかし、事実を忘れ去り、美しいものとして記憶を改竄《かいざん》しなければならないとしたら、それは、それほどまでに苛酷な人生を強いられたからである。そう考えたとき、私たちには、その苛酷さ悲惨さを想像する力が求められる、ということになる。

しかし、私はそれだけではないと思う。園は廃墟になった。それは、これまでの秩序が壊れたということでもある。園の秩序、ハンセン病者が従わなければならない秩序、その崩壊を意味する。秩序のもとでは、ルール違反は、監禁室。でも、今は少し事情が違う。なるほど、食事にも住まいにも事欠く。確かに、不自由だ。そこでは、自分たちが何かをしなければならない、そうしないと生きてゆけない、という切迫した意識にかられる。何かをしなければならないという意識は、生きるための工夫をするように人々を促す。工夫とは、思索を巡らし、少しでも良い方に向かって、努力を重ねることである。もちろん、そこには苦労が伴う。しかしまた、前向きな姿勢を呼び起こす。

なるほど、廃墟の園を目の前にして、自分を見失って呆然《ぼうぜん》と立ちすくんだこともあったはずだ。でも、何かをしなければならないし、とにもかくにも何かをした。何かをすれば、次に何をしたらよいのかということが見えてくる。それを推し進めるためにはどのようにすればよいのか、また考える。考える自由、工夫する自由、努力する自由。そこに芽生えたのは、私は何かができるという自由の意識である。そうしてみると、自由であることの大切さがわかる。今、自分たちで何かをつくってゆける。この意識が、克己をはじめ、園の人々を勇気づけたのではなかったか。

四　自分を表現すること

自由であることの大切さ、と言ったが、少しばかり気になる思い出が克己にはある。松田ナミ医師から付添いの仕事を頼まれたことは、もちろん、直接的には、重病者のための仕事、広い意味では園の人たちのための仕事だが、それは、克己自身にとっても、とてもよいことだった。人に何かを頼まれるということは、頼りにされることであり、自信と誇りを克己にもたらしたことだろう。つまりは、克己の人生が肯定されたということだ。

そして、もうひとつ、克己には松田医師から頼まれたというか、誘いかけられたことがあった。信仰に篤い松田医師から聖書の講義を受けていた克己は、あるとき医師から、聖書について園のみんな（集う人たち）に講話をしてはどうかと、勧められた。「聖書を読んで、何か話してみなさい。」松田医師は、克己と過ごした学びの時間の中で、克己自身の中に、もう何かを話してみたい、話してもよい、という気持ちが湧いてくるだけの学びが蓄積されたころだ、と思ったのだろう。

自分（松田医師）との学びの時をもつだけでなく、集う人たちみんなに向かって思いを表現してみる、それは、内面に漠然とあるものをはっきりさせることに役立つ。それは、克己の学びをさらに促し、そこに集う園の人たちを励ますことにつながる。このような思いから、松田医師は、克己に講話をしてみることを勧めたのではなかったか。

しかし、克己は、その機会を逃《のが》してしまった。まずは、予想もしなかった松田医師の言葉に驚いた。そして、多くの人たちの前で、自分が講話をするなんて、とても考えられない、自分にはそんな力はない、そう思って、辞退してしまった。人前でする話とは、内容のある立派なものでなければならない、克己は、きっとそう思ったはずだ。何も特別な話である必要はない、自分の思ったこと、感じたことを率直に話せばよいのだ。そうすれば人とつながりあえる。そのつなぎを、実は、聖書がしてくれるのだから、何も遠慮することも、心配することもない、と、医師が言ってくれたかどうか。それは分からないけれども、そう言ってくれたとしても、それでも克己は辞退したかもしれない。まだ、二〇歳代だった。

あの時、松田医師の誘いに応じていれば、と少し悔やまれる気が今でもする。でも、それでよかったのではないのか。確かに、人生には無理を押して努力しなければならないときが、そしてそのようなことがある。しかし、無理をしなくても、機会がめぐってくることもある。自然に話せるようになる時があり、その時、語られるべきことは、時を経て、熟成されて、語る人からそれを聞く人の心に届く。今、克己は、自分の後を生きる人たちのために、自分の人生をこのような形で語っている。

語られること、それを聴くこと。語る人、それを聴く人。書かれること、それを読むこと。書く人、それを読む人。書物とは、両者の仲立ちをするものである。この書をとおして、読者が愛楽園を生きた人々との出会いを果たすことができるとするならば、筆者としてはこの上のない幸せである。

愛楽園を人はどのように生きたのか。そこに何があったのか。その語りを聴きつつ、人は何によって生きるのか、この学びを行うために本書は編まれている。その学びのために、次章では、歴史を遡《さかのぼ》って考える。療養所という存在が、なぜ必要とされたのか、されねばならなかったのか。第二章と第三章の課題である。これらは、続いて、人が生きることの可能性を考えようとする第四章、第五章の論を導くための不可欠な学びとなる。

第二章　歴史をさかのぼる

――病む人たちのくらし――

第一節　偏見による患者の排除

一　「業病」、「天刑病」

かつての日本では、ハンセン病を患った人々の中には、発病後、家を出て放浪することになる者が多かった。それは、日本本土においてもそうだったし、ここ沖縄においても同様だった。家を出た人たちは、野宿しながら放浪するか、それとも、同じ病を病む者同士身を寄せ合い小さな集落をつくって住むか、いずれかしかなかった。自然の壕（洞窟）のようなところに寝泊まりする人があらわれ、その周辺に簡素な住まいが設けられるようになった。* 那覇辻原裏（現在の那覇市西町）にまとまった集落らしきものができ、それは、「バクチャヤー」（「浮浪らい患者の巣窟」、本書三八頁参照）と呼ばれた。「博打をするところ」というほどの意味でつかわれたが、そこに集《つど》う人たちが博打に興《きょう》じた姿が、想像される。人々は、苦しみを忘れるために、ひと時の感情の高まりを求めて——それが生きることを支える感情になることもある——賭け事に熱中したのではなかったか。**

乞食や廃品回収などによってその日の糧を得、賭け事によって気を晴らし、その日を暮らす。ハンセン病患者の置かれた境遇は、希望のないものだった。どうして、彼らはそのような状況に置かれたのか。このことを理解するために、そもそも、ハンセン病を病む人たちは、なぜ放浪することになったのかを考えてゆくことから始めよう。

それは、ハンセン病に伴われた人々の偏見に起因する。偏見のひとつは、肢体の変形という外見上の特徴からもたらされた。ハンセン病をひき起こすらい菌は、四肢の末端、顔面の皮膚など比較的低温部を好んで寄生する。末梢神経を侵されると知覚がなくなり、けがをしてもわからない。小さな傷であっても気づくのが遅くなると、組織の壊死が進んで指や手足の切断を余儀なくされることがある。また、顔面の皮膚に細菌がつくる病巣が、外見上の変形を伴うことがある。さらに、化膿してその部位が崩れると、さらに大きな変形を生む。組織にらい菌が病巣をつくったため、激痛に襲われて眼球を摘出せざるを得ない場合も、同様だ。

これらが後遺症として残るから、ハンセン病が治癒した後も、外見上の異なりが目立つ。「異形の病者」のイメージが人々を強く印象づけ、その結果、人々はハンセン病患者から距離を置くようになる。自分と異なる様相を呈する者たちに対する偏見は、強い。見た目に異なるということは、あまりに分かりやすい違いだからだ。そして、人はその違いの理由を考える。異形の様相を伴わなければならない病気とは、それは普通の人が罹《かか》る病気ではない、本人の好ましからざる行いか、その先祖の悪行か、いずれにしても、その報いとしてもたらされた病気であり、その根本には「悪」がある。そして、その「悪」ゆえに、天や神によって刑罰として与えられなければならなかった病気である、というように偏見が重ねられる。「業病」とか「天刑病」などと表現され、偏見が人々の住む社会の中に定着する。そして、そのような「悪行」にもとづく病を患う者は、普通の——つまりは善良な——人たちと共に暮らすことは望ましくない、あるいは、家を出てゆかねばならないとしても、それはやむを得ないことである、とされた。****

*自然の壕（洞窟）に暮らす人たちに対する偏見は強かった。少年の目でこれを描いているものをひとつ紹介しておく。「吾々泊の少年は、墓地の下の海岸で魚を釣り、潮干狩りをする恰好の場所であったので、友達の二、三人連れだっては潮干狩りに行った。／しかし、一番の難所がこの乞食者の住居の洞穴の前を通ることであった。洞穴から出てきてつかまれはしないか、洞穴から吹き抜けてくる風で病気がうつらないかおずおずしながら通った。／穴の中の生活は通りながら見てもけだものの生活に近いと思われた。」（真栄田義見「愛楽園の思い出」、上原信雄編『阿檀の園の秘話』、発行人上原信雄、一九八三年、六三頁。以下、この書物については、『阿檀の園の秘話』とのみ記す。）

**平良克己の場合もそうだった。光田健輔は、賭博に興じる園の入所者を非難する言葉を残しているが（『愛生園日記』五九頁）、それは、園の管理者としては無理のない態度であったかもしれない。しかし、だからといって、賭博に興じる人たちのことを「不逞の輩《やから》」として切り捨てるのは、あまりに一面的に過ぎるのではないだろうか。たとえ賭博に興じたとしても、その人たちのことを非難する前に考えるべきことがある。そこには、人間の本質について考える必要のある問題が含まれている。偏見と差別の中を生きなければならなかった人たちについて、その人たちの生を支えたもの、人を生かすものについて問われなければならない。本書、第一章、第二節、「二　賭博の思い出」参照。

***島比呂志「片居からの解放」『片居からの解放［増補版］』社会評論社、一九九六年、一二三頁〜一二四頁。

また、上原信雄編『沖縄救癩史』(財団法人沖縄らい予防協会、昭和三九年)の大河隆「第三編　宮古の癩と救癩」には、次のように記されている。「たしかに極度に進行したらいの症状は、醜さを通りこして恐ろしい形相を呈する。科学的な知識のなかった昔時、生きながら崩れていく癩者の姿に、神の呪いを感じ〝天刑病〟の観念をつくりあげたとしても無理ならぬことであろう。」(二〇四頁)。この書物については、以下、『沖縄救癩史』とのみ記す。なお、「らい」及び「ライ」の表記は、青木の著書『選ばれた島』(後に引用)及び上原のこの著書が刊行された当時、常用されていたもの。今日、「ハンセン病」として表記が統一されているが、本書では、言葉の置き換えは行わず、原文のままに留めている。

＊＊＊＊名護市(屋我地島)生まれの元患者である〇〇佐智子さんは、ご自身が発病する以前(子ども時代)、患者の人たちのことを「怖い存在」と感じていたことを、次のように語っている。「私は子どもの頃から、この病気の人たちのことを見てきました。彼らは部落に住んではいなかったんですが、物乞いをしにサバニ(小型の漁船)で、この島まで来るんですよ。彼らは病気になって家からは出され、働くに働けず、物乞いをしなければ生きていけなかったんでしょうね。その人たちを見ているから、手や足が悪くなることを知っていたんです。／子どもの頃はその人たちのことを人間だと思えなくて。母は快く、その人たちが来たら食べ物をあげていて、私はそれを見ているんだけど、その人たちが来るともう怖くて部屋のなかに隠れるんですよね。絶対出ていきませんでした。／母がいないときに、その人たちが来たことがあって、私は彼らが入ってくるのを見ると急いで隠れました。彼らも私に気づいて私を見ていて、「下さい」と一生懸命頼んで、私も何かあげたい気持ちはあるけど怖くて出られませんでした。結局、彼らは帰っていきました。今考えると本当に気の毒だったのにと心が痛みますね。みんな不自由になっている人たちだったんですよ。物乞いして歩いて。」(『証言集』、二八頁)

二　罪を消すための儀礼

ところが、患者を追い出す行為は、非情なものとしてのみ終わるわけではなかった。もちろん、結果として追い出すという行為からいえば、それは非情なものだけれども、そこには情けの要素が加えられている。

「戸毎に乞い歩いて醜い姿を世にさらせば、天罪は晴れて病は癒え、その家族や子孫から再び癩が出ることはない」という天刑説に由来する考え方と、「癩は千人の口舌《くちばし》にかかった（悪口を受けた）結果だから、万人に恥をさらさなければ治らない」という怨恨説から生まれた考え方によって、沖縄本島には、古くから一般に癩を病むとこれを乞食に出す慣習があった、とされる[*]。

ハンセン病は天刑病であるから戸ごとに食を乞い歩き、世間の慈悲に浴して罪障消滅を待たないかぎり治らない。「醜い姿を世にさらす」、「万人に恥をさらす」ことによって、病気の治癒が期待される。つまりは、家族は罪障消滅の手段として患者に乞食をさせることにし、患者は家族から因果を含められ放浪の旅に出るよう促された、というわけだ。したがって、そこには、病む者に対する情けがあると考えられなくもない。

しかし、本当にそうだろうか。この点をもう少し詳しく見ていくために、クンチ王子の口碑伝説を取り上げたい[**]。

昔ある王子が癩にかかり、乞食に出なければならなくなったが、その出発にあたり、姉の王女が王子の身を案じて、

クンチ弟《おとざら》が乞食《くんち》する間や／国々の豊年《ゆがふ》あらちたぼり

と詠《よ》み、王子のこれからの乞食生活が楽になるよう、その行く先の豊年を祈ったところ、王子は即座に、

姉君《うみない》やでかし御城《うぐしく》に登て／我《わん》や国国の倉の下に

と返歌して、明日からあちこちの穀倉《ぶりぐら》***の下で寝泊まりしなければならないわが身の不幸を思い、城に残る王女を羨ましがった。そして、放浪の旅を終えた王子は那覇辻原の別殿に落ち着き、そこで病死した。王子の墓はこの別殿跡に造られた。

戦前の辻原墓地（現在の那覇市西町）にこの王子の墓といわれるものがあり、人々はこれを「クンチ王の墓」と呼んでいた。実際、かつての琉球王国で、王子もしくは王に連なる王族に、そのようなことが起こったのかどうか、確かめることは難しい。しかし、この伝承が後世の創作であったとしても、そこには、このように語り継がれてきたことの意味がある。それならば、

王もしくは王族でさえ、「乞食《こつじき》」の「行《ぎょう》」によって身を清めなければならなかったと語られ、語り継がれてきたことを、私たちはどのように理解すべきだろうか。

この場合、醜い姿を人々の目にさらすことは恥ずかしいことなのだが、恥を忍んで行う「乞食」という「行」は、決して忌まわしいものでも、恥ずべきものでもなく、清めのための行為であり、儀礼である、ということになる。醜い姿を与えられた人間は、醜いまま終わるのではなく、その醜さを克服するための行い＝乞食によって、清まる。誰もが嫌がる行為を粛々と行うことは高貴なことであり、それを行う者は、行うことによって、優れた人格となる。

通常、人は、自分にはこれができるとか、あれを上手にこなせるとか、そのようなわずかばかりの能力をもとに、自分の力を誇る。誇らないまでも、多くの人は、そのような自分の力に頼って生きようとする。しかし、その思いが挫《くじ》かれた時、人は、望みを失うが、同時にあらためて何が大切かを知ることになる。これができる、あれができると思ってきたが、今ここにいる私は、それらができない。自分の力だと思ってきたが、そうではなかった。確かに、私は、自分で努力してできるようになったのだが、しかし、努力してできるようになる力を授かっていただけなのだ。できる力を与えられていたから、そうしていただけなので、それらは自分でつくった力ではなかった。今ペンをはしらせていることも、書物を読むことも、歌ったり、歩いたりすることだって、みんなそうだ。

自分の力を誇り、できない者のことを侮《あなど》ってってきたけれど、それは間違いだった。恥ずかしいことだった。できる力を与えられている者が、その力を発揮してできない者を助けて生きる。それは、できる力を与えられている者にとって、そのように生かされていることであり、それは幸福なことだ。一方、助けられて生きる者も、その生は決して惨《みじ》めなものではない。助けられて生きていることをしっかりと理解し、そのように生かされていることに感謝して生きる。それは幸福なことだ。

乞食《こつじき》は、乞《こ》う者にも、与える者にも、同じようにそのように生かされていることを教える。与えられることは幸いだ。与えることができることも幸いだ。この時、乞うことは、惨めさから解き放たれる。ここには、人間にだけ起こる独自な世界――「醜」が「美」に転化する世界――がある。「醜」が「美」に転化し、「穢」が清められて「清浄」となる世界が、ここにはある。

このようにして、乞食という行為は、人間としての価値を失わせるものではなく、逆に、人間として認められているがゆえの行為であり、それによって人間の尊厳が回復されることが期待されているがゆえの行為だ、ということになる。王子がお手本となってそうしてくれているのだから、まして庶民のあなたが、それができないはずはない、あなたも家を出て乞食をし、身を清める旅に出なさい、と人を勇気づける説話になるのではないだろうか。そうであれば、それもまた、人々の優しさが背後に透けて見えるような気がする。

同書には、家を出された患者の人たちに対して、人々は概して親切であったと、記されている。「五体揃った乞食に対しては『怠け者』とこれを面罵《めんば》したが、患者の場合は、そういう天運のもとに生を享け他に生きる道のない者として同情するとともに、その怨恨を買うのを恐れて、できるだけ望みの品を恵み与えたものである。」(『沖縄救癩史』、一九七頁)

＊『沖縄救癩史』第二編の筆者、友川光夫、新木太郎、山田次郎、南山正夫による「五．癩に関する沖縄の言伝え、口碑、伝説等について」、一九七頁、および、青木恵哉『選ばれた島』渡辺信夫編、新教出版社、一九七三年、九〇頁〜九一頁参照。青木恵哉の『選ばれた島』には、渡辺信夫の編集によらないオリジナル版(一九五八年)があるが、読者の便宜を考えて、本書では手に入りやすい渡辺信夫の編集によるものを使用した。なお、二〇一四年には、佐久川正美編集の新しい版(いのちのことば社)も出版された。合わせて参照していただきたい。

＊＊『沖縄救癩史』、二〇〇頁。なお、「クンチ」とは、沖縄本島におけるハンセン病の呼称である。他に、クンチャー、クンカー、クーヤー等、宮古ではクンキャ、クズク、石垣ではクンキャー、ハダヤビ、与那国ではサンビャキとも表現された。これらの名称は、患者の生活、外見、病状をそのまま表現したものが多く、クンチ、クンチャー、クンカー、クンキ、クズク、クーヤーは、乞食の意味である。詳しくは、同書一九五頁〜一九六頁参照。

＊＊＊穀物を貯蔵するための高床式の倉庫、鹿児島・奄美では「ぼれぐら」と呼ばれる。

三　同情と慈悲の背後にあるもの

では、人々は、本当に慈悲の心をもって発病した人たちを見守った、と言えるのだろうか。確かに、患者に情けをかけ、喜捨《きしゃ》＊を施す人たちはいたであろう。しかし、私には、家を出た人々が安楽に暮すことができたとは、考えにくい。『沖縄救癩史』第二編の筆者たちが言うように、「とまれ、一九三七年頃まで沖縄本島には患者乞食の悲惨な姿が見られた」と記されているように、彼らに対して同情をもって喜捨におよんだ人たちがいたとはいえ、しかし、その悲惨さは拭い去られるものでは決してなかった、という理解になるのではないだろうか[**]。

同情や慈悲が語られる背後にある事実とは、患者の人々の悲惨な生活を目にしつつ、それでいてその人たちに何かをしてあげることができるというわけではない自分の無力さを思い、その思いに苛立《いらだ》つことがあったとしても、それでも、自分たちが犠牲になることは断固拒否した、ということではなかったか。その意味で、良心の呵責を感じることがあったとしても、人々は患者を見捨てて生きるしかなかった。そのことが、家を出て放浪せざるを得なかった患者たちの存在を生んだ、と考えるべきであろう。

そこで、「クンチ王子」のような説話を考えだし、患者の人生を少しでも肯定し、それによって、今度は、良心の痛みを伴う自分の心を慰めようとしたのではないか。乞食によって罪が贖《あがな》われ、その結果、病気が治癒するという迷信。これを人々が本気で信じていたとは、思われない。しかし、人々は信じたかった。信じたいとする心のはたらきによって、発病した家族を家から出すという非情な行いに伴われるはずの良心の呵責《かしゃく》から、少しでも逃れることができたのではなかったか。少なくとも、そう信じようとする間だけは、悲惨な家族の姿を思わないでいることができたからではないか。そのように想像してみることも、また必要ではないだろうか。したがって、認識されるべき事実は、やはり患者の悲惨さであった、ということになる。もちろん、心優しい人々の喜捨は得られたことだろう。しかし、外見の異形はもとより、衣服も汚れ、不衛生な環境の中での暮らしから外傷部が化膿し、臭気も発するようになった患者が、人々によってさらに疎《うと》んじられたことは、想像に難《かた》くない。たとえ、その人に罪を償わせてあげようとして乞食《こつじき》という行為を促したと説明されたとしても、差別の本質は変わらない。それは、そうしておいて、そのような業《ごう》を背負った人間としてさらに差別を重ねることにつながった。それは、人間とみなされることのない世界に人を追いやることでしかなかった。自覚されることがなかったかもしれないが、それは、共に生きることを拒むことであった。

次章で大きく取り上げることになる青木恵哉《けいさい》は、「自分の血をわけた者に乞食《こじき》になれと家から追い出すとはなんという惨酷な仕打ちであろう」と述べる。*** 人々が、家を出て行かなければならない患者に同情の念を抱いたとしても、事柄の本質を見失うべきではない。それは青木が言うように、人を排除した惨酷さであり、共に生きることを拒んだという事実である。そして、そのようなことが全国で起こり、ここ沖縄でも起こっていた。****

*食物を中心に生活に必要な物品を施すこと。あるいはそれらを得るための金銭をすすんで施すこと。

＊＊同、一九七頁。なお、「一九三七年頃」という表記には、愛楽園が開設されるのが一九三八年であったことが、暗に示唆されている。療養所が浮浪（放浪）するハンセン病者を収容したことによって、「患者乞食」の姿を見ることがなくなった、もしくは少なくなった、その限りでは――後に述べるように、隔離収容が果たした負の側面もあったが――療養所は、悲惨な状態に置かれた患者を救った面をもつ、という意味が含まれている。

＊＊＊『選ばれた島』九二頁。本書、第三章、第一節、「二　同じ病を病む者たちとともに」参照。

＊＊＊＊松本清張『砂の器』の中では、ハンセン病を発病した父とともに放浪する主人公の姿が、描かれている。一方、沖縄の各離島では、乞食に出す習慣はなかったとされる。「離島は面積狭隘で人口も少なく、且つ島中隣人で家族の体面上の問題もあり、普通の乞食でさえ出た例がなかったほどだから、この悪習の入り込む余地はなかったわけである。」（『沖縄救癩史』、一九七頁）なお、伝承には必ず反対のものもあるのであって、「七国の土を踏ませ七国の水を飲ませると再び子孫に癩の発病を見る」という言伝えもある。患者を家からおいだし、苦労をさせると、その患者の恨みによって誰かがハンセン病を発病するかもしれない。そういうことがないように、放浪させることはしないというわけである。この場合、人目に触れることのないように、患者は奥まった一室にかくまわれた（同）。

四　隔離の実際

患者を家から追い出すということが行われていた一方で、集落や自治体が手立てをとった場合もある。集落の人たちが、発病した患者を自分たちの生活空間からやや離れた、人けのない場所を選んで、そこに住まわせ、面倒をみた。地域で独自に行われた隔離である。第一章で見たように、平良克己が、奥武島で青年と暮らしたことなど、これに当たる。

宮古地区と沖縄本島の事情を、見ておこう。

宮古で部落単位として自主的に癩対策を立てて実施したのは、多良間《たらま》島が最も古いとされており、いまから約五〇〇年前に遡る。相当数の患者の発生に際して、島の人たちは、患者の隔離を計画し、集落から三千メートル離れた原野に隔離所を設置した。一棟二〜三坪の簡素な小屋が数棟建てられ、一棟に患者一人を住まわせ、さらに各三反歩宛の田畑を貸与して自活の道を講じてやった、と言い伝えられている。この隔離所への収容は、患者が一人でも発生すれば、集落の人々によって直ちに強制的になされた。そのため、後には、発病した人は自発的に移住するようになった、とされる。この多良間島の隔離所は、宮古本島に療養所（宮古保養院、現宮古南静園、一九三一年開園）が設立され、そこに当時の患者全員を移し終えるまで、存続した（『沖縄救癩史』、大河隆「第三編　宮古の癩と救癩」、二〇五頁〜二〇六頁）。

　また、宮古本島では、明治時代に町に隔離所が設けられた記録がある。一八八七（明治二〇）年頃、およそ一〇〇数名の患者の存在が問題になり、当時の宮古島司によって隔離所が計画され、平良町西原のはずれに隔離家屋が建てられた。この家屋は、多良間の隔離所の独居型とは異なって、長屋式の茅葺家屋数棟を建てて一〇〇余名という患者のほとんど全員を強制収容した。多良間島同様に、町有地貸与による自活方式がとられ、これが功を奏して、平良町内から一時は患者の姿が消えた。しかし、その後、干ばつや台風などで凶作が続き、自活が困難となり、生活が窮乏するにつれて、周辺の田畑を荒らす者や隔離所を逃亡する者が続出した。このため、隔離所は閉鎖され、開設八年にして家屋は焼き払われた。それによって、残っていた患者たちも離散してしまい、この放任状態は宮古保養院（現宮古南静園）開設まで、そのまま続いた（同書、二〇六頁）。

一方、沖縄本島での患者の「隔離」について言及したものに、笹森儀助の『南島探験』がある。村の職員や警察官とともに名護を探索していた折、ハンセン病患者が村を追われている現状について笹森が問うと、彼らは、ハンセン病患者は戸籍から抹消すること、そして、村に置く場合には、伝染の恐れがあるから予防のために、人家を隔てた土地に患者を移すこと、以上をこの土地の慣習としておこなっている、と答えている。* 宮古島同様に、集落の人たちの手で、患者の隔離は行われていたことがわかる。そして、隔離された人たちは、戸籍から抹消されることによって、この世に存在しなかった人たちとされた。

さらに、『沖縄救癩史』、第一編の筆者徳田祐弼《ゆうすけ》** によって、隔離の状況は次のように記録されている（以下、同書、六一頁〜六二頁）。

「国頭郡奥部落は一人の癩患者が出たので、これを東海岸に隔離した。その後患者が二人、三人と増え遂に六人となった。そんなに患者が出るのは太陽神の怒りである。毎朝東天から上る太陽神の前に患者を隔離したので、天道様が怒っておられるからだとの噂がどこからともなく拡がった。そこで、部落の人々は、患者を東海岸から西海岸に移動させた。」

「金武《きん》町は移民熱が盛んで、フィリッピンやハワイ、南北米へ移民に出たのが多かった。／その移民の送金で村は富裕で、従って病者は海岸近くの畑に隔離されていたが、かなり広い土地を村から与えられていて、これを耕作して自活し、水も薪も豊富であり、したがって物乞いに出る必要もなく、家族の援助はもとより、部落からも盆やお正月には泡盛を一人当たり一合、金一封宛の慰問品も届いたという。」

「与那城村は平安座、宮城、伊計三離島と本村の字を合して一村をなし、勝連半島の先端に位し、太平洋に突出、金武岬と相対して金武湾を抱いている。／大正一五年当時、戸数二、二三七戸、人口一二、五五五人で、海上数哩にある伊計島は、戸数一一〇戸、人口一、一三七人を擁する離島であった。／一九一六年（大正五年）に一人の癩患者が発生した。それが一〇年間放置されている間に遂に一三名の患者が発生した。当時この地の小学校長であった山代永秀氏は、この伝染状況を見て隔離の必要を説き、字の決議として決行せんとした。それは一九二六（大正一五）年の時であった。／最初は猛烈な反対があったが、説得して字から患者一人当たり二〇円の支出をして隔離を断行した***。」

*笹森儀助『南島探験』、沖縄郷土文化研究会、明治二七年五月、昭和四三年再版、六一頁。人けのないところに恐ろしく粗末な小屋（「二間四方、高さ四尺」と記されているから、八畳ぐらいの面積に高さが一メートル二〇センチぐらい）があり、そこに暮らす患者と面会しようとする笹森を、案内のために同行している役場の職員もしくは巡査が、臭気が鼻を衝くから近づかないほうがよいと制する。これに対し、笹森は、患者といえども「天皇の赤子」であると応え、会いにゆく。土間に干し草を敷いて座っていた二人の患者宅からは、腐臭

が小屋の数歩前から漂っていたという（同、六〇頁〜六一頁）。笹森は、患者は「天皇の赤子」、つまりは自分たちと同じ人間として対応されるべきであると説くが、戸籍からも抹消された者とは、すでに人間として扱われることを拒絶された者であり、笹森の主張が人々の意識を変えることはなかったであろう。

**ハンセン病患者療養所愛楽園で数期にわたって入所者で組織される自治会の長を務めた人物。ハンセン病を発病したためハンナ・リデルの回春病院に入ったが、院内での結婚を認めなかったリデルのもとを去って、星塚敬愛園に入所する。ここでも自治会長を務めるなど、園で暮らす人々に心を配った。とりわけ、遠く故郷を離れて沖縄からやってきた玉城シゲさんや上野正子さんら（まだ少女であった）を気遣い、親身になって相談にのった。その後、故郷である沖縄に戻り、愛楽園に入所する。『沖縄救癩史』の第一編は、徳田によって執筆されるが、その分量は全体のおよそ三分の二に迫る。

***当時の二〇円は相当の高額である、と徳田は記す。参考までに、それからおよそ一〇年後の国立療養所星塚敬愛園（鹿児島県鹿屋市）で行われていた患者作業の報奨金金額が、大人月額二円五〇銭、当時の事務官の給与が月額五五円である。

五　隔離の成果と人々の意識

見られたように、宮古島では、せっかく患者の人たちに自活の道を与えようとしながら、残念ながら、充分な支援ができないままその計画は頓挫してしまった。資金難によって、患者の人たちを見捨てたという見方もできないではない。しかし、当時の状況では、仕方がなかったということなのだろう。

では、多良間島では、隔離は成果を上げることができたと言ってよいのだろうか。『沖縄救癩史』第三編の筆者大河は、そのようには評価していない。ハンセン病が伝染病であることを人々が知らなかったことが、その要因であるとする。大河は、「このため患者が隔離されていても、訪れて共に飲み食いし、起居を共にしたりしていたのである。隔離所を設置した統治者や幹部間でも、単に世人の目ざわりにならないよう僻地に隔てておくと言うことだけが狙いであったのだから、患者との接近を禁ずる措置はとらなかった訳である。その結果、接触度の多かったであろう近親者に発病者が続き、遺伝として誤り信じられる状態を呈するに至った」と述べ、ハンセン病について正しい理解がなされていれば、執筆時一九六四年の宮古でのハンセン病患者の状態は、大きく改善されていたことであろうと、遺憾の意をあらわしている（『沖縄救癩史』、大河隆「第三編　宮古の癩と救癩」、二〇六頁）。

つまりは、患者を隔離しはしたが、その理由は、伝染《うつ》る病気だから接触は避けなければならないというものではなかった。そうではなく、人々が嫌悪する病気を発症した人たちだったから、遠ざけたということに終始した。だから、交流を絶つこともなく、感染を防ぐこともできなかった、というわけだ。

しかし、ハンセン病についての正しい理解、すなわち、ハンセン病が伝染病であるという知識が人々に欠如していたか、というと必ずしもそうではない。ひとつ前の「四　隔離の実際」末尾で触れた伊計島の場合について、徳田祐弼は積極的な見方をしている。

「（伊計島は）一時は癩病島の汚名を着せられ、生産物も伊計産と聞けば手を引っ込める時代もあった」が、新たに発病する者の数が減ったことに伴い、そのような偏見も消えて行ったという。そこでとれた食べ物に手を出さないということは、ハンセン病が伝染病であるという知識を人々がもっていたということである。患者が作った作物には、菌が付着し、それゆえ、それを食べることははばかられる、と人々は考え、「手を引っ込めた」からだ。しかし、患者のための施設が設けられ、患者への適切な対応が行われ、それによって患者が減っているのなら、怖くない、ということになる。徳田は、「これなどは物心両面の援護を忘れず、正しい理解をもって隔離した好個の実例であった」と、高い評価を与える。つまり、適切な隔離は有効であった、とするものである。

実際、明治の終わりごろ、遅くても大正の時代*には、ハンセン病が伝染病であるという知識は、普及しつつある。同じく四の末尾で見たように、徳田の挙げる事例には、伊計島の例を除いて年代の記載がないが、おおよそ同じ時期だと考えてよいのではないか。すると、伝染を防ぐために隔離の必要性が小学校長によって説かれた伊計島の例は、大正期のことであるから、ハンセン病が伝染病であるという知識は、かなり普及していたと考えることができる。だからと言って、その知識が迷信を一掃したところまでは行かなかった、というところだろう。過渡期においては、宿業による罰としての病、遺伝による病、感染による病等、それらの知識は仮に矛盾していたとしても同居することがある。

徳田は、ハンセン病が遺伝ではなく感染による病であるという正しい知識の普及に向けられた努力に、患者救済の支援活動が伴わなかったことが——実際、沖縄本島では、公立の救護施設は、一九三八年の愛楽園の設立まで実現しなかった——、放浪せざるを得ない患者を多く出すことになったと説明する。** この説明はある意味で、正しいだろう。

ある意味で正しいというのは、①ハンセン病が伝染病であるという知識が正しいということ、②感染を防がなければならないと考える医療従事者の立場からは、当然、医学的な知識の普及のための努力がなされなければならなかったということ、③しかし、正しい知識の普及がなされなかったために、弱い感染力しかもたない菌であったにもかかわらず、人々の間に「伝《う》染《つ》る」という恐怖感を必要以上にもたせてしまったことによって、患者の人たちを自分たちの生活空間から徹底して排除する動きが人々の間で起こった、と考えられるからである。そして、この最後の排除する動きに際しても、患者を救済するための救護施設（療養所）の設置が伴わなかったために、放浪せざるを得ず、またそのために住民の迫害に耐えなければならないハンセン病者が多数生みだされたのであろうから。

しかし、よく考えてほしい。感染性の病気にかかった人だから、自分の住む地域から追い出す。それは浅薄なことだ。感染源となる人を放浪させることは、それによって、他の地域の誰かが感染する可能性がでてくる。その誰かと私や私に連なる者が、接触しないとは限らない。

つまりは、患者を放浪させることは感染の危険を振りまくことであり、その危険は私にも及ぶ。だから、伝染病であるという知識が根拠になって、人々は患者を放浪へと導いた、というわけではない。そうではなくて、感染をもたらすような危険な患者、それは嫌《いや》な存在であり、そのような存在を目の前からなくしてしまいたいという、稚拙とも言えるような心の動きによって、患者を追放してしまった。

これは、見られたように、遺伝や「天刑」による病気だという誤った見方によって、患者が家を追われていったのと同じ構造をもっている。天罰を受けなければならないほどの「穢《けが》れ多き者」、「宿業《しゅくごう》を負った者」を目の前から隠す。穢れた者が見えなくなることによって、その者と自分との関わりがなくなり、それによって、穢れが自分に及ぶことがなくなると考えた。そこで、人々は、彼らが目の前から姿を消してくれることを望んだ。そして、姿が見えなくなると安心した。それは、なんとも幼稚で拙い思いであった。

もともとあったこの偏見に、しかもその偏見が正されることなく、危険な伝染病という、医学の権威者たちの言葉が重ねあわされる。そこで、人々は、ますますハンセン病を病む人たちを自分たちから遠ざけようとした、ということが真相であろう。そうして、人々は、海岸の洞窟に、墓場に、人の住まない場所に、病む人たちを追いやった。

＊一九〇七（明治四〇）年には、法律第一一号「癩豫防ニ関スル件」が制定され、一九〇九年から施行されている。この法律は、伝染を防止するために患者を出した家の人たちに対する消毒、患者の救護（隔離）、および家庭で救護できない場合には公的機関がこれを行うことを、明確に定めている。

＊＊「救癩事業こそは文化のバロメーターであって文化の立ちおくれた地域では、癩予防法が発布され、今迄遺伝だと思われていた癩が急に、鳴物入りで伝染だと宣伝され、それに伴う養護施設は何一つなく、甚だしきは海岸の洞窟に、墓場に追放して、救護がこれに伴わなかった為に自然生きる為には浮浪徘徊して乞食をせざるを得なかった。」（『沖縄救癩史』、六二頁。）

第二節　正しい認識とその落とし穴

一　遺伝病から伝染病へ

人々は、患者を隔離した。もちろん、これには、病む人を施設に収容して、治療を施し、病気の改善を図るという意味がある。しかし、それだけなら「入院」と変わらない。隔離するとは、それに加えて、発病の原因となっている細菌やウィルスが他の健康な人に感染して影響を及ぼすことを防止する、という意味がある。それは、危険であるからその人（病者）に触れないようにしましょう、と言っているのと同じだ。触れることによって病気が伝染《うつ》る。だから、健康な人たちが暮らす場所から隔たったところに、健康な人たちと接触することがないように、閉じ込めておく。それが「隔離」だ。

しかし、人々は、ハンセン病が伝染病であるという認識を根拠に、そのようにしたようには思われない。なるほど、人との接触を避けることができるような場所に、患者を追いやった。しかし、食べ物を運んで行ったし、一緒に飲食をすることもあった。伝染病ではあるが、それほど容易に感染する病気ではないことを経験的に知っていた、と説明することはできるが、それならば、どうして家を追い出すということまでする必要があったのか。

その理由は、本節「一　「業病」、「天刑病」」で見たように、むしろ偏見にあるだろう。外見上の変形を伴う忌《い》まわしい病気。このような病気に罹《かか》る者には、それなりの理由がある。それらの人は、「天」のあるいは「神」の刑罰を受けなければならないような所業をした者、そのような「業」を犯した者、その結果、そのような「業」を背負って生きなければならない者、さらには、そのような所業をした者がその先祖にいた者、それは穢《けが》れた人間なのだ。したがって、その穢れには触れてはならない。触れることがないように、彼らを遠ざけなければならない。しかし、ただそうすることは不憫であるから、慈悲の心をもって接しよう。それが、救済の論理であった。そのために、見られたように、隔離小屋がつくられたし、食を乞う者たちには、喜捨が施された。

しかし、病む人たちは、自分の人生を肯定することができなかった。「呪われた者」、「穢れた者」として、自分をとらえざるを得なかった。身に覚えがない場合にも、先祖にそうした者がいて、その血筋が遺伝したのだ、という説明が巷《ちまた》で語られていた。それは「呪われた血筋」、「穢れた血筋」となって、病者の前に立ちはだかった。一生をそのような血筋の者として生きなければならない。このことは、病む者の心に、暗く覆いかぶさってゆく。

そこに、ハンセン病は遺伝ではなく感染する病気であるという知識が、医学者らによってもたらされる。それは、病む人たちの心を解放した。

ここに、ハンセン病を病んだ人の一文がある。

「先生方が各所で人々に癩は遺伝ではなく伝染だと叫んでくださる事は真正に感謝の至りです。そうすれば……そうすれば本病者の家族は肺病者同様の待遇になり今迄の社会的迫害と圧迫から解放される。その日は十年の中に実現すると信じ私は心の中に手を叩いて、双手を挙げて感謝します。*」

この文章は、日本ＭＴＬのリーフレットに掲載された。リーフレットの筆者は、「そうすれば……」の後に、「彼女（患者）は、後の字を特に大きく書いて居る。拝むようにして書く鉛筆に如何ばかり力を入れて書いたことであろう」と病者のことを慮《おもんばか》り、「肺病者同様の待遇と云う。癩者の目から見れば肺病の苦しみも家族的血統的迷信による圧迫から見れば小さいものである」**と記す。

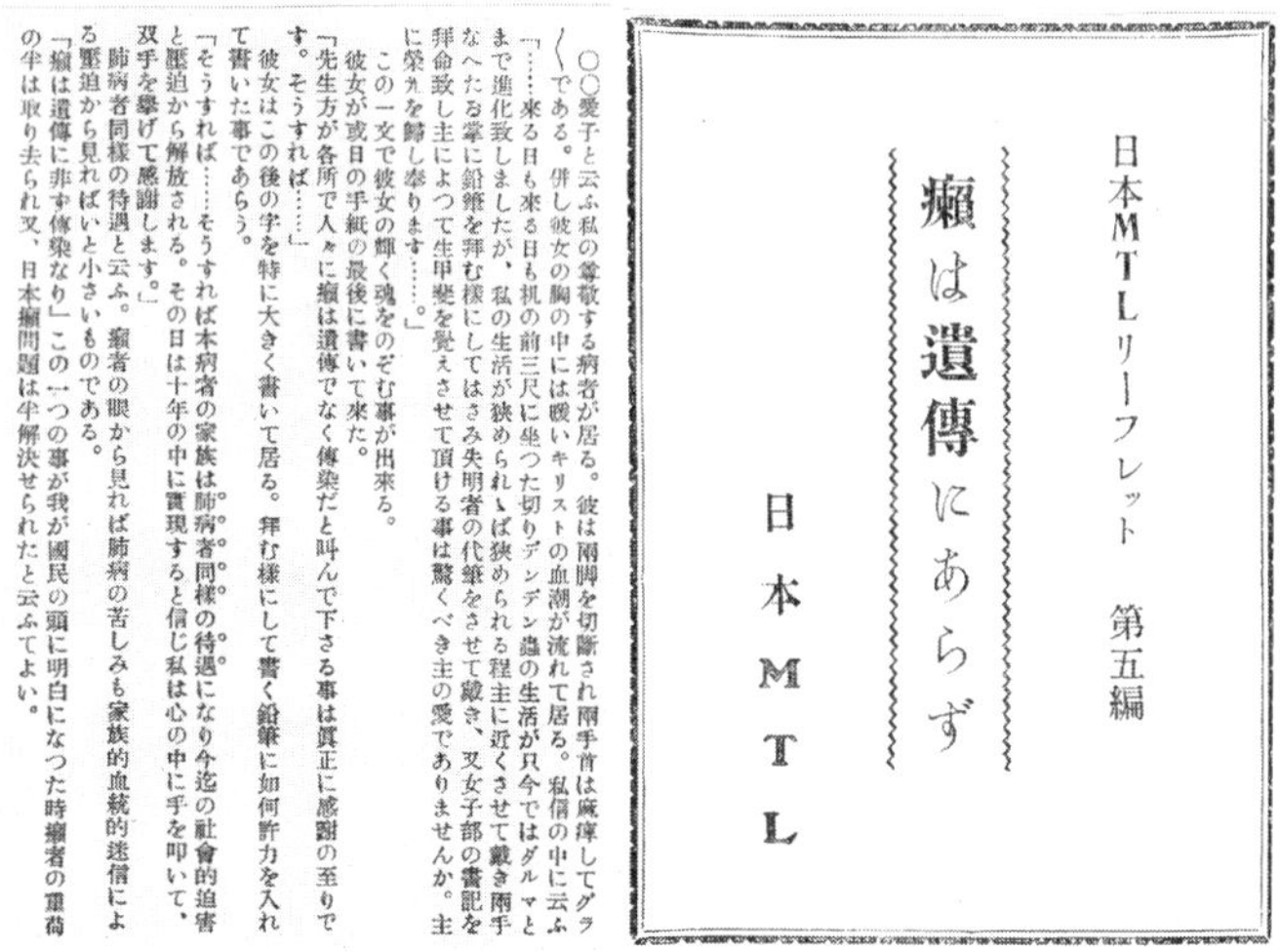
日本ＭＴＬリーフレット　第五編

癩は遺傳にあらず

日本ＭＴＬ

〇〇愛子と云ふ私の尊敬する病者が居る。彼は兩脚を切斷され兩手首は麻痺してグラ〳〵である。併し彼女の胸の中には暖いキリストの血潮が流れて居る。私信の中に云ふ

「……來る日も來る日も机の前三尺に坐つた切りデンデン蟲の生活が只今ではダルマとまで進化致しましたが、私の生活が狹められゝば狹められる程主に近くさせて戴き兩手なへたる掌に鉛筆を拜む樣にしてはさみ失明者の代筆をさせて戴き、又女子部の書記を拜命致し主によつて生甲斐を覺えさせて頂ける事は驚くべき主の愛でありませんか。主に榮えを歸し奉ります……。」

この一文で彼女の輝く魂をのぞむ事が出來る。

彼女が或日の手紙の最後に書いて來た。

「先生方が各所で人々に癩は遺傳でなく傳染だと叫んで下さる事は眞正に感謝の至りです。そうすれば……」

彼女はこの後の字を特に大きく書いて居る。拜む樣にして書く鉛筆に如何許力を入れて書いた事であらう。

「そうすれば……そうすれば本病者の家族は肺病者同樣の待遇になり今迄の社會的迫害と壓迫から解放される。その日は十年の中に實現すると信じ私は心の中に手を叩いて、双手を擧げて感謝します。」

肺病者同樣の待遇と云ふ。癩者の眼から見れば肺病の苦しみも家族的血統的迷信による壓迫から見ればいと小さいものである。

「癩は遺傳に非ず傳染なり」この一つの事が我が國民の頭に明白になつた時癩者の重荷の半は取り去られ又、日本癩問題は半解決せられたと云ふてよい。

ＭＴＬリーフレット表紙と引用箇所。当該箇所はこのページの中央部分。

ハンセン病を遺伝病としてきたこれまでの偏見が正されて、誰もが罹《かか》る伝染病だという正しい知識が広まることによって、ハンセン病に対する世間の偏見がなくなり、それによって差別もなくなるはずだ。ここには、偏見と差別からの解放を期待する患者の声、そして、このような希望をもたらしてくれたことに対して、医療従事者へ心からの感謝をささげたいとする患者の声がある。リーフレットの筆者は、その声を報告して、ハンセン病救済の事業が着実に実を結びつつあることに、確信を深めているようだ。この点をもう少し丁寧に見てゆこう。

＊日本ＭＴＬリーフレット　第五編『癩は遺伝にあらず』、日本ＭＴＬ、藤野豊編・解説／編集復刻版『近現代日本ハンセン病問題資料集成〈戦前編〉第三巻、不

二出版、二頁。なお、旧漢字は現代のものに改めた。なお、MTLについては、本書、第一章、第一節、「六安心」の註参照。
**同。一部、旧仮名遣いを現代のものに改めた。

二　偏見からの解放

細菌（結核菌）の感染によって引き起こされる肺病（肺結核）には、当時まだ特効薬がなく、発病した者は、伝染病患者を受け入れる病院か、人里から離れた場所で療養した。命を失う者も多かったこの病気は、人々から恐れられた。それに比べると、ハンセン病の場合は、死に直結することはなかった。確かに、知覚の麻痺によって痛みを感じないことに起因する手足の傷の悪化が、重篤な症状をもたらして、場合によっては命を失うこともあり得るが、らい菌がつくる病巣が直接の死因となることは少なかった。だから、命にかかわる重篤度という点からは、肺結核のほうがずっと怖い。

それなのに、ハンセン病が伝染病であることが明らかになることによって、肺結核同様の「待遇」を得て、社会の偏見と差別から解放されることを大いに喜ぶということが起こる。このことは、ハンセン病がどれほど人々の嫌悪や侮蔑の対象であったことかを、意味している。

なるほど、肺結核についても、「肺病やみ」という言葉が、心無い者によって病者に投げつけられることもあったであろう。それは、病む者を自分よりも劣った者として蔑《さげす》むことである。

病む者、苦しむ者に対する共感と同情がある一方で、病む者を「病む」ことにおいて、健康な者とは異なった存在であるとし、さらに、病む者を健康という価値において劣った者とし、そのことによって、その存在を健康な者の下に位置づけてしまうことである。だから、肺結核を病んでいた人たちが当時の社会で大切にされたわけでは、決してなかった。それなのに、ハンセン病を病む人は、肺結核を病む人と同様に扱われることに、安堵の気持ちを見いだし、その幸せを思った。これはいったいどうしたことだろう。

遺伝ではなく、伝染による病気であるということ。伝染なら、誰にでも感染と発症の危険がある。もちろん、原因となる細菌やウィルスに触れてしまった人が、すべて発症するわけではない。しかしそれでも、たまたま運悪く、細菌やウィルスに感染し発症してしまうというのであれば、病気になるのは、「運」。誰にも等しく開かれている「運」ということになる。それは、「悪い血筋」からの解放であった。自分が犯した罪、先祖が犯した罪、そのような所業ゆえに、「神」や「天」といった、自然（人間に知られ尽くすことのない驚嘆すべきもの）を司る不可思議な力、自分を超える不可思議な力によって、罰として自分にもたらされた病気を負って生きなければならない者としての自分を、そこから解放してくれる。

「穢《けが》れた血筋」ゆえに病んだのではなく、「運」悪く病気になってしまった。他のみんなと同じように、「運」だったのだ。だから、私は「穢れた者」でも「呪われた者」でもない。「ハンセン病は遺伝病ではなく伝染病である」という知識は、「呪われた血筋」、「穢れた血筋」という偏見から、ハンセン病者を解放するものであった。この偏見からの解放こそが、ハンセン病を病む人たちにとって大いなる喜びであった。人間として生きることを認められた、人間として生きることを許された、という感じ、そのような気持ちを抱くことができた。私は、決して劣悪な種類の人間ではない。この街を歩くあの人と同じ人間なのだ。そのような人間に立ち戻ること、文字通りの「人間回復」である。

先の一文（ひとつ前の「一　遺伝病から伝染病へ」の中の感謝の一文）を認《したた》めた人が、医療従事者たちの啓蒙活動（ハンセン病が伝染病であるという知識の普及）を指して、それを行う彼らに「感謝の至り」という言葉を投げかけるのは、そのような思いからであった。その言葉は、医師たちへの形ばかりの礼儀として発せられたものではない。そうではなく、心からの喜びであり、真実の感謝の気持ちを表すものであった。逆に言えば、それほどまでに、ハンセン病者への差別意識が強かったということである。

とりわけ、病者は、家族のことを思いやる。ハンセン病者の家族が「肺病者同様の待遇」を得ることができるとは、ハンセン病患者が出た家の家族が差別を受けなくて済むようになることが期待できる、というものである。ハンセン病が遺伝病ではなく細菌の感染によっておこる伝染病であるという正しい知識が普及しさえすれば、「穢れた血筋の者たち」という誤った知識によるこれまでの差別から、患者本人が解放されると同時に、患者（自分）の家族が解放される、という強い期待がここにはある。

それゆえ、正しい知識の普及に努めてくれる医療従事者たちの姿に、感謝の言葉が重ねられる。ここで、私たちは、これらの言葉が、どの様な苛酷な人生の中から発せられたものであるのかを、考えておかなければならない。「肺病者同様の待遇」とは、人間以下にみなされていた人たちが、せめて人間として、病む者として扱われることに、安堵の心を見いだした言葉であった。このような仕方で発せられた安堵の言葉に、私たちは、偏見と差別の中でハンセン病を病む人たちがどれほど悲惨な人生を生きたことかを、思わなくてはならない。

三　正しい知識は人々を解放したか

では、医師及び行政の情報宣伝活動によってもたらされた「ハンセン病は遺伝病ではなく伝染病である」という知識は、ハンセン病を病む人たちを本当に解放したのだろうか。

たとえ、穢れた血筋の者ではないことが明らかになったとしても、病む人たちがそのことに心を癒されることがあったとしても、病む者たちに対する人々の迫害は、変わらないどころか、一層激しくなった。誰もが罹《かか》る病気であることが明らかになっても、病気の者とそうではない者との間には、大きな隔たりがある。述べられたように、ハンセン病を病む者は、表面上の異形を伴う場合が多い。それが、この病気の重篤さを必要以上に人々の心に印象づける。そして、そのような病気が人から人へ伝染《うつ》るということになると、病者に近寄ってはならない、と人々は自分とその家族に言い聞かせることになる。

これまで、ハンセン病を病む人たちは、家から離れて暮らすものだ、乞食をして罪障を消す努力をしなければならない病気だ——たとえ、それが迷信によるものであるとしても——と、とらえられてきた。罪を償わなければならない特別な病気。この病気に罹《かか》ったからには、諦《あきら》めて、屈辱に耐えて、人々の慈悲を受けながら生きてきた。しかし、そこに変化が起こる。他の誰もが罹る伝染病。それなら特別な病気ではない。

では、「天刑病」、「業病」という偏見は斥《しりぞ》けられたか。そのはずだったのだが、今度は別の仕方で人々の心に不安がもたらされる。恐ろしい伝染病。誰もが罹る病気であるからには、患者に触れれば自分もまたこの病気になるかもしれない。その可能性があるからには、決して患者に接してはならない。自分たちが触れるべきではない人、決して触れてはならない人、とされる。こうして、病者たちとの断絶は、強められることはあっても、なくなることはなかった。「ハンセン病は、遺伝病ではなく、伝染病である」という知識は、確かに、病者の心のつかえを取り除いたかもしれない。しかし、彼らを差別から解放することはなかった。今度は、この病気を病まない人たちの心を、「伝染《うつ》る」ことの不安で縛った。「遺伝病」ではないことが明らかにされたからといって、病気の症状（後遺症による容貌《ようぼう》の変形）が改善されるわけではない。偏見のもととなった容貌の変化、切断による手足の欠損は、そのまま残り続ける。忌み嫌われる病気であることは変わらない。

そこに、この病気は伝染《うつ》る病気であるという事実が知らされる。なんとなくわかっていたことではあるが、医療従事者の側から確かな知識として伝えられると、気をつけなければならない重要事項として認識されなおす。触れてはならない人たち、一緒に生きることのできない人たち、とされてしまう。それは、私の勝手な思いではなく、そう考えることが適切である――なぜなら医療の専門家がそう言っている――ことになる。これまでも嫌《きら》ってきた、嫌ってはきたが、「血筋の病気」などということは偏見だということもわかっていたから、嫌い差別することにどこか後ろめたい気持ちを持っていた人たちも、今度は違う。伝染病なら、触れてはならない。触れないことが適切であるとして、合理化される。理にかなったこととして、人々が納得し、その理解の中で生きることになる。こうして、人々は、ハンセン病を病む人たちとの間に、さらなる壁をつくってしまった。そして、この壁は、差別と迫害という仕方で、再び病む人たちを襲うことになる。

しかし、それはまた、病む人々に対する迫害として現れただけではなく、迫害をなした者たちの心を空虚なものにした。「伝染《うつ》る」ことの不安に煽《あお》られて、自分が伝染《うつ》らないように、伝《う》染《っ》らなくてもよいようにすることが、最大の善であるかのように考えて、それを実現するためには、徹底して患者を自分たちの生活空間から排除することこそが正しいことだ、という考えに縛られた。

少年は、患者の家の前を息を止めて走り去る。悪い病気の人が住む家と少しでも接触することを避けるために。それは、いたずら盛りの子どもの悪意のない遊びだったのかもしれない。しかし、大人たちのなにがしかの示唆がなければ、子どもはそうはしないのではないか。そこには大人の社会の偏見が透けて見えるような気がする。そして、息を止めて走り去った少年は、後日、昨日まで親しかった友人が、自分の家の前を息を止めて走ってゆく姿を見ることになる*。

「ハンセン病は伝染病である」という正しい知識は、偏見と差別を少なくすることはなかった。逆に、病む人たちの生活や、心の在《あ》り様《よう》を想像してみるという、ごくありふれた思考の柔軟さも人々から奪ってしまった。感染から免れるということ、それは、善をなそうとする明確な意志のあらわれでもあったが、同時に、とらわれでもあった。善、すなわち感染から自分たちを守るというよさの実現のためには、患者の隔離が大切であると考え、そのことをより徹底することにだけ目を奪われた。このよさの実現にとらわれ、病む人たちの心にまなざしを注ぐことを忘れた。それは、善をなそうとしながらも、そのよきおこない（感染を防ぐこと）に伴われる悪、すなわち、病む人々を排除し、それによって病む人に苦しみを与えること、与えつつあることを忘れてしまったということであり、それは決して本人には意識されることのなかった深い深いとらわれであった。

　よさの実現を目指して努力している自分を疑うことのないその人は、そのよさに自分がとらわれていることに気づかない。それは、病者とともに生きようとする思考の欠落であり、このような意識の中で「嵐山事件」も起こった、と言えるだろう。そして、よさの実現を担っていることを信じて疑わない人々は、患者の迫害をさらに強めていくことになるのである。

＊小底《こそこ》秀雄（一九三九（昭和一四）年、竹富町（黒島）生まれ。一九五一年愛楽園入所）さんは、自分が発病する以前は、病者の家の前を息を止めて走って行ったが、発病後には、他人《ひと》から同じようにされた経験をもつ。
「（級友のハンセン病者のことについて）お父さんもお母さんもハンセン病で亡くなったと聞きました。その息子が僕の同級生で、一時《いっとき》机を並べた記憶もあるのですが、いつの間にかこの人は学校に来なくなっていました。彼は指が切れたりする症状がありました。このことは黒島の人はもう全部知っていて、らい屋敷ということで、庭の石垣の塀沿いに毎年夏みかんがなったのに、これを食べる人がいない。これが僕はものすごく印象に残っているのですが、この屋敷の前を通る時は息を止めて走っていきました。それが同じ運命に自分があう。予想だにもしていなかったので、だから僕もこの男を差別した一人です。差別を受けたのもまた僕です。」「ハンセン病者なら例外なく、同じようなことを経験していると思います。学校に通う道々に、僕のそばを通る時は息を止めて、さーと走り抜けていくとか、汚い言葉でいえばクンチャーと呼ばれて、行き帰りに僕の側によって来る人はいませんでした。それが非常につらいことでしたので、本当は学校に行きたくない。両親からお尻を叩《たた》かれて、通学ほど嫌なものはなかったです。」（『証言集』、二六二頁）

四　嵐山事件

沖縄における地域社会の偏見の激しさを理解するために、沖縄の社会が病者に対してどのような態度をとってきたのか、ここからは、少し具体的に見てゆこう。最初に、人々の偏見と差別をよく表しているものとして、嵐山事件を紹介する。この事件は、沖縄のハンセン病問題が取り上げられる場合には、必ずと言ってよいほど引かれるものである。以下の叙述は、『沖縄救癩史』（八五頁〜八六頁）による。

法律第一一号「癩豫防ニ関スル件」（一九〇七（明治四〇）年制定、一九〇九年施行）に基づいて、全国にハンセン病患者の療養所が設置されたとき、沖縄県では、九州の熊本県に設置される九州療養所に加わることになった。しかし、地理的な問題があり、収容が円滑になされなかった。そのため、沖縄県は、九州療養所から離脱して、県内に五つの療養所（島尻、中頭、国頭、宮古、八重山の各群に一つずつ）を設置することを計画した（詳しくは、次の「五　事件の背景　一」参照）。

宮古には、一九三一年三月七日、沖縄県立宮古保養院（一九三三年一〇月、国立療養所と改称）が開設されたが、沖縄本島では、住民の反対によって設立が難航した。第一候補として、患者数の多い国頭《くにがみ》地方に設立計画が進められ、喜瀬《きせ》が候補地として選定されたが、これに対し、喜瀬をその管轄に含む名護町は全町を挙げて反対した。「大人から乳呑児まで徹底的に人頭税を頭割りに徴収し運動費とした。／喜瀬《きせ》、幸喜《こうき》、許田《きょだ》の三字《あざ》を校区とする喜瀬田小学校長が、反対運動に熱がないとの理由で詰め腹を切らされるという水ももらさぬもう反対であった。」と、徳田祐弼は記す。*

　第二候補地の宇茂佐も、地元の人々の執拗な反対にあって県当局はあきらめた。そして、第三候補地が嵐山であった。嵐山は、羽地《はねじ》、今帰仁《なきじん》、名護《なご》、本部《もとぶ》、の四町村の分水嶺にあたる高台地で、隣接の各部落にとっては、大切な水源地であり、羽地村我部祖河《がぶそか》と称した（六六頁の地図参照）。沖縄県は、敷地七〇、四〇八坪を確保し、一九三二（昭和七）年三月の起工を予定した。たびかさなる反対運動のため、県は、この地を薬草園として活用する旨の説明をして、ひそかに療養所の設置を計画した。ところが、着工後まもなくして、ハンセン病療養施設の敷地であることが新聞によって報道された。これによって、羽地村は、水源地の山の上に療養所をつくることに反対の意を唱え、今帰仁村、本部村、名護町とともに、村会議員、代議士にも働きかけて阻止に努めた。

　これに対し、沖縄県は断固として工事を進め、全島から三〇〇人の警官を動員し、各地の消防車**をかり集め、検事正をのり込ませて総指揮をとらせ、首謀者と目される者三九人を検挙し、強力な弾圧を加えた。ところが、強硬な県の姿勢に対して村民の怒りが爆発し、「殆ど全町村民がむしろ旗をかかげて立ち上がり、羽地村長以下、議会、職員、区長に至るまで総辞職」という状況を招いた。

徳田は、この状況を次のように伝えている。

「顎紐の警官が消防ポンプにのってサイレンを鳴らして町村内を駆け巡り、示威運動をやれば男女老若、手に手に竹竿、荷棒を振り廻して立ち向かうという殺気立った毎日が続いた。ついにある一団は工事中の嵐山にかけ登り、仕事中の大工を追払い、建ちかけた病棟を破壊し、集積された材木や板セメントを徹底的に破棄し、また一隊はセメントでコンクリートの墓を造り、その表にこの計画の直接の責任者、西山衛生課長を生きながらに葬り、『西山衛生課長の墓』と墓標まで立てて気勢を挙げた。／(中略)村長ほか総辞職のために村政が麻痺したばかりか、教育界までこの事件に巻き込まれ、欠席児童が相次ぎ、遂に休校する学校が続出し、休校しない学校は村民からにらまれるという、総蹶起《けっき》の大勢を取った。」

結局、沖縄県は住民あげての反対になす術《すべ》もなく、計画は頓挫した。事件の責任者西山衛生課長が転勤によって沖縄を去るに及んで嵐山事件もやっと落着した、と徳田は記している。

後に、この事件の場所となった嵐山はハンセン病療養所の設置場所としては相応《ふさわ》しくなかった、と説明されたりもする。たとえば、水の供給が十分にできないとか、高台で台風の被害が予想されるとか、この地を視察した塩沼英之助初代愛楽園園長も同意見であった、等(『沖縄救癩史』、八六頁〜八七頁)。しかし、そのような説明を重ねることは、問題の本質を曇らせる。同人々は、なぜ療養所の設立にこれほどにまで反対したのか、反対せざるを得なかったのか。同郷の者たちに篤い情けと愛着を持つ者たちに、徹底して排除の姿勢を取らせたものは、いったい何であったのか。この理由を丁寧に理解してゆくことが、ハンセン病問題の本質をとらえることにつながる。

＊徳田については、本章、第一節、「四　隔離の実際―人々の間で行われた隔離―」の註参照。恐らく、このあたりの徳田の叙述は、青木恵哉『選ばれた島』を参考にしたものと思われる。本書第三章、第二節、「二　土地購入と行政の失策」参照。

＊＊『沖縄救癩史』では「ポンプ車」と記されているが、これが放水による水圧で人を制圧する手段として用いられた。放水をまともに受けた場合、屈強な大人の男性でも跳ね飛ばされた。

五　事件の背景　一　――療養所の設立が難航した事情――

そもそも、沖縄では、ハンセン病患者の救済が遅れていた。もっとも、本土でも、ハンナ・リデルら外国人の宣教師によるイニシアティヴのもとに宗教団体の援助を受けた療養施設が設置されるようになってからも、組織的な救済はなかなか実現していなかったから、事情はそれほど変わらなかった。そこで、一九〇七（明治四〇）年、全国を五つのブロックに分けて（第一区：関東、甲信越、一一県、第二区：東北、一道六県、第三区：近畿、中部、二府一〇県、第四区：中国、四国、八県、第五区：九州七県）、道府県連合立の療養所の設置が決定された。この時、沖縄県は、伊豆七島、小笠原諸島と並んで、国立療養所設立計画のため、この五つの地区に属さないとされ、沖縄県独自の国立療養所が設置されることになっていた（『沖縄救癩史』、四八頁）。

ところが、事業緊縮の政策から大蔵省（現財務省）において療養所建設予算が削除されたため、翌年（一九〇八年）の設立は延期になった。その点の不誠実さをついた代議士*らのはたらきかけによって予算化され、さらにその翌年（一九〇九年四月一日）沖縄県独自の療養所開設の決定がなされた。これを受けて、沖縄県は、場所を真和志《まわし》村天久《あめく》樋川《ひかわ》に選定し、敷地買収にとりかかった。ところが、沖縄県議会は、那覇市の将来の発展を阻害するとの理由で、沖縄県にハンセン病療養施設を設置することを拒んだ。徳田祐弼**は、「当時沖縄県会が、沖縄県における国立療養所を設立することについて反対したことは、長い歴史から見ると真に失敗であった」（『沖縄救癩史』、五六頁）と述べるが、既に、ハンセン病患者を隔離収容するための施設の設立が全国的な規模で計画され実行されていた時期に、議会が県民の総意を代表して療養所設置に反対したことには、注意しておかなければならないであろう。

沖縄県では住民の強い反対から療養所建設が難航したことから、一九一〇（明治四三）年、沖縄県の療養所は、すでに開所していた第五区連合九州療養所（現熊本県菊池恵楓園）に合併されるという仕方で、処理された（一九一〇年三月一二日付、内務省令第一号）。これによって、沖縄県は九州療養所に分担金を納め、患者を送り出すことになる。『沖縄救癩史』には、明治四三年から昭和二年まで沖縄県が納めた分担金の記録が掲載されているが（五七頁）、その額は、鹿児島県のおよそ四割、宮崎県の八割弱であった。直接国税と人口割の合計が分担金とされているが、各県の人口比率をもとに負担額が決められていることには、理に適《かな》った配慮があると考えられなければならない。

しかし、現実は配慮通りには行かなかった。記録に残された沖縄県出身の入所者数は、一九一〇（明治四三）年が七名、一九一八（大正七）年が九名、一九二九（昭和四）年が九名である（『沖縄救癩史』、五七頁）。一方、菊池恵楓園の入所者数は、開園当初（一九〇九年、明治四二年）、定員一八〇名から始まったが、一九三五年には一〇〇〇床となる。***園全体の入所者数は漸次増大されているのに、沖縄県からの入所者数は、一九年間一桁のままである。そうすると、沖縄県出身の患者数は、他県に比べてはるかに少ないにもかかわらず、分担金は各県の人口割合に応じて算出されるから、沖縄県としては、過剰負担をしているとの感は否めなくなる。人口と相関性をもつ応分の数の患者が収容されたのであれば、分担金の負担も納得できるが、そうでなければ、この合理的な配慮も、不公平感を生むだけになってしまう。

患者の送致はうまくいかないにもかかわらず、分担金は納入されなければならないことから、九州療養所に参加するという制度が失敗であったことは、歴代の為政者がこれを認めるところであり、沖縄県は、ついに一九二八（昭和三）年には分担金を納めなくなり、翌年、九州療養所から完全に脱退してしまった。このように、脱退の原因は、沖縄県の患者が九州療養所に入所しなかった（したがらなかった）からだが、それではなぜ人々は九州療養所への入所を拒んだのだろう。

今と違って、沖縄と本土を結ぶ当時の主要な交通機関は、船舶である。那覇——鹿児島、那覇——熊本を一時間半で結ぶ航空機と異なって、船による運航は、ほぼ一日を必要とする。天候が悪ければ出航できないのは、船も航空機も同じだが、船だと、何時間か後の天候の変化によって、大きく影響を受ける。途中、最寄りの港に避難しなければならないこともあるし、天候次第では余分に日数がかかることも度々あった。その距離は、心の中では、今日よりもずっと遠かった。

加えて、船舶運航会社が患者の乗船を嫌がった。このように書くと、船舶会社の非人道性が誇張されてしまうようだが、そうではない。船舶会社にも、当然、守るべきルールがあった。感染源となり得る感染症患者と非感染者を一緒にしないことは、非感染者の利益を守るという点で、理に適《かな》っている。船内という閉ざされた空間に、二四時間患者をあずかるためには、感染を防止するための設備が整っていなければならない。周囲の人たちと交わることなく患者の人たちが過ごせる部屋、それが必要だった。恐らく、そのような施設を備えている船舶は少なかったのではないだろうか。それでは、ということで、船を改造するにしても、なにがしかの公的な補助がほしいところだ。そういった環境が整っていないなかで、ハンセン病者の置かれた社会状況について特に関心を持つこともなかった船主としては、患者の乗船を拒むということになってしまう。

そして、もうひとつ。こちらの方が、ずっと大きな理由なのだが、言語、文化、生活習慣の異なる遠い場所、自分の知らない場所、自分の知らない地域に移り住むことは、誰にとっても不安が伴う。しかも、充分な広報活動もしないまま、当時、公衆衛生を担当していた警察(官)が、強制収容の業務を執り行っていたから、どうしても偏見（先入見）、というよりも、デマが飛ぶ。徳田は、次のように記している。

「沖縄からも七名（男六、女一）が収容されたが、くば笠を被《かぶ》って人目を避けて船に乗るのを見て、人は袖を引き合い『可愛想につれて行って殺されるそうな』とささやきあったという。こんな状態であったから、種々の悪条件が重なりあって収容成績は上がらなかった。」（『沖縄救癩史』、五六頁）「つれていって殺される」とは、穏やかではない表現だが、これは決して大げさではない。療養所が沖縄本島に設立された時（国頭愛楽園（現沖縄愛楽園）の開所が一九三八（昭和一三）年）でさえも、「その特殊な施設に集めて患者を殺す」という風聞が、人々の間を飛び交っていた****。

住民たちによって、このような受け取り方、感じ方をされたことによって、ハンセン病患者は、何か特別な存在、自分たちと一緒に生きることができない人たちという偏見が強められることになった。そうして、この意識は、この後も続いてゆくことになる。


*山根正次、癩予防法案審議特別委員長、代議士になる前は警察医官。

**本章、第一節、「四 隔離の実際 ―人々の間で行われた隔離―」の註参照。

***犀川一夫「沖縄のハンセン病対策」、琉球大学医学部付属地域医療研究センター編『沖縄の歴史と医療史』、九州大学出版会、一九九八年、一三八頁。

****『証言集』の中に、匿名(一九一七(大正六)年、名護市生まれ。一九三八年一〇月五日入所)の方の次のような証言がある。「昭和一三(一九三八)年に愛楽園ができるということは、同じ島のことですし、私には教えてくれませんでしたが、みんな知っていました。私に教えてくれなかったのは、この療養所は病気の人を集めて、殺すつもりで造られたものだという噂があったからです。」(『証言集』、二九頁)

六 事件の背景 二 ――公論と人々の感情――

見られたように、熊本県に設立された九州療養所にハンセン病患者を送ることになったのは、沖縄県に療養所をつくるという計画が実現しなかったため、言い換えれば、沖縄県議会が那覇に療養所を設置することに反対したからであった。議会を形成する有識者(であるはずの人たち)が、療養所の設立に反対した。那覇市の将来の発展が阻害されるというのがその理由だとされるが、どうして療養所の存在が街の発展を阻害するというのだろう。病気に対する偏見からか。そうだとすれば、その偏見の大きさに、驚く。あるいは、地域のエゴイズムの極端な現れ方、狭隘《きょうあい》な利己主義に固まる者たちによるわがまま、嫌なものをただ遠ざけたいとする稚拙な考え方に、民主制の未成熟さが、透けて見える。

しかし、今は、議会で決定されたということは、それによって施設をつくらないことが公に認められたということに、注目したい。それは、療養施設の設置を拒むという意見が、「公論」となったということである。それならば、市民はその意見に従わなければならない。ひとつは、設置しないという現実を受け入れること。もうひとつは、ハンセン病療養所は街の発展を阻害するという考え方を、妥当なものとして受け入れること。つまりは、ハンセン病患者のための療養施設は自分たち健康者の社会にとって好ましくないと考えたとしても、それは正しい、あるいは、正しいと言われないまでも、この地域で生きる未来の子どもたちのためには容認されるべき理由のあることである、として社会において認められたということである。それは、とどのつまりは、ハンセン病患者は危険だ、彼らはいると困る存在だ、できればいないほうがよい、ということを公式に認めたということになる。

公の場で議論する人たちが下した結論が、療養所をつくらせない、ということであるならば、人々の個人的な気持ちもこれに呼応する。なんとなく嫌《いや》だとか、危険なのではないかとか、不安に感じてきたことにも、そのような空気をただ感じていただけだった人たちにも、それは何となくそうだったということではなく、確かにそうであること、そこには合理的な根拠がある、ということになる。それは、私の個人的な――その意味で勝手な――思いではなく、そこに集《つど》った人々の間で分かち持たれるべき大切な意見である、として認識しなおされる。

そのようにして、常識が出来上がる。常識、すなわちコモン・センス。そこに集うみんなに共通する感覚。同じ感覚、同じ感じ方をみんながする。そうであれば、それは、私の個人的な、曖昧な、根拠のない感じ方ではなく、人として自然な、そして、当たり前の感じ方であり、そう思わないことは逆におかしい、ということになる。私、健全な一市民であるこの私は、そのような感じ方に従って行動すべきだ。そこでは、センスは、ただの感覚ではなく、人を支えそれへと向かって推し進める力をもつ意見である。患者を排除しようとした人たちは、ごくごく自然に、コモン・センス（常識）となった、その意見に従った。

しかし、そうすることは、ハンセン病を病む人たちを排除することに何の疑問も持たずに、これを実行に移すということである。しかも、そうすることに「正しさ」を感じた従順で善良な人たちは、進んで患者を追い出す（排除する）運動に協力した。「嵐山事件」とは、人々のそのような意識が現実になったものである。

人々のこのような意識の中で、ハンセン病を病む人たちは、排除の中を生きることを余儀なくされる。住民の目を避け、海岸そばの洞窟などで雨露をしのぎ、病む者は息をひそめるようにして暮らさなければならなかった。その迫害の様子を、もう少し詳しく見てみよう。

第三節　不寛容のこころ

一　屋部《やぶ》の焼き討ち事件

家を出て墓や洞窟で暮らさざるを得ない人たちがいた。そのような人たちは、身を寄せ合い、互いを支え合う仕方で生きようとする。その動きが重なれば、集落になることもある。場合によっては、さらに規模が大きくなることもあったであろう。

すると、それを許さない動きがまた、人々の間から出てくる。熊本県の「本妙寺事件」など、その一例である。熊本市郊外の本妙寺周辺に形づくられた集落*は、沖縄のそれと比べると、かなり規模が大きくなるが、この集落を、一九四〇年七月九日未明、熊本県の警察が襲い、一一八名の病者を九州療養所（現菊地恵楓園）内の留置場に監禁し、後日全国の療養所に隔離収容した。そして、彼らが暮らしていた住居はすべて破壊された。これによって、熊本の世論は、本妙寺が「浄化」されたとし、これを歓迎した。**

「本妙寺事件」は、「無癩県運動」***が全国に広まる中で起きたことだが、沖縄では、この数年前に、患者の人たちを排除する動きが既に起こっている。第一章、第一節の「六　安心」で紹介した古垣さんが経験した屋部の焼き討ち事件は、一九三五年の六月のことだ。しかも、「本妙寺事件」

は、行政による集落の壊滅と患者の強制収容であったが、それに先立って、沖縄では、患者の排除が住民たちの手によって組織的に行われたことになる。

第三章で詳しく述べるが、回春病院（熊本）のハンナ・リデルから、沖縄のハンセン病者に対する伝道と救済のために遣わされた人物に青木恵哉《けいさい》がいる。嵐山事件の後、青木は、二〇人とか三〇人とかいうようにハンセン病者を集《つど》い、集団生活の場をつくろうとした。少しでも人間らしい生活をさせてあげたいし、自分もしたいという願いからであった。古垣さんも、青木に誘《いざな》われて屋部《やぶ》に移った。しかし、それを地域の人たちは許さなかった。放置すれば、ますます多くのハンセン病患者が住み着くことになる、と考えて彼らを追い出した。

屋部にささやかな生活の場をつくろうとした矢先、沖縄MTL（本書、第一章、第一節、「六安心」註参照）の結成とそれに伴う事業が、屋我地大堂原《やがじうふどうばる》の「ライ救護所設置計画」として新聞で報道されたことによって、住民は、直ちにハンセン病患者の人たちの排除を決断し、実行した。

青木恵哉『選ばれた島』は、その場面を次のように描く（『選ばれた島』、一二三六頁）。

「この記事が新聞に出た朝、部落に鐘や太鼓が鳴り響いた。何も知らぬ私たちは何事だろうと話し合っていた。知らぬが仏である。やがてそのただならぬ響きは真近に近づいた。外に出てみると潮のような群衆である。あっという間に私たちの家は包囲された。怒り狂った群衆は金槌や棒で下屋をぶちこわし、これを積み重ねて火を放った。火は炎々と燃え上がり、黒煙が部屋の中に渦巻きこんできた。十七、八人いた病友たちは、驚き叫びながら外へとび出した。まさしく修羅場である。

　いったいこれはどうしたことだろう。わたしは頭が混乱して何が何やらわからなかった。悪夢でも見ているのだろうかと思ったが、現実はどこまでも現実であった。」

　下屋《げや》。母屋《おもや》（主屋）の屋根より一段下げた位置に取り付けられた片流れの屋根、またはその下にある空間をいう。建物外周部に面した縁側、物入、押入、トイレなどが下屋として構成されることが多い。これを人々は打ちこわし、火をつけた。母屋に人がいるにもかかわらず、そうした。

「問答無用」という言葉がある。人々は、人が住んでいることを知りながら、何も言わずに火を放った。相手方と話し合うことなく、自分たちが決めたことを実行した。それは断固たる態度であったと言えなくもないが、いったいどうしてこのようなことができるのだろう、という思いが先に立つ。一方、火を放《はな》たれた側の人たちは、眼の前で起きていることが信じられない。理解火が放たれ、家の一部が燃えだしたのだが、それでも何が起こっているのかわからない。理解しようがなくて、当惑し、どのように行動してよいのかさえもわからずにたたずむ者の姿が浮かび上がる。青木恵哉の「いったいこれはどうしたことだろう」とは、それを表現した言葉だ。

*そこには、四四戸、一二五人のハンセン病患者が暮らしていた。寺の門の前で物乞いをする人、店をもち商売をする人、貸家業や養豚業を営む人、日雇い労働をする人、大工や塗装工など多様な人々が暮らしており、ハンセン病患者が自立して暮らせる共同体づくりを目指していた。

**「ハンセン病をどう教えるか」編集委員会、『ハンセン病をどう教えるか』、解放出版社、二〇〇六年、二八頁～二九頁。同じことは、一九四一年、群馬県の草津温泉にあった湯の沢集落でも起こった。同、二九頁。

***県下からハンセン病患者をひとり残らずなくしてしまおうという運動が、一九二〇年代の終わりに愛知県から始められ、執拗な患者のあぶり出しと強制収容が行われた。一九三一年の「癩予防法」の改定によって絶対隔離の方針が定まると、この動きは全国に広まり、「無癩県運動」という言葉で呼ばれるようになった。それは、浮浪する患者はもちろん自宅に留まる患者をひとり残さず収容することにより、「ハンセン病患者のいない県」となることで、県の優秀さもしくは進歩性を誇示することができるかのような錯覚を人々に与える標語となった。

二　迫害の理由

人が暮らす住まいに火を放つ。それは、その人たちの存在を拒む断固とした態度である。その人たちが自分と同じように暮らすことを拒絶することであり、それは、まぎれもなく「差別」のひとつの明確な意志表示である。しかし、火を放った人々は、決してそうは思わなかった。自分が差別者であるなどという自覚は、いささかもなかった。あるのは、ハンセン病を病む人々の療養所の建設が自分たちの暮らす地域に計画されている、そんなことになれば、これまで平穏無事に営まれてきた集落の暮らしが一変するではないか、患者が集まる危険な場所に自分や自分の子孫たちが住み続けることはできない。自分たちこそ被害者だ、というものである。

新聞で報道された「ライ救護所設置計画」は、住民たちを驚かせた。私たちに何の相談もなく、私たちの生活を踏みにじるようなことを行政が行おうとしている、と住民たちはとらえた。行政の理不尽さにも憤りを感じるが、ともかくも、眼の前の災厄を取り除かなければならない。行政がこのような不当な計画をするきっかけになったのは、あるいは、そのもともとの原因は、そこに住もうとする患者の存在だ。したがって、自分たちに危害をもたらす存在を、自分たちの手で排除する。そのために、人々は、患者を追い出そうとして、住まいに火をつけた。これは、自分たちに突きつけられた大いなる不正に対して、それを正すための正しい行いなのだと信じながらそうした。不正を正しているという意識に突き動かされた行動なのだから、人々に差別意識がないのも当然だ。

では、人々のそのような意識はどのようにして生まれるのだろう。この焼き討ち事件について、青木自身が振り返っているところがある。青木は、事件の真相がいまだによくわからないと言いながら、次のように分析している（『選ばれた島』、一二三八頁〜一二三九頁）。

①事件の日、押し寄せた住民の代表者らしき者は、療養所の設立計画を述べた新聞をつき出して、「療養所をつくられては部落が迷惑する」と言って、いきり立っていた。
②したがって、屋部にハンセン病患者の療養所をつくるという新聞記事が、きっかけとなったことは、間違いない。
③しかし、その報道内容が原因・理由となって屋部の人たちが焼き討ちという行動をとったということには、疑問が残る。
④既に幾年もの間、住民たちは患者がそこで暮らしていることを見て見ぬふりをしてくれていたし、最近は患者に好意的でさえあった。
⑤新聞によって公表されたのを恥さらしと思ったのか。同じ町内の喜瀬《きせ》、宇茂佐《うもさ》、隣村の羽地《はねじ》などが、衛生上の見地から療養所設置に反対しており、この反対運動には自分たちも加担しておきながら、今、自分の部落に療養所設置計画があることを知って知らぬふりをするわけにはいかないと考えたのか。
⑥部落民の中に以前から私たちに悪感情をもった者がいて、新聞報道を利用し巧みに人を扇動したのか。
⑦ハンナ・リデルの回春病院*から派遣された牧師がスパイ容疑で検挙され、十日間の取り調べの後、潔白と分かり釈放されたが、満州事変（柳条湖事件、一九三一年）以降、非常事態にあ

った日本の情勢の中で、この事件（スパイ容疑での検挙）が村人の感情を悪化させ、新聞報道をきっかけにして爆発したのか。

次の第三章であらためて述べるが、焼き払われたのは、屋部で暮らしていた東江新友《あがりえしんゆう》の住まい。本章、第一節、「四　隔離の実際」で見たように、住民たちは、ハンセン病患者を地域のはずれに「隔離」していた。いわば、「隔離地帯」のようなものがつくられ、患者はそこで生活した。その一人に東江がいて、青木恵哉と親交を深めていた。東江の住まいを拠点に伝道活動をするようになっていた青木は、そこに多くの患者を招き入れた。これを、地域の住民たちは、「見て見ぬふり」をしていてくれていたから、救護施設（療養所）設置計画報道だけで、屋部の人たちが「焼き討ち」という行動に出たとは考えられない（①〜④）と、青木は考える。

また、⑦のスパイ事件の影響を考えたのは、自分もまた、ハンナ・リデルによって、伝道のために遣《つか》わされた者であるという意識が強く作用したのだろう。これによれば、伝道活動を行っている自分への反発がもともとあり、そこにスパイ容疑検挙事件がきっかけになって、自分を排除するための行為として、「焼き討ち」がなされた、という理解になる。なるほど、このような理解は、信仰と伝道をいつも心にとめている青木にとっては、無理のないことかもしれない。しかし、このことが、多少の悪影響をもたらすことがあったとしても、決定的な要因となったとは考えにくい。恐らくは、青木もまたリデルから遣わされているなどということは、住民たちの関心をひくようなことではなかったであろうから。

そこで、⑤と⑥をもう一度見てみると、次の三点にまとめられる。

ア　新聞によって公表されたことを恥ずかしいと思って、病者を追い出した。

イ　近隣の町村は療養所設置に反対しており、また、自分たちも反対運動に加担してきたのだから、自分の地域に設置計画がなされたのであるならば、反対しなければならないとして、病者を追い出した。

ウ　以前から悪感情をもつ人がいて、新聞報道を利用して、病者を追い出した。

*ハンナ・リデルによって設立された、ハンセン病患者のための療養施設（熊本県）。リデルは聖公会の宣教師、伝導のために熊本に在住。沖縄のハンセン病患者の伝導を目的として、牧師を派遣していた。本書、第一章、第一節、「七　安心」の註参照。

三　理由の検討

この三点は、ウ、イ、アの順に考えるとよくわかる。ハンセン病を病む人たちが、東江新友の住まいに集《つど》っている。なにやら集会らしきことが行われているが、これを快く思わない人たちがいた（ウ）。また、これまで屋部の集落も、他の集落（喜瀬、宇茂佐、羽地）同様に、療養所の建設に反対してきた。隣接する地域に療養所をつくることに反対してきているのに、それを自分たちのところにつくろうというのであれば、当然反対しなければならない（イ）。しかも、これまでの反対運動に加わっていたことを知っているはずの行政が、こともあろうに、自分たちには一言の相談もなく一方的に、療養所の設置計画を新聞発表する。こんな人を馬鹿にした話はない。恥ずかしいことはない（ア）。そう感じた人々は、この感情を抑制することができないまま、療養施設設置反対を行動であらわした。それが、「焼き討ち」だったのではないか。

では、そもそも、いったい何が恥ずかしいのだろう。人々は、まず、自分たちが軽《かろ》んじられたと感じた。県内の各地からハンセン病患者を集めて収容する療養所、それほど本格的な療養所をつくるというのに、自分たちにはなにひとつ知らされずに事が運ばれていた。自分たちには知らされずに、自分たちの意見を聴かれることなく事が運ばれていたこと、それは、自分たちがその意見を聴かなくてもよい人たち、聴く必要がない人たち、として捨て置かれてきたことになり、とどのつまりは、意見を聴くに値しない者たちとみなされていたことになる。

さらに、行政府は私が住む地域にハンセン病療養施設を置くことを決定した。その療養所とは、人の嫌がる施設である。それは、危険なもの、汚いものなど、消極的な意味をもつものだが、総じてそれがあると迷惑なものという感じ方をされるものだ、と言ってよいだろう。

人々が避けたいと思うものを置いてもよい地域だとみなされたことは、避けたいという気持ちを等しくもつ者たちの間で、その気持ちを尊重された人たちと、尊重されなかった人たちとの違いが設けられ、自分たちはその気持ちが尊重されなかった、ということになる。尊重されなかったとは、軽んじられたということであり、軽んじられても仕方のない者たちとみなされたということである。そこには、価値の秩序が設けられている。それは、気持ちを尊重されなかったことにおいて、尊重されるという価値を逸していることであり、自分たちは価値において劣った者とされた、という認識をもたらす。このようにして、先の場合と同様に、人々のこころに、義憤と同時に軽んじられたことによる羞恥心が惹き起こされた。

しかし、そうであれば、この憤りは、本来、ハンセン病患者に向けられるべきものではない。自分たちの気持ちを軽んじ、しかも、療養所の建設について、自分たちに説明する義務があるはずの行政が、それを怠り、怠るどころか秘密裏に事を運ぼうとしたことに対して、異議申し立てがなされるべきことである。しかし、住民たちはそうしなかった。行政と交渉するよりも、ハンセン病者を追い出すという直接的な行動をとることのほうが、手っ取り早いと考えたからだ。患者の存在さえなければ、そもそも療養所の問題は生じないのだから。あるいは、行政を司る機関は強力だ。警察という、場合によっては暴力を行使できる組織をも配下にもっている。そのような権力と闘うことは荷が重い。それよりも、患者の人たちの居住を拒めば済むことだ。そこで、住民たちの行動は弱い者に向かって起こされた。

抑圧の構造を絵に描《か》いたような事件だ。療養所の建設に反対した住民は、行政によってないがしろにされた自分たちのことを、行政によって抑《おさ》えつけられた被害者だと感じた。ところが、行政の行動に反発すべき力は、別のところに向けられた。そのような行政の行動のもとにある患者の存在にこそ、自分たちが抑圧されることになる原因がある、ととらえた。そこで、住民たちは患者に対して、彼らを追い払うために「焼き討ち」という直接的な行動に出た。抑圧された者は、さらに弱い者を求め、弱者を迫害する。被抑圧者は被抑圧者を求める。抑圧の重層化である。

四　安和でも同じように……

屋部の住まいを追い出されたことにより、ジャルマ島に行くことを決意した人たちが、安和《あわ》に住む同じくハンセン病を病む者たちのため、焼け残った荷物をそこに運び、しばしの休息をとろうとしていれば、今度は、そこに住む人々がやってきて、患者を追い出す。青木恵哉は、そこのところを次のように描いている（『選ばれた島』、二四五頁〜二四六頁）。

「この小屋は焼き払うからお前たちは実家に帰れ」

「お前たちがここにいると、よそからも病者が集まってどんなことになるか分からんから、ぜひ実家に帰れ」

有無を言わさぬ強制ぶりに、病友たちは何も言えないで慄《ふる》えている。部落の人たちは、屋部を追われた病友たちがここに集まりはしないかと心配しているのだ。

(中略、相手の身分を訪ねる青木の問いかけに対して)

「そうだ。自分は町会議員で、こっちは区長だ。」

「そうですか。すでにご存じと思いますがわたしは青木と申します。で、さっそくですが皆さんは誤解しておられるようです。屋部の病友たちは昨夜のうちにジャルマへ行ってしまいました。もちろん私もジャルマへ行くのですがここに荷物を少し預けてあったのでそれを取りに来たのです。ここへは絶対に一人も来ませんからその点はどうぞご安心ください」。

「それはならぬ。この小屋はぜひ焼き払わなくちゃいかん」と町会議員が言うと、「部落総会の決議だ。一たん総会で決めたことは動かせない」。区長も頭ごなしにどなった。

「でも、あなた方はさっきよその病者が来るといけないから……」。あとは言わせず、区長はまたどなった。

「そんなことはどうでもよい。とにかくこの小屋は焼かなきゃならん」

「そうだっ」

「他所者《よそ》のくせに何を文句ぬかすかっ」

「ぴーっ。ぴーっ」

「海へ放り込んでしまえっ」

それまで不気味に静まりかえっていた群衆の間からも、怒声や指笛が飛んだ。

再び、このような激しい迫害に会う。実際、安和の住まい（青木は「小屋」と記す）三棟は、焼かれてしまう。太いロープをかけて小屋を引き倒そうとしたがうまくいかず、鋸で柱を切って引き倒した。倒された家は、火をつけられた。

そして、この行動を先導したのは、町会議員と区長であった。安和での出来事の原因を、青木は次のように説明する。「（屋部の焼き討ち事件の）焼け残りの資材を貰いに来たあの病友が（中略）、資材を運んで小屋の下の阿旦林《あだん》の中に隠したのを知って、部落では屋部の患者が来る準備をしているのだと勘違いし、部落に救護所をつくられては一大事とばかり、欠席者からは六十銭の罰金を徴収することにして部落総会を開き、その決議によって前記の騒ぎとなった次第であった。」（同、二四七頁）

自分たちの生活空間から、病者を排除する。自分と異なる者を、徹底的に排除する。ここにある意識の構造とは、どのようなものだろう。なじみのある者、この集落で暮らしてきた者については、これを受け入れるが、そうでない者については、排除する。村落の生活共同体などここにはある。

というものは、そのようなものだ、と説明されて、納得するわけにはいかない激しさが、

五　人々の行動を縛るもの

人は、患者の存在を大目に見ていた。貧しくても、その人の人生。病気でも、その人の人生。それぞれが与えられた人生を生きることを、人は拒むことなどできはしない。ましてや、同胞である。そこに生まれ、そこで育った人たちである。その人たちに対して、同情を寄せることはあっても、排除はしない。ただ、困った病気にかかった人として、集落のはずれに、海岸の洞窟や墓に、他人《ひと》との接触を避けて住んでもらわなければならない。気の毒なことは気の毒だ。でも仕方がない。人々はそう考えた。そして、病気を患った人たちが、おとなしくそうしている限り、そこから追い出したりはしなかった。*

しかし、その人たちが、集まって彼らにとって過ごしやすい環境を整えようとすると、住民の態度は異なった仕方で現れた。病気の人たちが集まって住む療養所をつくる。つくられた療養所には、県下の病気の人たちがやってくる。それは困る、というわけだ。しかし、なぜだろう。人々は、病者に同情を寄せたではないか。自分たちの住む場所に、療養所をつくる。これがどうしても受け入れられないと考える理由はなにか。

それは、秩序を壊すことだったからである。ハンセン病を病む人たちに対して敷かれてきた秩序。自分たちが敷いた秩序。患者の人たちには、慣習としてこのようにしてもらってきた、だから、このままそれを踏襲してほしい。それなのに、この秩序が患者自らの動きによって、揺り動かされることになった。それは、住民たちの目には、自分の行動原理を脅かすものと映った。

この脅威について、もう少し丁寧に考えてみよう。そもそも、秩序とは、自分たちがこのように決めた、だからこれに従って生きる、という仕方で現れる他に、人間と自然の間《あいだ》で長い年月にわたってつくられてきたものでもある。世界（環境）は、人間の生活が成り立つ基盤として自然の贈与として私たちに与えられながら、人間がそこで生きることによって結果的にできあがってきたものだという面がある。そこに集《つど》った人々の間で工夫され慣習となり伝承されてきた生き方が、秩序となって、今ではここで生きる人たちが生き続けるためにはどのようにすればよいのかを、導く力となっている。だから、前者の側面(今このように決めた)も、継承され、伝統になれば、この中に見いだされることになる。人が社会に生きるとは、この中に生きることだ。

そして、この秩序の中に生きる人たちは、当然のことだが、自分と家族を愛する。家族は、自分にとって大切なものだ。だから、他人《ひと》から悪口を言われると、憤りを感じる。家族の価値が貶《おとし》められるということは、それに連なる自分の価値も貶められることになると感じるからだ。家族が大切なように、自分が暮らす地域も大切だ。故郷は誰にとっても誇りである。その価値は貶められてはならない。愛国心などというものも、恐らくはその延長上にある。だから、異郷の人であったり、外国人であったり、そういう他者からの郷土や祖国の価値が貶められるような発言は、許せない。

自分とその愛する者が暮らす地域は、美しくなくてはならない。価値あるものでなくてはならない。それなのに、ハンセン病を病む人たちが集まって暮らす療養所をつくろうとする。しかも、「天刑病」とか「業病」などと呼ばれる罪悪を背負った人たちが、収容の対象である。価値において劣った人たち。そのような人たちを集めて、彼らに生活の場を提供する。それは、その空間を、価値において劣ったものにすることに他ならない。ここに、秩序のひとつの転覆がある。

それは、郷土を汚すことであり、自分とその家族が生きる場所を貶めることであり、先祖に対しては、彼らの威光を減じることであり、子孫に対しては、伝え残すべき遺産を傷つけ、損なうことである。したがって、療養所の建設を容認することは、自分とそれに連なる人々に対する罪深い行為であり、建設に反対しないことは、怠慢でありかつ不道徳だということになる。

このように考えて、人々は療養所の建設に反対した。はっきりとそのように考えてそうした、というわけではないだろう。しかし、そのように感じ、そのような感覚に衝き動かされ、そのような意識に縛られて、そうした。そして、ひとたび反対するという行動がとられ始めると、その思い、ある種の感情のような思いは、合理化されていく。このように行動することになったからには、自分の行動は正しいものでなければならない。そう考えないことは、自分の人生をないがしろにすること、否定することになるからだ。

さらに、いったんその行動に与《くみ》すると、自分の行動を妨げるようなものは、悪意ある行為だと思われるようになる。具体的には、療養所の設立に向かって働きかけている人たちは、ひどく理不尽な行為をしている人に見えてくる。なぜなら、それは、自分が成し遂げようとしている「よい」ことを妨げようとすることであり、その「よさ」にかかわろうとする自分の生き方を否定し、それによって、自分に連なるものの価値を貶める行為をしていることに他ならないのだから。そのようにしか理解できないから、対立しても、それは当然。そして、そのような不逞《ふてい》の輩《やから》は、自分たちの生活空間から出て行ってもらうしかない。そのように自らの行動を合理化して、人々は、患者の住まいに火を放った。

*既存の社会の秩序の中でおとなしくしていればそれを「よし」とする。しかし、病者が自分たちで療養所をつくることは、既存の秩序に変更を求めることであり、秩序が壊されると感じた人々は、そのことに対して激しく反発する行動をとった。この点の考察は、下村英視「人の傍らで」、松永澄夫編『哲学叢書　新しい形を求め

て　第V巻　自己』東信堂、二〇〇九年、「第三節　秩序に支えられて生きる自己」参照。

六　矛盾から見えてくるもの

その一方で、排除の対象とならなかった人たちもいる。この人たちの存在は、以上の説明が根拠を持つことを明らかにする。

屋部で身を寄せ合って暮らすハンセン病の人たちを追い出そうとして、火を放った住民たちが、もともとそこで暮らしていた人、東江《あがりえ》新友《しんゆう》さんに対しては、全く違った態度をとっている。青木恵哉に立ち退きの意志表示をさせた人々は、穏やかな声で東江さんに次のように伝えた。「青木さんは立ち退くと言っている。あなたは実家の屋敷内に字のほうで家を建ててあげるからそこへ引っ越しなさい」

患者（病者）の集団に出て行ってもらうために、私たちは、あなたの住まいを焼いた。それではあなたは困るだろう。でも、それは、私たちの集落全体のためなのだ。だから、分かってほしい。その代り、自分たちの集落の負担で、あなたの実家にあたらしく家を建ててあげる。あなたは、そこに住んでほしい。そのように申し入れた。もし、病者からの伝染を危惧して、病者たちの集う場所を焼き払ったのであれば、ひとりの病者である東江新友を留め置くことは、明らかに矛盾した態度だ。この矛盾した態度から、人々が患者の人たちを排除した本当の理由が、もう一度確かめられる。

一方的に住まいを焼却しておいて、代わりの家を建ててやるという言いぐさには、どこか傲慢さを感じる。しかし、不遜さを抱え込んでいるとはいえ、相手に配慮している様子が表れている。そして、何よりも重要なのは、東江さんという患者を排除しようとしていないことだ。同じ集落で生きてきた同胞に対しては、排除しない。ハンセン病という病気を病む者として、これを受け入れる。そのような仲間意識がある。このように、住民たちの行動が同じ病気を病む者に対して異なった仕方で現れていることにも、伝染病としてのハンセン病の危険性が根拠になって、彼らの行動が形づくられているわけではないことが、顕《あらわ》になっていると言われてよい。

本節「三　本当の理由」および「五　人々の行動を縛るもの」で見たように、人々が嫌だと思っていること、嫌だと思っているものが、自分たちの住むところにつくられる。そのようなことを甘受しなければならないこと、甘受させてもよい者とみなされていること、そのようにして軽んじられていることに、人々は耐えることができなかった。

そして、もうひとつ。このことに青木は気づいていないようだが、ここでは大きな「変更」が求められている。そして、この「変更」を住民たちは受け入れることができなかった、ということである。

その「変更」とは何か。先ほどから述べている秩序の変更である。これまで自分たちが（自分たちの村）が慣習として行ってきたハンセン病患者に対する処遇、それは、病者には生活に困らないように配慮して、民家から離れた場所で暮らせるように計《はか》らわれたものであった。豊かな暮らしを保障してあげたとは言わないが、それでも、そのようにしてうまくやってきた。病む者と健康な者とが節度ある生活を送ってきた。そのようにことがうまく運んでいるのに、どうして自分たちの暮らす土地に患者を集めて収容する療養所をつくらなければならないのだ。全県から患者を集めて、いったいどうしようというのか。療養所の設立は、既存の秩序を大きく変えることであった。

療養所の設立は、「いやな」ものをつくることに対する嫌悪感、それに自分たちの意向を無視された（軽んじられた）という憤り、これらだけから反対されたわけではない。そうではなくて、自分たちの生活の一部であった秩序が壊されることに対する、強い忌避反応だったのである。そこで、患者の療養施設をつくり、県下の、つまりは放浪するよそ者のハンセン病者をそこに収容しようとする行政のやり方には、非常に厳しい態度でもってこれを拒絶するしかなかった。その象徴的行動が、「嵐山事件」であり、病む人々への「焼き討ち」だったのである。

東江さんは、村人の勧めに応じず、青木恵哉と行動を共にする。住まいを焼き払われた彼らが取った行動は、ジャルマ島で暮らすというものだった。無人島。ここなら、自分たちを追い出そうとする者はいない。遠慮なく過ごすことができる。人々は、自分の生きる場所を求めて、そうした。水の出ない無人島、そこでの生活は、想像することができないほど厳しいものであったはずだ。だが、その生活について、青木は多くを語らない。語られてはいないが、しかし、恐らくそこには、信仰に支えられた生活があった。苦難を耐えること、病気もまた自分の人生の一部。たとえ迫害の中にあっても、迫害を生きることは大事な人生の一部であった。苦難に臨むことは、また、信仰者の信仰を高める機会となる。次章では、この青木に焦点を当てながら、愛楽園の開設に向けて人々が歩んだ道のりをたどりたい。

第三章　愛楽園のほうへ——青木恵哉のはたらき——

第一節　迫害に耐えて

一　青木恵哉を待ち受けていたもの

見られたように、沖縄――特に本島――においては、ハンセン病者のための療養所の設置は困難を極めた。このことについて、療養所設立のための優れた働きをした人物として、青木恵《けい》哉《さい》の名が必ずと言ってよいほどあげられる。前章で住民たちによる患者迫害の様子を見たことによって、青木の振る舞いは少なからず顕《あらわ》になってきているが、この章では改めて、彼の思想と行動を通して、沖縄における療養所設立へ向けられた歩《あゆみ》を見ておこう。そのために、時をもう一度遡《さかのぼ》る。

宣教師として日本の地を踏んでいたハンナ・リデルは、ハンセン病ゆえにもたらされる偏見と迫害、そして、そこから必然的に生じる生活の困窮に苦しむ人たちの救済を決意し、これを実行した。熊本市に回春病院を設立し、患者を療養させた。青木恵哉も、そこで療養の恩恵を受けた。その青木を、リデルは、同じ病気に苦しむ人たちの救済を目的として、沖縄に遣《つか》わす。一九二七年のことである。救済といったが、もちろんそこでは、信仰による救済、すなわちキリスト教の伝道が、その内実をなす。そこのところの事情を、青木の『選ばれた島』から見てみよう（『選ばれた島』、七一頁〜七九頁）。

リデルは、青木に先立ち、三人の宣教師を沖縄に送っていたが、いずれもさしたる成果を上げることができていなかった。たとえば、一九一九（大正八）年、回春病院を出て沖縄に渡った岸名（彼自身ハンセン病を病む）は、伊江島を手始めに伝道を開始する。ところが、その岸名を早く追い出したいと考えたのが、一般村民のみならず役場の吏員たちであり、その大人たちの心に子どもたちが反応してか、岸名を「ヤマトクンチャー」*と連呼して罵《のの》り、投石までもした。このような村民の態度に気兼ねしてか、伊江島に住むハンセン病患者たちも岸名によそよそしい態度をとるようになり、集会にも参加することはなくなった。

伊江島での伝道に行き詰った岸名は、本部《もとぶ》半島の北岸を通って国頭《くにがみ》北部を歩きまわりながら伝道を試みたが、やはり成果を上げることはできなかった。しかも、名護に引き返したところで、警察に身柄を拘留されてしまった。内地の砂糖商人が何者かに殺害された事件で、付近の浮浪するハンセン病患者に疑いがかかり、彼らは警察に留置されて取り調べを受けたが、その際に岸名も拘束された。ずいぶんひどい扱い方をされたものだが、浮浪するハンセン病患者に対する世間の見方がよくわかるというものだ。

何か尋常ではないことが起こると、それを引き起こした者として、自分たちとは異なった人たち、あるいは異なっているとみなされている人たちに、疑いの目が向けられる。こんな凶悪なことをするのは、あいつらに決まってる。冤罪事件のいくつかは、差別に遠因をもつと言われるが、岸名の逮捕も、まことに絵に描《か》いたような偏見による差別の構図そのものだった。釈放された後、岸名は、国頭南部を回ったが、同様に無理解と迫害に悩まされ、失意のうちに沖縄の地を離れることになった。

その同じコースを、青木恵哉もたどろうとする。そして、沖縄で伝道活動をはじめようとする青木恵哉を待ち受けていたものは、まず、彼自身がハンセン病を病むことに起因する排除であった。伝道のため一牧師に伴われた青木は、伊江島への船を待とうとして本部の旅館に宿泊しようとするが、断られてしまう。「あなたは血の悪い病気らしいから、すみませんがよその旅館にかわってください」とは、宿の女将の言葉だが、なおも宿泊を懇願する青木に対して、断固として女将はそれを拒んだ。青木は、仕方なく、同じくハンセン病を病む者の住まいに宿を借りるが、それは住まいというにはあまりにも貧相な小屋であった。しかし、「野宿よりはましで有難かった」と青木は記す。

この経験から、青木は次のように述べている。「当時すでにわたしの手は脱肉して少し指も曲がり、顔面神経もまた一部犯されて口辺がひきつっていた。それでも、旅行中病気を看破されてそのために困ったことは一度もなかった。ところが本部旅館ではあの始末だったのである。わたしは沖縄の人々がライの症状に詳しく、かつこれを嫌うこと熊本**で聞いた以上であるのを知り、警戒しなければならぬと思った。」

＊ヤマトは日本、クンチャーはハンセン病患者の蔑称。沖縄の人々は、岸名をこう呼んだ。
＊＊青木恵哉は、熊本市にあるハンナ・リデルの回春病院から沖縄に遣わされた。熊本という地名はこれに拠る。

二　同じ病を病む者たちとともに

引き続き、青木の行動を『選ばれた島』から見てゆこう。青木は、伊江島では浜地浜《はまちはま》の病友（同じハンセン病を病む人たち）を訪ね、四日間伝道を行って、五日目に本部半島に戻り、備瀬後原《びせくしばる》の海岸に隠れ住む病友たちを訪ねた。その間、「不潔でみすぼらしい病友たちと犬小屋同然の小屋で寝起きを共に」しながら、伝道に励む。大宜味《おおぎみ》（名護より二〇㎞ほど北）では、七人の病友を訪ね、朝夕の礼拝のほかに聖歌の練習をする一方で、夫婦者三組とひとりの男性が住む四つの小屋を清潔にし、散髪をして彼らの身なりを整えたりもする。そして、備瀬後原を伝道の本拠地と定め、ここに住む四人の病者に対して大宜味で行ったのと同じように、礼拝、散髪、清掃に精を出す。

伝道区域は本部《もとぶ》、今帰仁《なきじん》、屋我地《やがじ》、大宜味《おおぎみ》、国頭《くにがみ》、伊江《いえ》で、隔離小屋に住む五〇人と浮浪患者一〇数人を対象に、伝道を行った。病友の隔離小屋に世話になったり、浮浪患者の場合は、周辺の洞穴などに寝泊まりして訪ねた。朝夕の礼拝、聖書研究、聖歌練習に、嬉々として取り組む姿が、青木自身の手によって記される。

その一方で、人々の偏見と差別の強さが目につく。この時の経験から、青木は次のように語っている（『選ばれた島』、八一頁～九三頁）。

「それにしても、自分の血を分けた者を乞食になれと家から追い出すことはなんと残酷な仕打ちであろう。それに比べれば、隔離患者は家や部落民の強要によって海岸の小屋でわびしく余生を送ると言っても、そのほうがまだましである。浮浪徘徊の恥辱と苦難は死にまさるものがあるのだ。」

「たとえば、道で前方から彼らが来ると、たいていの者は横道にそれる。横道がない場合には後戻りするか、でなければ呼吸をとめてすれ違い、相当行き過ぎてから初めて呼吸を始め、さも汚物でも見たように顔をしかめてぺっと地面に唾を吐く。また心ない子どもたちの中には後ろから石を投げつけるものもいる。それを見てたしなめる人の言い方がまた実に情けない。／「そんなことをしてはいけない。あれでも人間からなったのだ。気の毒じゃないか」といかにも憐み深そうにいう。まったく人間外だと思っているのである。だから隔離患者はたとい実家からの援助が十分でなくても物乞いせずに暮らせることに感謝し、やむを得ぬ事情がないかぎり町や村に出かけることは滅多になかった。しかし、これら隔離患者も実家が貧しいため、中にはやはり乞食にならざるを得ない者も少なくなかった。ある病友のごときは、こんな迫害をうけるさえ耐えられないのに、なんでもない妻子まで村八分にされ、気狂のようになってさまよい歩いていた。」

三　病者の死

青木が沖縄の地を踏むのが、一九二七（昭和二）年三月。その折、青木が伊江島に渡るために宿をとろうとしたが、旅館に断られた。そこで、仕方なく、付近に住むハンセン病者の小屋に泊めてもらった。このことは、本節「一　青木恵哉を待ち受けていたもの」で書いた通りである。

その小屋の主は、源次郎。二人は並んで寝ようとし、源次郎は青木に奥の方を勧《すす》めるが、青木は、息苦しい気がして戸口に近いところを選んだ。ところが、奥の方は足が伸ばせたが、戸口に近い方にはかまどが枕元にあったため、下半身は戸口から屋外に出てしまうありさまだった。その小屋がどんなに狭いか、わかるというものだ。また、源次郎が野草を摘んで炊いてくれた汁物は、空腹であったはずの青木の口に合わなかった（『選ばれた島』七八頁）。病者の生活がどんなに貧しかったか、うかがわれるところだ。

その源次郎が亡くなる（源次郎の死に関わる箇所は、『選ばれた島』、一〇三頁〜一一一頁）。青木が沖縄での初めての夏を過ごした九月のある日の午後、源次郎が足の傷から発熱し、重体であるとの知らせが届く。沖縄は台風の通り道に位置する。六月から一〇月にかけてやってくる台風は、数も多いし、海水を巻き上げる。巻き上げられた海水は雨水とともに大地に降り注ぐから、農作物に被害が及ぶことがたびたびある。暴風で畑にダメージを被《こうむ》った家族に、源次郎は頼るわけにはいかなかった。仕方なく「恥も外聞も忘れて他村を乞《こ》い歩いているうち、はだしの傷が悪化発熱して歩けなくなり、三日前這うようにしてやっと小屋にたどりついた」源次郎は、衰弱が激しく、青木の持参したバナナを一本だけ食べるのがやっとのことであった。手を源次郎の額に当てると、知覚が麻痺した青木の手にも、熱があるのが分かった。唇を当ててみると、焼けつくように熱かった。*

明かりのない夜を祈りつつ過ごし、夜明けを待って傷の手当てをしようとした。足を包んだボロ切れを取り除いたとき、青木は、思わず「あっ」と声を上げた。足首の関節の骨が露出し、その周囲の肉が黒く腐って、ものすごい悪臭を放っていた。「気を取り直して石炭酸水で洗浄したら、内から蛆虫《うじ》がたくさんころころ転げ出た。洗っても洗っても臭気は消えない。」医者を頼んでも来てくれるはずもなく、青木は、一心に介護した。洗浄と包帯巻、そして、祈り。「彼の側に寝泊まりしながら傷の手当てや食事の世話をしてやったり、共に信仰を語り聖歌をうたって過ごす日々」が続いた。

二週間ほど過ぎたころに、ある病者の死を受けて埋葬式の司式をしなければならなくなり、源次郎といつも一緒にいたもうひとりのハンセン病者に源次郎にかかわる一切を託して、青木は出かけた。備瀬から船に乗って、夜、目的地に到着し、翌朝、追悼の儀を行った。二日目の夜を過ごし、その次の朝（三日目の朝）、急いで源次郎のもとに戻ろうとするが、強風のため海が荒れ、船が出なかった。悪天候は終日続き、翌日（四日目）も、船を出すことはできなかった。源次郎を気遣う青木は、天候が回復するまで待つことができず、徒歩で戻る。「二、三里の道程を心はやるままに途中休まず歩き通して」、夕方、源次郎のもとにたどりつく。およそ五〇キロメートルを、歩いたわけである。

残念なことに、源次郎は亡くなっていた。正確な年齢は分からなかったが、三〇歳ぐらいに見えた。早すぎる死である。源次郎も、青木が葬儀に出かけたもうひとりの病者も、ともに医者に診てもらうことなく亡くなった。沖縄のハンセン病患者は、みんな適切な治療を受けることができないでいる。青木は慟哭《どうこく》する。「療養所が欲しい、療養所を建設しなければならぬ、つくづくそう思った。」

療養所があれば、医者に診てもらえる。適切な看護が受けられる。衛生的な環境で、何よりも栄養を摂《と》ることによって体力を維持することができる。そうすれば、源次郎も死ぬことはなかったはずだ。ハンセン病の原因は、らい菌による感染である。しかし、らい菌自体が及ぼす影響で、人が、致命的な損傷を被ることはほとんどない。述べられたように（本書、第二章、

第一節、「二 「業病」、「天刑病」」の註参照）、皮膚につくられた結節（病巣）が崩れて変形を伴ったとしても、それが致命傷になることはない。だが、末梢神経が麻痺して知覚を失い、そのため、けがをしてもそれに気づくのが遅れ、指や手足を失うまでになることがある。その際、手当てが遅れて破傷風を引き起こし、命を失うことがある。源次郎の場合は、この類に相当すると考えられる。療養所があれば、このような死を、避けることができたのではないか、とは、青木の強い思いであった。

療養所の設立を願うこころは、このように人々から見捨てられて命を失う者との出会いの中で、姿を現した。それは、早すぎる死を余儀なくされた者たちと共に生きたことによって、その死の理不尽さを思わずにはいられない青木の心の中で、芽ばえた。具体的な計画や見通しがないという点では漠然とではあったかもしれないが、しかし、確かな仕方で、しかも、とても早い段階（源次郎の死は、青木が沖縄に来て二年目）で、形づくられていった。

＊知覚の麻痺は、らい菌が末梢神経を侵すことによっておこる。当然というべきか、侵された末梢神経の部位によって知覚の残り方が違う。目の不自由な人が、手の指の知覚も失われたことにより、舌で点字本を読む場合がある。これは舌読と呼ばれる。青木もまた、唇の知覚はしっかりしていたということであろう。

四　思いが確信に変わるとき

療養所さえあれば。ハンセン病患者を受け入れてくれる療養所さえあれば、その人たちの命を守ることができる。世間の人たちの偏見と差別から彼らを守ることができる。その思いは、青木恵哉の心の中にとどまり続けるようになった。その思いが、確信に変わる様子を見ておきたい。

青木は、常にハンセン病を病む人たちと共に生きた。一九二八（昭和三）年、沖縄の地を初めて踏んだ翌年、金武《きん》村（今は金武町）源原《げんばる》に住む病友を訪問した時のこと。伊計《いけい》島が目の前に見え、海岸からほぼ三角形に入り込んだところが、患者の隔離地帯になっていた。訪れた患者の家は、ひとり住まいということもあって、広くはなかった。二坪ぐらいの部屋と台所だけだが、他の地域の病者の小屋*と違い、材料もよく、本式の茅葺であった。青木の目には、「当たり前の家」に見え、どこかほっとさせてくれるものがあった。

本書、第二章、第一節、「四　隔離の実際——人々の間で行われた隔離——」でも見たが、金武町は海外への出稼ぎ者の送金で沖縄では裕福な村であった。その点を、青木は次のように記している。「病友たちは村からかなり広い土地を与えられて自活し、何不自由なくとまではいかないまでも、物乞いに出る必要はなく、どうやらその日その日を送っていた。（中略）というわけで、沖縄でもここの病友たちだけは人間らしい暮らしをしていたといえる。／（中略）

（隔離小屋の生活を営む病者）四人が互いに助け合っていくからさして心配はないという。」（『選ばれた島』、一三七頁）

この人たちの生活を見て、青木は、療養所の設置に対する確かな考え方をもつようになる。療養所があれば、もう食べ物を乞い歩く必要はない。そうすれば、人々から蔑《さげす》まれることはない。病む人たちが集《つど》い、助け合って生きることができる場所があるならば、それは患者にとって人間らしく生きることを実現することができる場となる。それは、人間として生きることを、再び、患者にもたらすことだ。かねてから考えられていたことに、はっきりとした確信が与えられたと言ってよいだろう。

「北部の病友たちも土地があったらどんなにか暮らしよくなることだろう。みんなが協力して自分たちの生活を自分たちで維持する。それはまったくすばらしいことだ。（中略）土地があれば万事解決できるのだ。よし、土地を手に入れようとわたしは考えた。」（『選ばれた島』、一三八頁）もちろん、望ましいのは、医療を完備した療養所であるのだが、その療養所が与えられるまでは、ここに見られるような、同じ病気を病む者たちが集まって、互いを助けて自分たちで生きていくことができるような一種の「共同体」を組織することが、望ましい。それによって、病む人たちは救われる。そして、そのためには、土地だ。人が暮らす空間、人の命を育む穀物や野菜が収穫できる土地、それがあってこそ、人は人として生きることができる。世間の差別がなくならなくても、自活の道が与えられれば、人間として生きていくことができる。非常に強い仕方で、この思いは青木のこころの中で確かなものになっていった。

言うまでもなく、青木の主たる使命は、キリスト教の伝道である。リデルはそのために彼を遣わした。そこで、当然と言うべきか、青木は伝道に励む。先に紹介した金武町で自活的生活を営む病者を訪ねることも、伝道のためである。『選ばれた島』には、この病者の好意で昼食を共にした後、彼が呼びかけてくれて集《つど》った同じハンセン病を病む三人の人たちを加えて、人々が快く過ごしたありさまが描かれている。「お互いの気持ちが融け合ったところで礼拝が始まる。それから証言、聖歌練習と時がすすむにつれて部屋の中は何ともいえぬ平安に満たされる。そしてわたしは乞われるままに当分逗留することになった。」（『選ばれた島』、一三八頁）

青木が人々と心を通わせた様子がうかがわれる。人とともに生きること、恐らくは、この姿勢が青木の大きな特徴となるのではないか。見られたように、青木以前にも、三名の宣教師が遣わされたが、伝道についてはさしたる成果を上げることはなかった。彼らは、受け入れられなかったのである。青木は、自分の働きは先達の努力の上に成り立っている、と謙虚に言うが、彼らとの間には大きな違いがあるように見える。

「人はパンのみに生きるにあらず」と言う。その通りだ。「人は神の言葉によって生かされる」とは、人は意味を生きる、ということである。生きることの意味を、人は確かめながら、生きる。もろもろの意味や価値を自分の人生の中で納得しながら、生きる。だから、生きることの意味を見失っている人に、あるいは絶望の淵にある人に、宗教はその教えを説いて、人々に生きる希望を与えようとする。伝道とは、苦しむ人たちへの救済であり、慈善である。

しかし、生きるためには、最低限のパンも必要だ。青木は、主を賛美することを忘れはしないが、まずは共に生きる。それは、食べて、寝ることである。共に笑い泣くことである。青木は、地上のパンを忘れない。忘れないというのは、それを追い求めるということではない。軽んじないということだ。欲望の対象として追い求めることは、間違いだ。でも、だからと言って、軽んずることも、誤りだ。それなくして、人は生きられない、それもまた真実なのである。青木は、そのことに正直であり、その真摯さをもって人々の傍らにあった。

青木が土地を求めたことも、ただただ人と共に生きようとする彼の真実な心の現れであったのではないか。そう考えることによって、青木の伝道が、人々の間で実を結んだ理由がわかる。

＊青木は、他の地域の病友の小屋の粗末さを、「備瀬その他の隔離小屋は板だけは立派な杉板だが、柱もお粗末なもので、掘立て釘づけの仮小屋でしかない。」（『選ばれた島』一三六頁）と記しているが、その杉板にしても、沖縄の洗骨（死者を棺に納めて埋葬するが、二、三年後これを掘り起し、お骨を洗い、骨壺に納めて再び墓に安置する）の習慣から、必要なくなり、放置されることになる棺の板を利用したものであったという（同）。

第二節　身を寄せ合って生きる

一　土地購入の思い

前節でみられたように、金武町源原のハンセン病患者の人たちは、質素な生活ではあったが、自活することができていた。それは、人間らしい生活を意味していた。前節で見られたように、青木は、それを可能にしているのが、土地であると考えた。おのずと、土地の購入が病む人たちにとって望ましいことだとして、早い段階で青木の心の中に強く根を張る。そして、ハンナ・リデルにこのことを願いでる。

残念ながら、青木の思いはリデルには聞き入れられなかった。よほど残念だったのだろう、リデルが青木に書き送った反対理由まで、『選ばれた島』には記されている（『選ばれた島』、一五〇頁〜一五一頁）。

（一）　内務省の許可が必要で、そのための手続きが面倒である。

（二）　暴風その他の天候による被害を考える時、病人が耕作して自給自足するのは困難である。

（三）　過労からくる病気の悪化も考えなければならない。

（四）結局、すべての生活および医療を引き受けるだけの準備なくしては着手できない。

青木は、納得できなかった。「第一、働けなくなった時の生活費や医療費まで心配する必要はない。自給自足できなくなったら元の生活に戻ればよいのである。内務省の許可を得る手続きの面倒にいたっては論外だ」とし、続けて、「この計画が実現すれば病友たちの生活が向上するのは明らかだし、自給自足に失敗してももともとである。もちろん過労は避けなければならないが、それは何とかして避けられる。とにかく金武の病友たちが互いに助けあってうまくやっているではないか。ただ問題になるのは失敗した時土地を買った金が無駄になりはしないかということだが、これとて土地代が安いから大したことはない」と、息巻く。

「大したことはない」理由とは、「まず十五、六人の、浮浪病友を対象として始めるから、少し多く見積もって二十人としても一人当たり二五〇坪で五、〇〇〇坪。坪あたり二〇銭と見ても一、〇〇〇円にしかならない」し、仮に計画通り進まなくなり、土地を手放さなければならなくなったとしても、「また売れるだろうから、結局損をしても僅かなもの」ということだ。*

一方で、青木は、同じ著書の中で「今から考えれば、あの返事はミス・ハンナ・リデルの周到綿密な考慮と温かい親心に満ち溢れていたのだが、なにしろまだ年若だった私には不満であった」と述べ、リデルに配慮することを忘れない。しかし、そこには、強い仕方で自分の考え方を肯定する姿勢が見える。沖縄のハンセン病患者が置かれた状態をその目で見た者として、それ以外にはありえないとする信念のようなものである。

おそらくは、リデルにしても、ハンセン病患者のための療養施設の必要性とそれが果たす役割については、十分すぎるほど理解していた。熊本、本妙寺周辺に住むハンセン病患者の悲惨な生活を見て回春病院を設立したのは、他ならぬリデル自身だったからである。しかし、同時に、その経営がどんなに困難なことかも、リデルには痛いほどわかっていた。回春病院も、設立後すぐに経営難に陥った。施設を維持するためには、政財界の協力が必要だったし、協力を得るための活動をしなければならなかった。

病者、困窮者の救済は、宗教の道義である。それは、ミッション、すなわち使命である。同時に、ミッションとは「よき教え」の伝道であるから、療養所の設置と運営は伝道と合致する。しかし、沖縄に送り出した青木恵哉に、療養所の設立と運営の仕事をさせるわけにはいかないというのが、リデルの判断だったのではないか。土地を購入して療養所をつくることは、個人の仕事としては、あまりに膨大であり、苦労が伴なわれる。また、教会（聖公会：リデルの所属していた教会）に、今以上の資金援助を期待するわけにはいかない。仮に青木が設立を試み、ある段階までこぎつけたとしても、最終的にうまくいく（施設の持続的運営）見通しがつかない。そのような、実現の難しい大胆な構想に力を注ぐよりは、地道に布教活動をしてほしい。そうすれば、ひとりでもふたりでも、信者が誕生する。そして、それが救いの道となる。そのような確かな道を青木には歩んでもらいたい。当時の日本の社会状況を見れば、リデルの考え方の方がずっと現実的、あるいは良識的であったのではないか。

しかし、青木恵哉の目には、療養所の設立こそが現実的課題であった。それなしには、人々は救われない。真の教えが、人間の救済にあるのなら、この悲惨を少しでも和らげることのできる療養所が必要だし、それを実現しなければならなかった。この思いは、青木によって温め続けられ、やがて実際に土地は購入される。

一九三一（昭和六）年、紆余曲折を経て、青木は屋我地島済井出《すむいで》、土地の人たちが大堂原《うふどうばる》と呼ぶ場所に、二度に分けて土地を購入する。一五〇〇坪の土地を二区画。この土地の購入には、青木が購入することを人々に知られないようにするために、大変な苦労が伴われるが、詳しくは、青木の『選ばれた島』（一八五頁～一九二頁）を見てほしい。[**]

費用は、沖縄にやって来て既に四年、リデルから月々送られてくる二五円のうちから五円を貯金してきたものと別に持参した二〇〇円足らずを合わせたものから捻出された。[***]「土地代やら登記費用やら三八〇円ばかりもおろしたので、今は僅かに七、八十円しか残っていない」（『選ばれた島』、一九二頁）という状況になったが、将来の資金不足を青木は心配することはなかった。「必要があれば神はいつでも与え給うものと信じ切っていた」し、ハンセン病患者を救済することに役立つ「この仕事を神がお守り下さらぬはずはない」という信念に充たされていたからだ（『選ばれた島』、一九二頁）。

＊当時の金銭価値について、参考までに、一九三五年に開園した星塚敬愛園の職員給与（一九三六年当時の月額給与）を掲げておこう。園長（奏任官五等四級）二百五十四円、医官補（判任官五級）八十五円、書記（判任官八級）五十五円。（『名もなき星たちよ―星塚敬愛園入園者五十年史―』（著者兼発行者星塚敬愛園入園者自治会、一九八五年発行、二〇〇四年再版、二四〇頁）ここから類推すると、一、〇〇〇円は、平均的な給与所得者の年収程度と推測される。

＊＊青木恵哉が大堂原の土地を手に入れる際、青木の名前では土地を売ってはくれないから、別の人の名義で土地を購入したという経緯《いきさつ》がある。その時名前を借りたのが、済井出《すむいで》の大城平永《へいえい》。その夫人がツルさんである。ツルさんは、土地購入の一件と青木とのことについて、次のように語ってくれている。

「（愛楽園の）土地買ったことのね。あのときは県も買えないでね。らい病の家造ったら周囲の人がまた大変でね。ヤマトンチュには（土地）売らん。平永にだったら売るということになっていたけど、平永の後には青木がついているんじゃないか、あれがついていたら売ってはいけないということがあってね。／後は平永の名義で地主二人分買って、ひとりの千五百坪は平永の土地と交換した。もうひとりは、今の納骨堂のところ、千五百坪を買ったみたい。お金は青木先生出して名義だけが平永でした。／（中略）（部落の集会には）あのときは平永の家はいつも弟が出席したみたいです、青年だから。行くたびに愛楽園建てる青木のことばかりだから、弟は真ん中に座らされ、みんなに囲まれて、いじめられるくらいの感じして、もう行きたくないと言ってね。／平永と弟はいつも話し合いして。平永は「常会にはあんた行って、ここの話だから、ぜひ聞いてきなさいよ」と言って、弟はすかされて行くようにしてね。最後の最後だったけど、あの時青木を殺しに行く日だったみたい。弟が「兄さん今日はね、青木を殺しに行く日だよ。この人殺せば後についてくる人がいないから」と言ってね。／平永は大変なことになったと言って、日が暮れてから愛楽園と部落の区別の溝を、着物を外して頭に乗っけて泳いで青木先生の所行って。先生は自転車持っているから、担がして緑区の所のアダン林に、「今日は大変なことだから隠れておきなさい」といって。／青木先生に殺すという話は言わなかったみたい。「そう言ったらま

た大変だから」と言ってね。命拾いした話があるんです。」(『証言集』、四八頁)

青木と大城平永の出会いは、青木がまだ備瀬を拠点に病者たちを訪問していた時に始まる(本節、「三　備瀬から屋部へ」参照)。やがて、青木は、屋部の東江新友の住まいに転居し、ここを中心に活動するが、大城との親交もこのときに深まってゆく。土地購入の後、第二章で見たように、嵐山事件(一九三二年)、屋部の焼き討ち事件(一九三五年)が起こるが、両事件の間に最初の大堂原入植の試みがなされる(一九三三年、本章、第三節、「二　行動」参照)。大城名義で購入した土地にテントを張り、小屋を建てる。それを住民たちが撤去する。すると、青木たちも再び。このような中で、「青木殺害計画」が登場する。病者の中心に青木がいるから、彼を亡き者にすれば、療養所をつくろうとする動きもなくなるはずだ、と住民たちは考えた。これ以上の混乱を避けるために、青木たちはあきらめざるを得なかった。そして、焼き打ち事件。大城は、済井出の自宅に戻ったため、ジャルマ島にはいかなかった。青木の勧めに応じて、この年の暮れの敬愛園の収容によって、鹿児島へ。一九三九年一月に沖縄に戻り、翌々年の一九四一年に、ツルさんと結婚。一九八五年に死亡。

＊＊＊註＊同様、青木が支給を受けていた月額二五円は、現在の十万円程度とみなされよう。

二　土地購入と行政の失策

ハンセン病療養所設置に対する住民たちの激しい反発については、本書、第二章、第二節、「四　嵐山事件」および、第三節、「一　屋部の焼き討ち事件」、同「四　安和でも同じように……」で見た。病者に対する住民の迫害のすさまじさは記憶に留められるべきものである。その中で、ひとつ前の「一　土地購入の思い」で述べたように、青木が土地の入手を思い立つのは、かなり早い時期であった。そして、実際に土地が購入されるのが、一九三一年。嵐山事件が起こる前年であった。

ここで注意しておかなければならないことがふたつある。ひとつは、青木が土地購入を思い立ち、これを実行した理由は、県が療養所の設立計画をしながらも、これが一向に実現しなかった時期であること。もうひとつは、住民が積極的に病者の迫害に出るのが、嵐山事件以降であったということ。住民の迫害が強まることには、それなりの理由があるわけだが、このことを正確に理解するために、最初の点を簡単におさらいしておこう。

一、沖縄県は、一九二八（昭和三）年、九州療養所（熊本県）の管轄から脱退して、県内に独自の療養所をつくろうとした（本書、第二章、第二節、「五　事件の背景一――療養所の設立が難航した事情――」参照）。

二、翌年（一九二九年）、宮古保養院（現宮古南静園）と国頭の喜瀬《きせ》に保養院を設立する計画が発表された。前者は、一九三一年に開設されるが、後者は実現しなかった。喜瀬の住民たちが保養院設立に反対し、その動きは、喜瀬が属する名護町のすべての地域（青木は「全字」と記す）が一致して反対運動を展開するという仕方で広がった（本書、第二章、第二節、「四　嵐山事件」参照）。

三、県は、住民の反対に屈し、発表後二、三か月で計画を引っ込めてしまった。青木らハンセン病を病む人たちは、県の療養所設置計画を知ったとき、これで救われると喜んだが、失望に終わってしまった。
四、この翌年（一九三〇年）、県は、同じ名護町の宇茂佐《うもさ》を候補地に選んで再び保養院設置計画を進めようとした。ところが、この計画も、喜瀬《きせ》の場合と同じように、住民の反対にあい、消えてしまった（六六頁地図参照）。
三、四で明らかなように、行政府の施策はことごとく頓挫する。このことについて、青木は次のような感想を抱いた。「喜瀬の場合から推《お》して一蹴されるのは見えすいているような気がする。それを当局はしようというのだから、どんな秘策があるのかと大いに期待した。ところが（中略）当局には秘策などまったくなかったのである。最初から失敗を承知で失敗したというに過ぎない。わたしは当局の無能無策に頼ることの馬鹿馬鹿しさを痛感し、自分の力で道を切り開こうと決心した。」（『選ばれた島』、一八五頁）
もう、行政には頼ってはいられない、期待してはならない。とても強い仕方で表現された青木の気持ちは、何度も期待を裏切られた行政の「無策無能」ぶりに対する、率直な気持ちだろう。したがって、自分で、あるいは自分たちで道を切り開くしかない。自分たちとは、もちろん「病友」と表現されるハンセン病を病む人たちだ。自分たちの力で第一歩を切り開く、それが一で見た土地購入に他ならない。

そこで、注意して見ておかなければならないもうひとつの点がある。療養所を絶対につくらせないという住民たちの動きが、嵐山事件以降、ハンセン病者に対する直接的な迫害という仕方で現れたこと。ここには、見過ごされがちだが、大きな問題がある。

そもそも、合理的に考えれば、患者を収容する施設が設置されることは、住民にとって安心なことではないか。専門医がいて、きちんと管理が行き届いた療養施設にすべての患者（病者）が収容されるのであれば、自分たちと病む人たちの接触の機会もなくなる。感染の危険性はなくなり、その意味で安全。それならば、自分たちもまた安心して暮らせるではないか。他の地域の患者も収容することができる大規模な施設ができるとしても、どうしてそれに反対する理由があるだろう。合理性の観点――安全、安心という価値――からは、反対する理由は出てこない。

だから、そうではないのだ。本書、第二章、第三節、「五　人々の行動を縛るもの」および「六　矛盾から見えてくるもの」で明らかにしたように、住民が療養所の設置に反対したのは、それが秩序の変更を迫るものであったからだ。人々の暮らし（地域の慣習）に、変更を迫るものであったからである。

反対の理由がそうである限り、行政が行ったであろう合理的な説明が、功を奏することはない。聞き分けのない住民を説得することをあきらめた行政は、既成事実をつくりあげることによって、この問題を突破しようとした。薬草園をつくるとの名目で、療養所の建設に取りかかろうとしたのである。それは隠密に運ばれようとした。「住民に隠して」ということは、「住民をだまして」ということであり、そうまでして嵐山に療養所をつくろうとする県の態度に対して、今度は、住民の怒りが爆発した。それが嵐山事件だった。住民たちは、県と激しく対立し、療養所の設立計画は実現しなかった。

そこで青木は決意した。このまま県にまかせておいたのでは、いつまでたってもハンセン病者のための療養所は設置されない。しかしまた、この施設の設置は、病者の救済のためには、どうしても必要なものである。それなら、自分たちでそれをつくるしかない。「やむにやまれぬ」と表現されてもよい決断であろう。しかし、この考え方に従って行動するということは、地域住民の暮らすところに、これまでとは異なった秩序を病者自身が持ち込もうとすることになる。そして、住民たちに秩序の変更を迫ることは、自分たちの秩序が揺るがされると感じた住民たちと病者が直接に衝突することを、招くことになる。次に、この点を、青木たちの生活をたどることによって見てゆく。

三　備瀬から屋部へ

土地購入計画を心に抱きながら過ごしていた時期、青木恵哉は、備瀬《びせ》から屋部《やぶ》に転居する。屋部は本部半島の南側、名護から西に数キロのところに位置する。この転居の経緯《いきさつ》について、簡単に述べておきたい。その地で、将来さらなる迫害にあうことになるのだが、その迫害の事情の理解に資することができると思われるからである。

見られたように、土地購入の願いは、リデルによって斥けられた。その一方で、あまりに質素な青木の暮らしぶりを聞き及んでいたリデルによって申し出られたことが、家を建ててあげようというものだった。こちらは、青木によって控えることが適切だとされ、リデルも承諾した。家を建てることは、地元の人たちの反発を招く。それによって、せっかく軌道に乗りかけている伝道が困難になりかねない、というのがその理由である。その代わりというわけでもないのだろうが、「風呂」がリデルによってプレゼントされることになる。「風呂は本病にも健康上もよいから毎日浴びるように、またその風呂で病友たちの体も温めてやるように」と、リデルは青木らに心を配る（お風呂のエピソードついては、『選ばれた島』、一七六頁〜一七八頁）。

青木は喜ぶが、同時にこのことが屋部への転居をもたらすことになる。備瀬を本拠地として活動していた青木だが、そこは、水に不自由した。調理に使う水でさえ雨水に頼らなければならないほどだから、風呂に使う水は、言うに及ばない。そこで、水の豊富な場所への転居を考えなければならなくなった。そして、この条件を充たす屋部の東江新友《あがりえしんゆう》の家に引っ越そうという案がうまれた（東江新友の暮らしぶりについて書かれた部分は、『選ばれた島』、一四二頁〜一四四頁）。

青木は、これまでずっと患者の人たちを訪問して来ていたから、その暮らしは十分に理解していた。そして、東江新友を訪ねた時の様子は次のように書かれている。「場所こそ墓場と隣り合わせの淋しいところであるが、そして四畳半と玄関と台所だけの小じんまりした家ではあるが、四畳半の部屋は畳が敷いてある。当時沖縄の田舎ではどんな金持ちの家庭でも平常は畳を部屋の壁に立てかけておき、お祝いとかお祭りとかあるいは特別の来客などのあるほかはこれを敷かなかった。しかしこの病友は畳の上で暮らしていたのである。」

このような記述から、東江新友は、比較的裕福な家に生まれた人であって、その家族は、彼を大切にしていたことが、わかる。東江は、青木を歓待し、信仰の話に時間を忘れ、青木の再訪を何度も頼んだという。だから、青木が居候《いそうろう》になるとしても、それは東江も望むところであったのであろう。

最初の訪問で宿を提供してもらった青木は、「ほとんど一年ぶりに畳の上で寝た。」そして、今度は、「三年ぶりの風呂」に入る。お湯につかった青木は、次のように述べている。「急に涙があふれ出し、頬を伝って顎の先から湯気の立ち上る湯の中へぽたりぽたりと音を立てて落ちた。ミス・ハンナ・リデルの暖かい愛情が自分の肌にじかに感じられる気がしたからである。」

そして、この地で、青木は伝道に励む。「屋部は位置がよく、備瀬の後原《くしばる》と違って各地への行き来も道がよくて便利なので訪ねてくる病友が急に増えた。」定例の礼拝（週一回）のほかに、

「二か月に一回修養会も催した」が、これは「みんなから喜ばれて非常に盛んであった。」「大宜味《おおぎみ》、国頭《くにがみ》、本部《もとぶ》、今帰仁《なきじん》、屋我地《やがじ》はもちろん、時には遠く金武《きん》からも病友が集まって屋部の隔離地帯は大賑わいを呈したものである。出席者は常に四、五十人を下らず、同じ苦しみを持つ者同志が、信仰によって救われた証言をしたり、聖歌の練習をしたりして、互いに結びあうこの交わりは美しくもまた楽しく各自のこの上もない励みにもなっていた。」

このように充実した様子が描かれているが、別のところで青木は、このころの生活を次のように回想している。「わたしの沖縄における伝道生活中、一番気分が張り切って楽しかったのは、最近の数年を除けば、修養会の盛んだったこの屋部時代である。*」

毎回、四、五十人が集った「修養会」は充実したものであったことだろう。しかし、青木たちにとっては、充実したよき集《つど》いであったとしても、それは住民たちの目から見ればどのように映ったか。これまでとは違った動きが生まれつつある。朝に夕に祈り、主を讃美する歌を合唱する人たち。その人たちは、古くから住み続ける人たちとは違った生活を営むだけなのに、住民たちの目には、「奇妙な」習慣を持ちこむ人たちと見えたかもしれない。何の得にもならない、お金が儲《もう》かるわけでもないし、病気が治るわけでもない。それなのに、ひたすら祈り、歌う。「これは変だ」、「変な人たちだ」との印象が、日々、実直に生き、勤労の務めを果たしている人たちにもたれたとしても、それほど不思議ではないだろう。

青木たちにとっては充実した生活であったとしても、それは、「何かおかしげな集団ができつつある」と、周囲の住民たちには感じられたのではなかったか。住民たちの目には、おかしげな集団の活動がますます大きくなり、これまで自分たちが暮らしてきたこの地域に何か新たな秩序が敷かれるように見えた。それは、よくわからないことであるがゆえの不安を人々にもたらすものであった。

自分にはよくわからない新たな秩序の出現を予想させるもの、それは、いずれ私の生活の変更を迫るものではないかとの思いを生む。これまで通りの生活が営めなくなるのではないかという懸念――それは不安だ――をひきおこす。不安の種は取り除きたい。人々は、はっきりとは意識しなかったかもしれないが、おのずとこのような思いに傾いていた。誰かが声をあげれば、もともとあったその不安に促されて、不安の原因となっている人々を排除する方向に走り出しそうになりながら、病む人たちの行動を遠くから見ていた。だから、声があげられた時、人々は、一気にそちらに向かって突き進んでしまった。

「嵐山事件」も「屋部の焼き討ち事件」も、このようにして起こったのである。その一方で、屋部の事件で、住民たちが東江新友には好意的であったことも、このように考えるとよくわかる。秩序の変更が伴われることに、住民たちは不安を抱いていたのである。だから、逆に、変更が伴われなければ、問題は生じない。もとからの住人である東江新友がそこで暮らし続けることに、人々は不安を感じることも、不満を抱くこともなかったのである。

＊『選ばれた島』、一八四頁。なお、「最近の数年」とは、オリジナル版『選ばれた島』の刊行が一九五八年であるから、その当時を「最近の数年」と表現したものと思われる。

第三節　迫害に抗して

一　大堂原《うふどうばる》へ

半年間続いた「嵐山事件」は、県は自分たちを見捨ててはいないという一種の励ましともとれるような気持ちを青木恵哉らにもたらしてくれたが、結局は県の敗北に終わることによって、深い落胆が訪れた。そして、これにかわって、自分たちの手で療養所をつくりたい、つくらねばならないという思いが、確かなものとなっていった。このことは、前章で見られたとおりであるが、同時にこのころ、青木が大堂原移住を考えるようになる点について、その経緯《いきさつ》を見ておくことにしよう（『選ばれた島』、二〇五頁～二一二頁）。

嵐山事件が起こったころ、青木が本拠地にしていた屋部の東江新友の家には、いつも数人の病者が同居していた。*思い出していただきたい。つくりがよいとはいえ、四畳半と台所の家である。今の私たちの感覚からすると、五、六人では、いかにも狭い。しかし、青木は、「それだけならば別に狭いことはなかった」と言うのだが、修養会の時には、「泊りがけで来るものが必ず二〇人くらい」いて、合わせて三〇人もの人がこの小さい家に寝ることになる点については、さすがにその窮屈さは大変なものだったと述べている。そこで、嵐山に打ち捨てられたままの建築資材があれば、部屋を増築するなり、小屋を新たに建てるなりすることができるのに、との願望を抱き、県に交渉したりする。このあたりを見ると、人々との集いに確かなものを見いだすことができていたせいか、青木の前向きな気持ちが伝わってきて、どこかほっとするところがある。

もちろん、そのような要望は聞き入れられるはずもない。しかし、実現はしなかったが、それに代わって新たな試みが生まれた。既に見てきたように、行政にまかせっきりにしないで自分たちで療養所をつくろう、というものであった。三度とも失敗に終わった保養院設立の騒動は、県対地元民の争いであった。それに対して、そこに生きる者、そこに生きようとする者の生の声を、住民に届けよう。生活実態のない役場の職員ではなく、生活する当人である自分たちが、そこに生きることを直接に住民たちに訴えることによって、事態の挽回を期待しようとした。

このような考え方は、素直だと言えるかもしれないが、それでも、無謀な面を否定することができない。述べられたように、住民たちの攻撃の対象が、行政府から病者自身へと転じる可能性が高いからである。そして、実際、これから見るように、青木達が行動を始めるや否や、住民たちの憎悪に伴われた動きが惹き起こされることになる。

しかし、攻撃的であり、実際に病者を迫害した住民たちもまた、不安に駆られていたのである。自分たちが住み続けてきたこの土地に新たな秩序が敷かれることに対する不安である。人は、自分の生活が成り立っている秩序に縛られる。そして、それは人を縛るだけではなく、人に安心を与える。これまで通り生きてゆくことができることには、安心が伴われるからだ。

自然災害や事故は、人の思いを超えてやってくる。だから、実際には、今日までの生活が明日以降も同じように続くことが、保証されるはずはない。しかし、人は、漠然とした信頼を置いて生きている。今日と同じ明日が訪れることを漠然と信じ、そこに安心の拠り所を求めている。逆に、新しいもの、知らないことには不安を感じる。これまで通りにはいかなくなる、という気持ちをもたざるを得ないからだ。

もし、住民たちのこの思いを青木がよく理解していたら、どうだっただろうか。青木は、何か別の方法を考えただろうか。あるいは、療養所の設立をあきらめただろうか。恐らく、それはなかったであろう。たとえ住民たちの論理を理解したとしても、青木は同じことをしただろう。自分たちの土地をもって、その土地で生きる。それを認めてほしい。愚直なまでに、住民たちに願うことしかできなかったのではないか。病む人たちと共に助け合って生きていくことができる生活の場所をつくりたい。人々から迫害されることなく、自分たちの相互扶助によって生きていくことができる場所、それは人間として生きることが肯定されるはずの場所である。

「居坐り戦術に出て金輪際動かない。大堂原《うふどうばる》は屋我地島の隅っこにあり、これまでの候補地に比べて隣接部落への影響は少ないから、居坐って根くらべしているうちに部落民は根負けするのじゃなかろうか。そこでわたしたちはそのままそこに住みつく。」こうして、青木は「大堂原占領」を決意することになる。

　そして、今決意しなければならなくなったもうひとつの理由、それは、新聞による報道がなされたことである。一九三三（昭和八）年、一一月も末のころ「ライ患者の珍しい陳情」と題する報道がなされた。この陳情の内容は、これまで幾度も頓挫《とんざ》した療養所（保養所）の設置を願うものとは異なり、先の嵐山に打ち捨てられた資材の無償払下げと、生活に困窮している者たち**への生活救護を求めたものである。度重なる療養所（保養所）設置計画の失敗に際して、その設置が実現するまでの暫定的な措置として、青木らによって申請されていた。述べられたように、前者は却下、後者については、県の冷淡な態度にもかかわらず、青木は根気強く陳情を続けていた。それが報道された。

療養所の設置について直接言及されていたわけではない。しかし、療養所の設置計画が三度も失敗に終わってきたというこれまでの経緯を考えれば、この報道から、療養所の設置が求められていることを連想することは、たやすい。そして、喜瀬、宇茂佐、嵐山と失敗を重ねた後の敷地といえば、屋我地大堂原が有力候補である。したがって、屋我地の人々は、この報道を契機として、反対運動を展開することになる。「当時屋我地は羽地村に属し、嵐山事件の首謀者羽地村青年団長は実に屋我地運天原《うんてんばる》の者であった。嵐山の時と同様、羽地全村をあげて強力な反対運動が展開されるのは見えすいた話だ。」

もし手をこまねいていて、住民の反対運動が大きくなってしまうと、また私たちは居場所を失う。行政府に頼っていては、手に入れておいた土地も無駄になってしまう可能性がある。そこで、自分たちで何とかしなければならない、と青木は考えたわけだ。

＊「遠いところから来たため足の傷を悪くして帰れなくなったり、浮浪病友が余病を併発して厄介になったりして、いつも五、六人は、起き臥ししていた。」（『選ばれた島』二〇八頁）と、青木は記す。東江新友と青木恵哉、それに三、四人の病者が加わっていたのであろう。

＊＊「失明や足の不自由なために乞食さえできない病友たち」（『選ばれた島』二〇九頁）と青木は記すが、その青木の目には、行政の施策の遅れはあまりにも患者の人たちを軽んじているようにしか、映らなかった。

二　行動

「大堂原《うふどうばる》占領」と青木は表現するが、それは、決死の覚悟がそのような表現を青木にとらせたのかもしれない。* すでに報道によって、屋我地の住民は患者の人たちがやってくることを警戒しているはずだから、公然と乗り込むことは失敗につながると考えた青木は、策を練る。「計は密なるを要す」と青木は記すが、病友を二つのグループに分けて、ひとつのグループを嵐山に向かわせ、住民の注意をそこに集め、隙《すき》を見てもうひとつのグループが大堂原に入る。羽地村住民の反対勢力を二分することによって、それぞれが自分の都合を優先すれば、お互いに協力することはなくなるだろう。つまり、嵐山に反対する住民たちを大堂原に反対する住民たちが応援することは、自分たちの地域に患者がやってくることを招くことになるのだから、互いの協力はなくなるはずだ。

青木は、集《つど》った浮浪病者や自宅患者の中から三〇名を選び（眼の悪い者や歩行困難な者を除いて）、一五人ずつのグループをつくり、それぞれにリーダーを決めた。グループの名称も、「嵐山部隊」、「大堂原部隊」と名づけられ、「嵐山の歌」、「大堂原の歌」が準備された。この歌は、後に、それぞれの土地を占拠した病者をそこの住人たちが追い出そうとやってきたとき、住人たちの問いかけにこたえる代わりに、それぞれの場所でずっと歌い続けられる。その意味では、抵抗の歌である。そして、病者が声を合わせてこれを歌うとき、生きる場所を求める者たちの祈りとなって、彼らの心をひとつにした。

一九三三（昭和八）年一二月、二つのグループは、屋部を出発した。嵐山に患者が現れたことで、騒ぎになるが**、その隙に、大堂原グループは今帰仁の炬港《ていみなと》から全員大堂原に渡ることができた。夜を待って渡り、翌朝、夜明けとともにテントを張った。嵐山グループも、地域住民の下山を待って、自分たちも山を下り、大堂原に合流することができた。青木の策は、この段階までうまくいった。

しかし、住民の抵抗は強かった。初日は屋我地の人々は大挙して大堂原に押しかけたが、歌ばかり歌っている病友たちを前になすすべもなく引き上げた。二日目は、屈強な男性が脅迫に来る。三日目、四日目と、村の有志たちが懐柔と脅迫にやってきた。もちろん、病者たちは、懐柔されることもなければ、屈することもない。しかし、五日目の夜、いよいよ実力行使。テントの紐《ひも》が切られる。翌朝、テントは張りなおされるが、二、三日すると、また切られた。雨の夜に切られたこともある。

沖縄といえども一二月の雨は冷たい。重病者もいることだから、雨に濡れるのはよくない、ということで小屋をつくることにした。一二月二四日、それはクリスマス・プレゼントとして「ひそかに材料をととのえ、日没を待って作業にかかり、全員徹夜して働いた」おかげで、小屋は一夜のうちに出来上がった。夜の作業は、住民の目を避けるためである。見つかればきっと妨害されるから。「床張りなしの小屋ながら、クリスマスに建てられた新しい家！」と記される青木の言葉から、歓びと感謝の気持ちが伝わってくる。

しかし、小屋ができたその日の夜のこと、住民たちはやってくる。「進めっ！」と軍隊式の号令が響き、殺気立った足音が入り乱れた。テントの紐《ひも》は切られ、小屋は担ぎ上げられた。床が張られていなかったから、土間に座っていた者たちを残して、その頭上を小屋は運ばれていった。そして、住民たちによって棒で担ぎ上げられ運ばれた小屋は、そのまま海中に投棄された。

*大堂原への移住は、今回のものが失敗に終わった後、三年後に再び試みられる。ここで語られる最初の移住については、『選ばれた島』、二一三頁〜二二三頁。

**「羽地村では数千の人がてんでに鋤や鍬を持って朝早く嵐山へおしよせた。」（『選ばれた島』、二一七頁）

三　撤退

青木は、住民たちの非道に耐えかねて、この件を警察に告発する。捜査が行われ、直接小屋に手を下した者たちには、罰金刑が科された。そうしたこともあってのことか、大堂原の患者をまとめているのは青木であり、彼がいなければ患者たちは解散する、と考えて、住民たちの間で、青木を標的とする考え方が持ち上がった。

「青木を殺せ」との檄《げき》が羽地の住民たちの間で飛んでいることは、青木の耳にも入っていた。しかし、青木は、自分のことは構わずに、そのような乱暴なことが言われているようなところでは、病友たちの暮らしは一体どうなっているのだろうと、むしろ、仲間のことを心配する。

屋部を根拠地に活動を続けていた青木は、一九三四（昭和九）年一月一日、屋部を自転車で出発し、大堂原にやってくる（最初の大堂原移住の試みが失敗するこの件《くだり》は、『選ばれた島』、二二四頁〜二二八頁参照）。

本当に青木殺害を実行しかねないような住民たちの空気を痛いほど感じている病友たちは、あわてて青木を隠す。そこに、殺気立った人々が、青木を探しに来る。「青木を出せ」との怒号の中、自分を探し回る人々の殺気あふれる叫び声を、恐怖を感じながら青木は聞いていた。アダンの茂みの中に隠れていた青木は、住民たちの怒りが、「ライ患者の怨み」など問題ではないほどに大きいことを知る。「ライ患者の怨み」とは、患者に非道な仕打ちをすると、自分の家に同じ患者が出る、だから怨みをかわないように親切にしなければならないという言い伝えである。*このことが、病者に温情を与える行動を促すように人々を促す教えとして受け入れられていたはずなのだが、その怨みをものともしない仕方で、患者に対する憎悪が人々の心を充たしていることを、青木は思い知るのである。

少し正確に言っておく。青木は「ハンセン病者に対する住民の憎悪」とするが、それは、病む人その人、病むことそのことへの憎悪では、決してない。そうではなくて、前章、第三節の「五　人々の行動を縛るもの」で見たように、病む人たちが自分たちで新しい秩序をつくろうとすること、あるいは、行政府が病む人たちのために新しい秩序をつくろうとすることに向けられた憎悪である。病むことにおいて劣った人間だとされた病者たちは、これまで通りこの土地の慣習に従ってさえいれば、問題ないとされた。そうしておけばよいものを、自分たちのための療養所をつくることを行政府に願い出るし、それがうまく行かないとなると、今度は自分たちでつくろうとする。情けをかけてやっているのに、それをいいことに、増長して自分たちの施設を求める、自分たちの望みがかなうよう社会を変えてゆこうとする。それは不遜なことだ、と住民たちは反発したのであった。

青木の捜索を断念した村の人々は、病友たちに、「明日の正午」までに解散することを命じた。その声には断固たる決意がこもっていた。

青木が話し合いに出てくると、本当に青木に危害が加えられるかもしれないし、そうでなくても、「火に油を注ぐ」ように騒動が大きくなることが考えられるから、青木も後を病友たちに託すしかなかった。病友たちは、青木との打ち合わせ通り、療養所がどうしても必要なことを住民たちに説きつつも、住民たちの主張通りこの地を離れることを受け入れる。再び県が「保養所を計画するときには、敷地がどこであろうと、たとえ屋我地島内であろうと反対しない」約束をしてもらうことを条件に、大堂原を立ち退《の》いたのであった。

「この言質は後日再び大堂原に来たとき大きな助けになったとわたしは今でも信じている」とは、青木の言葉だが、住民たちがそのような約束を固く守ってくれるなどと、青木自身も考えてはいなかっただろう。それなら、なぜ、と人は思うかもしれない。実は、その言葉は自分に向けて発せられている。たとえ相手が忘れていても、忘れたふりをしていても、そのような約束までした、約束を取り付けるところまで自分たちは頑張ったのだ、と自分に言い聞かせることができる。自分を励ますことができる。だから、それは無駄ではないのだ。自分たちの土地で生活する、それは人間として生きることの願いであり、誇りであり、それへの希求が、ひとりひとりを生かす力となった。**

*伝承には、必ずといってよいほど多様性が伴う。「天罰を受けなければならないほどの罪を犯したことによってもたらされた病《やまい》であるから、戸毎に乞い歩いて醜い姿を世にさらすことによって、天罰も晴れ、病も癒える」として、人々は、ハンセン病者を家から出した（本書、第二章、第一節、「二　罪を消すための儀礼」参照）。しかし、これとは逆に、「七国の土を踏ませ七国の水を飲ませると再び子孫に癩の発病をみる」（『沖縄救癩史』一九七頁）として、患者を家から追い出し、乞食という苦労をさせて辛酸をなめさせると、そのようにさせた者たちの子孫に患者がでるとして、放浪させず、家にかくまった場合もあった。「怨まれる」ことによって、自分の子孫にハンセン病者が出る。それを恐れて、ハンセン病者に親切にした、というわけだ。この理屈は、放浪する患者に同情するとともに、辛く当たると怨まれる、その怨恨を恐れて喜捨を施したという論理と、同じ根をもつ。ハンセン病患者の恨みをかうと、子孫に患者がでる。それは恐ろしいことだ。だから、患者には親切にしなければならない。このような教えもあった。しかし、この教えをものともしない仕方で、住人たちの憎悪は、患者に、とりわけ青木に向けられた。

**この点について「自由」の問題を論じることは、「人間」理解を深める契機となる。通常、私たちは結果から自由を考える。選んだり、決めたりすることができたから、自由。なるほど、そのような面は確かにある。

しかし、それだけかと尋ねられると、そうとばかりは言えない。たとえ結果を伴わなくても、それへと心を差し向けることができる。心を注ぎ、願いを込めることができる。私は、このように生きたい、このように生きる。それは、自分への信頼である。この考察は、第五章、第四節、「生を支えるもの」で行う。

四　伝道と病者救済

殺意を持って青木を追う人々から逃れてアダンの茂みの中に隠れていたとき、青木は、リデル亡き後の回春病院を継いだハンナ・ライトから叱られたことを思い出していた。療養施設の建設のために土地を手に入れようとする青木に対して、「あなたの使命は伝道にあるのであって、そんな大それたことをすることではない。もし身に過ちでもあったらどうするのか、速やかに伝道の使命に帰れ」と、ライトは諭《さと》した（『選ばれた島』、二二七頁）。

もちろん、青木も忘れていたわけではない。伝道の喜びは、『選ばれた島』全編にわたって、いたるところで見いだされる。

「もとよりわたしの使命は伝道にある。しかし、伝道一点張りの頃はわたしを避けていた彼らが、病気のよき相談相手になってもらえるとなると、進んで近づいてくる事実に直面して、わたしは新たに洋々たる道が開けた思いがした。病気の相談を受けながら彼らを信仰に導く、それは確かに素晴らしい方法である。」（『選ばれた島』、一五四頁）このような文章を読むと、青木が伝道（布教）の方便として人々と暮らしを共にしたように見えるかもしれない。療養施設をつくることも、そのための土地を購入することも、方便である、と。

おそらく、人は、自分の半生を書物に著そうとするとき、その行動を合理的に説明しようとすることになる。そのために、このような表現になったのではないのか。確かに、彼には伝道という大きな仕事があった。人々をキリスト教信仰に導かなければならない。そのためには、暮らしをよくしてあげることを手段として実行し、その結果として信者を増やす。目的のための手段として、生活改善を図ろうとしていた、ということであれば、おそらく人々は、青木を信用しなかったであろう。

そうではなく、青木には、人とともに生きることが、最初にあった。ともに人間らしく生きるためには、どうするか。祈りは、その生き方を支えるものとしてあった。もちろん、祈りが手段としてあった、などと言っているのではない。青木の場合、生活の中に祈りがあり、祈りは日々の生活の中で、生きることを支えた。

青木にとって、人と共にあること、信仰をもって生きることとは、ひとつのことであり、信仰という目的のために何か手段を講じるということはなかった。自分を生かしてくれる力が信仰によって与えられる。だから、それをみんなと分かち合いたい。そのようにして、人と共に生きたい。青木の願いはそれに尽きる。そして、その願いは、人々の迫害に際しては、祈りの言葉となって自分の生を支え導いた。もちろん、人は神に祈る。祈りは神に捧げられるものだけれども、捧げられた祈りは、そのまま人を支える。人が祈りを捧げるという行為を通して、祈りが人を超えたものに捧げられることによって、祈りの言葉は人を生かす力となる。

屋部に戻った青木が、東江新友の家に下屋《げや》をおろし、浮浪病友の勧誘を行うことも、人と共に生きるという姿勢の延長上にある。下屋をつくる資材は、一キリスト教団の支援によるものだが、*人々の協力によって、五人が屋部の生活に加わることになる。

当時、ハンセン病者は、共同井戸から水をくむことができなかった。そこで、健康者の乞食が、病者を相手に飲料水を販売するという商売をしていた。病者はそのような仕方でも、抑圧、差別を受けていた。そのような差別を受けている同病者をひとりでも救いたい。救うとは共に生きることである。ともに暮らすには、暮らす場所が必要である。そのためには、療養所は、是が非でも必要である。この思いは、いたるところで強められることになる。

青木は次のように述べている。

「当時は沖縄各地を乞食しながら浮浪徘徊する者が五〇名内外いて、顔ぶれは違うが少なくともその半数以上は常に那覇に集まっていたから、問題になるのは必然であったろう。(中略)那覇市がそれほど衛生を重んずるからにはこの問題を解決するために予算を組むだろう。その予算がもし貰えれば、とりあえず今自分たちのいる東江さんの家に下屋《げや》をおろして浮浪病友を収容できる。そうなれば、それはもはや立派なひとつの市立救護所であり保養院である。さいわい屋部の人々は東江さんの家にたくさんの病友が出入りしても別に文句を言ったことがない。いつも出入りしている浮浪病友を収容したってなんとも言わないだろう。救護所ができたら屋我地済井出《すむいで》部落の言質を楯にとってこれを憧れの大堂原《うふどうばる》に移す。」(『選ばれた島』、二三二頁)

＊『選ばれた島』、二二三頁。青木は、嵐山事件および最初の大堂原入植に破れて撤退した後、「救世軍」の活動家花城武雄（『選ばれた島』では花城大尉として登場する。二三〇頁～二三四頁）と知己を得る。花城は、青木の計画に強い関心を示し、協力を約束する。この時の資材提供は、これによるものである。その後、花城は、日本キリスト教会牧師服部団次郎と共に那覇日本キリスト教会野町良夫牧師、那覇メソジスト教会北村健司牧師、首里バプテスト教会照屋寛範牧師らに呼びかけ、協力して沖縄救ライにあたる運動を開始した。ここに、キリスト教各派連合による救ライ機関が誕生することになり、それは「沖縄ＭＴＬ」(Mission to Lepers) と命名された。一九三五（昭和一〇）年五月のことである。第一章、第一節、「六　安心」の註参照。

五　重ねられる困難

見られたように、＊東江新友は、屋部の隔離地帯に住むハンセン病患者である。集落の人たちは、彼に好意的で、また彼の家族も彼に不自由させないように生活全般を取りはからった。その東江の住まいを拠点に小さな療養施設から始めて、療養所のもとになるようなものを人々に認知してもらい、自分たちの土地にそれを移す。青木の考え方は、とても論理的だし、実際に適《かな》っているように思われる。

それなのに、青木を待っていたのは、「焼き討ち」であった。住民たちは、新聞がＭＴＬ＊＊の金品募集活動と青木らの屋部での集会活動を関連付けて、「ライ救護所設置計画」と報じたことをきっかけに、強い危機感を抱いた。このままでは、この地にハンセン病患者を収容する療養所がつくられ、全県から患者が集められることになる。それは困る。そう考えた住民たちは、そこに住む患者の人たちを追い出そうとした。それが、「焼き討ち」事件であった（第二章、第三節、「二　屋部の焼き打ち事件」参照）。常軌を逸した迫害、それはまた、狂気と呼ばれてもよいほどのものであった。

青木の心も揺れることがあったことをあらわす個所が、『選ばれた島』にはある。焼き討ちという住民たちの激しい憎悪をいやというほどに体験した時のことは、次のように述べられている。「ミス・ハンナ・リデルも、ミス・ハンナ・ライトもこの日のあるのをすでにご承知で、何回も私に警告してくださった。それに従っておればこんな苦しみにはあわなかったであろう。祈りと信仰だけの時は、貧しい中にも喜びと平和が満ちていたのに、身の程も弁《わきま》えず、救ライなどと社会運動に手を出したが、それは御旨に背くことではなかっただろうか。私は悲しくなって涙がとめどなく流れた。」（『選ばれた島』、二四〇頁）

そして、青木は次のように祈る。

「私たちはこれからどこへ行けばよいのでしょう。一坪でも結構でございます。そこにおればだれも文句を言わないところはないものでしょうか。私はもう進むことも退くこともできなくなりました。一体どうしたらよいのでしょう。何卒私に希望と力をお与えください。私はもう耐えられなくなりました。」

「一坪でもよい、そこにおれば誰も文句を言わないようなところはないものでしょうか」というフレーズは、次節で紹介する林文雄をはじめ、青木を語る人々によってよく引用されるものである。ここで気をつけていただかなくてはならないことがある。この一文だけ引用されると、どこか切なる願いだけが強調される恐れがある。その願いの結果、再び大堂原へ赴くというポジティヴな理解になりがちである。

それは、間違ってはいない。しかし、深い絶望の中にあって苦しむ姿が、希薄になってしまってはならない。ここには、生きるための場所が欲しいという切なる願いと同時に、どうしようもなくなっているという絶望的な響きが含まれている。住むところを追われることは、彼らを追い出した人たちの目からは、ハンセン病者は同じ人間とはみなされなかったということである。人間扱いされないことほど、屈辱と絶望を味あわされることはない。極限的な苦難の中にあって、信仰者らしくすべてを主にゆだねようとし、病友の一人が発する言葉「ジャルマへ行こうじゃありませんか」に促されて、そう決意する。深い絶望の中にあって、人は何によって生きるかを考えさせてくれる、大切な場面だ。

それは、ともに生きる者の言葉であった。ともに生きる者たちとは、信仰によって結ばれて

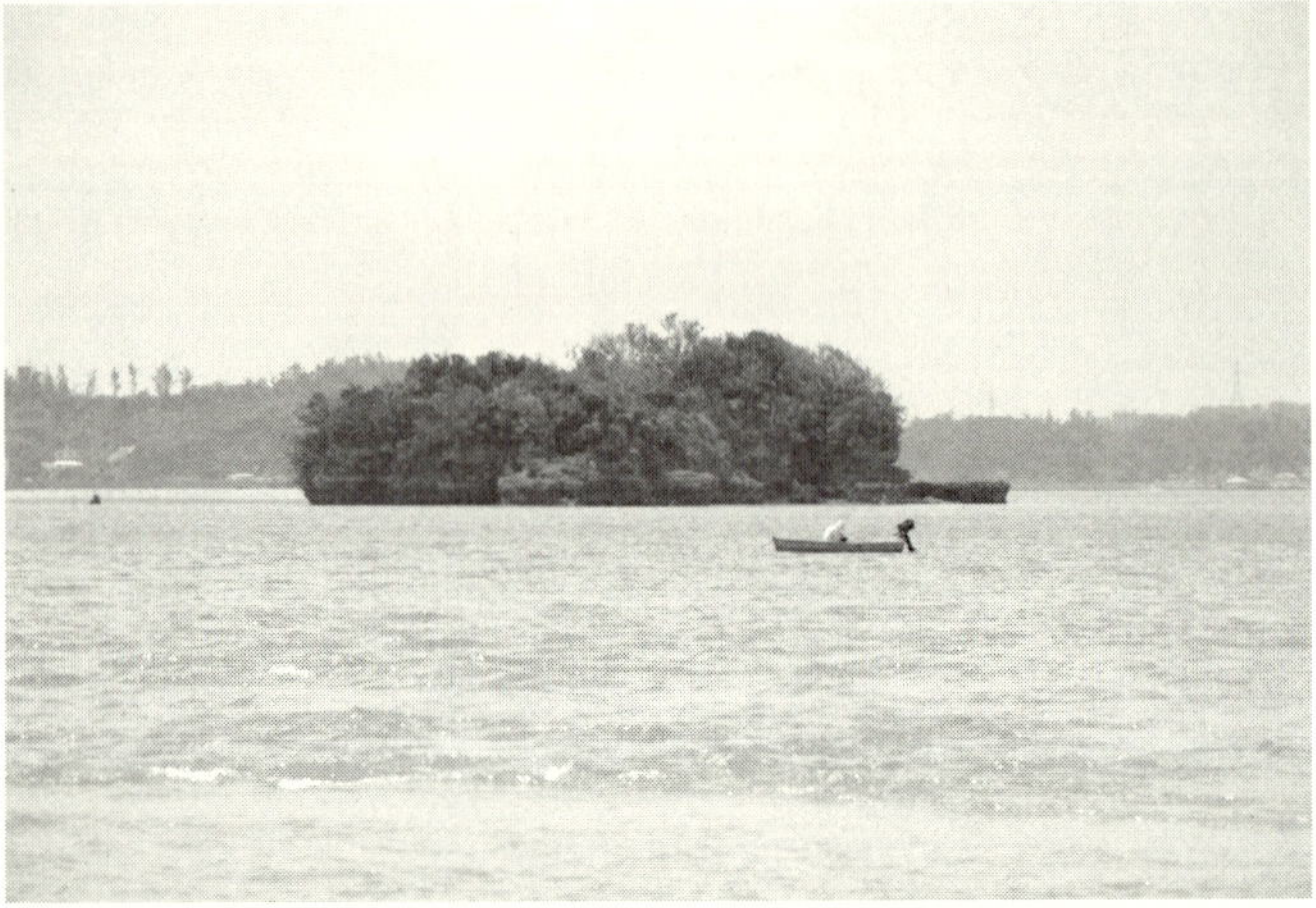

現在のジャルマ島。手前の船と人の大きさから、島の大きさが想像される。島全体はおよそ300坪の広さだが、平地は100坪ほど。切り立った崖のふもとの自然壕（浅い洞窟）に人々は身を横たえ、風雨をしのいだ。

いたから、それは最終的には信仰であった、と言えなくもない。しかし、私は、それは人であると言いたい。青木と共に生きた人たち。青木と寝食を共にした人たちが、互いを勇気づけた。どんなにみすぼらしく、また惨《みじ》めに見えても、まずは生きる。生きることを肯定する。それは、青木が、いたるところで病友たちを訪ねながら、実行してきたことであった。共に生きる。無人島、ジャルマ島で生きよう。

＊青木が沖縄に来て三年後（一九三〇年）、東江新友の家を拠点に布教活動を行う姿は、第三章、第二節、「三備瀬から屋部へ」参照。

＊＊第一章、第一節の「安心」および本節「四　伝道と貧者救済」の註参照。

第四節　愛楽園の誕生

一　林文雄と沖縄

屋部《やぶ》、安和《あわ》、の焼き討ち事件が、一九三五（昭和一〇）年六月。この時、台湾をはじめ海外のハンセン病療養施設を見て回った帰りに沖縄を訪れた林文雄（長嶋愛生園医師、この年の一〇月に開園する鹿児島県鹿屋市の星塚敬愛園初代園長）は、事件の後の生々しい状況を目にする。

林は、沖縄県庁で「沖縄救ライ」について講演した。他の主要な都市《まち》（那覇、首里、名護、大宜味、金武）でも同様の講演をした。屋部の事件にふれて村民の暴虐非道を糾弾した（林文雄にかかわるここでの叙述は、『選ばれた島』、二五二頁〜二五八頁）。その後、日本MTL長島支部から発行されたパンフレット（No.2）に「この暴虐を座視せんや」と題して、沖縄の問題点を論じ、沖縄におけるハンセン病患者の救済が急がれることを訴えた。そこでは、非常に強い調子で、①沖縄ではハンセン病の発症率が高いこと、②それに対して隔離療養施設がきわめて貧弱なこと、③沖縄でのハンセン病患者の苦しみは、県民の無理解による迫害であること、が述べられる。そして、特に最後の点について、林は、強い口調で、人々の非道さを指摘した。

「沖縄の癩者は奴隷以下である。奴隷はなお食物を得るであろう。寝るべき土地が与えられるのであろう。二十世紀の今日この日本に奴隷以下の取り扱いをされる同胞兄姉がいるのだ。沖縄の人は只獣のごとく彼らを追うて終わりにどうしようというのか。」

「（沖縄）県民は度々の療養所設置計画に猛烈な反対運動を起こしてその実現を阻んだのみならず、患者が現に住んでいる小屋まで焼き払い、これを無人のジャルマに追い立てて得々としているがその心事は到底われわれの理解できないところである。」

沖縄には浮浪患者が多い。この人たちに乞食をさせないように、沖縄ＭＴＬは、食糧並びに生活必要品を運ぼうとした。それなのに、ある地域では、住民一千人が集まり、ハンセン病を病む人たちが住む海岸の小屋を焼き払い、病者の立ち退きを満場一致で可決した。林の言葉は、これを厳しく糾弾するものであった。厳格主義と呼ばれてもよいような林の生き方を思えば、つまりは自分とその家族に対して非常に厳しい仕方で臨み、他者を非難することのない生き方を思えば、意外なほどの表現であった。[*] 恐らくそれは、林の本心、どうしようもなく語らざるを得ない仕方で口を衝いて出た言葉であったのだろう。

この中で、林は、彼等（ハンセン病患者）は「誰かが負うべき重荷を自ら背負うた人々」であると述べる。その言葉には、敬虔なキリスト教徒であった林らしく、キリスト教の教えが色濃く反映している。ハンセン病という苦難を背負って生きること、それは間違いなく苦難である。できれば、誰だって避けたいことである。しかし、その苦難を背負った人たちは、私にかわって背負ってくれた。背負うことができそうにない私にかわって背負ってくれたあの人たちは、背負うことができる者として神から選ばれたすぐれた人たちなのだ。苦難を生きる高貴な人格なのだ。ここに、悲惨が栄光になるキリスト教の倫理がある。

屋部の焼き討ち事件直後にふたりが会ったとき、青木が林に語った言葉を、林は引用する。それが、「十坪でもいい、一坪でもいい。我々が立っていて人が文句をいわぬ土地が欲しい」というものである。この時の経験が、星塚敬愛園開園と同時に、林をして沖縄、奄美の患者収容へと向かわせたものと推測される。** 屋部、安和の焼き討ち事件は、それほどまでに林の心に強烈な印象を与えたと考えられるべきことであった。

*下村英視、『星ふるさとの乾坤―星塚敬愛園を生きた人々―』、第三章、「三　初代敬愛園園長林文雄」参照。

**本書、第四章、第五節、「一　愛楽園初代園長塩沼英之介」参照。

二　再びの大堂原

一九三五（昭和一〇）年六月、屋部を追われた人々は、ジャルマ島に避難した。人々は、不便な生活によく耐えた。この年の一〇月に開園した鹿児島県鹿屋市（当時は肝属郡鹿屋町）星塚敬愛園初代園長となった林文雄は、沖縄、奄美の患者を敬愛園に収容することを計画する。

奄美を担当する林とともに沖縄の収容を担当したのが、後の国頭《くにがみ》愛楽園（現沖縄愛楽園）初代園長となる塩沼英之助である。

この収容に備えて、青木たちは、一一月三〇日の朝、ジャルマ島を発って集合地の名護海岸に向かった。目的地に着いた時には、すでに各地から大勢集まっており、昼ごろには那覇、島尻（沖縄本島南部）方面の病友たちも揃《そろ》った。ところが、船が大幅に遅れた。ここでもまた、ハンセン病患者に対する偏見が邪魔をして、船の調達に支障が生じたのだった。患者輸送用に借り受けていた船が直前に断られてしまい、窮余の策として、一三〇トンの木造船を借りることしかできなかった。しかし、あまりに小さくて頼りない船の姿を見せると、患者が不安に思うのではないかとの配慮から、夜を待って航行し、患者を乗船させることになった、という。*

この時の収容者数は、一二九名。ジャルマ島からは二七人の希望者が加わった。もちろん、伝道を務めとする青木は沖縄に残り、東江新友も青木と行動を共にする。本書第一章、第一節、「六　安心」で紹介した古垣さんも、このたびの収容には加わらなかった。また、奄美からは、一一六名。両者を合わせると、二四五名になる。敬愛園の当初の定員は三〇〇名だから――その翌年には四五〇名になるにしても――沖縄、奄美からの入所者が半数を超える。いかに林文雄が、沖縄、奄美に心を砕いていたかがわかるというものだ。

敬愛園に入所した二七名を差し引いた一五人が、ジャルマ島に残った。では、その人たちはどうしたのだろう。青木を含めたこの人たちは、再び大堂原を目指すことにした。最初の大堂原移住が一九三三（昭和八）年一二月。翌年一月には、その地を追われたが、その時の約束がある。「今度当局が療養所をつくる時は反対しない」。もちろん、そのような約束が守られ、やすやすと自分たちが受け入れられるとは、青木も考えてはいない。しかし、そうするしかなかった。

もっともよい方法は、県が大堂原に療養所を設置することだが、これまでの経緯から、県に任せておいても失敗が続くことが予測される。やはり、自分たちでするしかない。自分たちが、そこで実際に生活して、生きて、「こちらでちゃんと療養所の基礎を固めてから県に経営を移管するという形」をとるしかないと、青木は考える（『選ばれた島』、二六五頁〜二六六頁）。そこで生きる。同じ人間が生きていることを、住民たちに知ってもらうしかない。患者が住民の人たちに危害をもたらすことは決してないことを、理解してもらうしかない。もちろん、このようなことは、今になって言うようなことではない。以前から、わかっていたことだ。しかし、今また、この言葉を握りなおすしかない。

大堂原を後にして二年後の今、一九三五（昭和一〇）年一二月二七日、青木以下一五名は、ジャルマ島を後にした。テントや各自の荷物のほかに共同炊事小屋を建てるための古トタンその他の材料を船に積み、夕闇が迫るころをみはからって、出発した。着くとすぐに、荷物をおろし、テントを張り、炊事小屋つくりを始めた。「不自由な手足でも必死になって働いたので夜明けまでに仕事は完了した。」（『選ばれた島』、二六七頁）場所は、現在の愛楽園の納骨堂付近、青木が所有していた一五〇〇坪に接する官有地である。こうして、二八日の朝を迎える。

＊船の大きさについて。一部しか映っていない写真からも想像されるが（二八〇頁Ｔ丸写真参照）、名護（沖縄）～古江（鹿児島）を航行する船としてはいかにも小さい。一三〇トンという排水量を体積に換算してみると、おおよその大きさがわかる。船体が押しのける水の量（船体のうち水面下にある部分）、その体積は、「長さ×幅×高さ」である。高さ（船底と水面の距離）を0.5ｍとすれば、長さ×幅が２６０㎡。長さ30ｍ、幅９ｍ弱といったところか。高さを１ｍとすれば、長さ×幅が１３０㎡。長さ20ｍ、幅７ｍ弱といったところであろう。大雑把な計算だ。先端は鋭利になっているから、全長はもっと長い。それでも、どんなに大きく見積もっても35ｍどまりだ。「こんな小さな船で行くのか！？」と、人々に不安を与えないようにと、夜を待って乗船する手はずを整えたことには、納得がいく。

運行された船は時化《しけ》にあい、ひどく揺れた。船員以外は船酔いに苦しみ、立つこともできない状態にまでなったという手記が、残っている。激しく揺れる船内で、嘔吐《おうと》を繰り返した人々は、「生きた心地がしなかった」し、後に、沖縄愛楽園初代園長となる塩沼英之助（当時、星塚敬愛園医官）は、揺れる船内で患者の赤ん坊を抱きかかえながら、身近に死を感じたという。これについては、第四章、第四節、「三　感動の帰還」で詳しく述べる。塩沼英之助「沖縄救癩」、林文雄『星座』、星塚敬愛園慰安会、一九三六年、一〇四頁～一三二頁、特に、「二あらしの夜に」一二〇頁～一二四頁。

三　大堂原に生きる

この日の午前一一時ごろ、隣接する集落から五人の代表がやってくる。予想されたことだが、彼らは、立《た》ち退《の》きを迫った。青木は、あえて二年前の約束のことは持ち出さずに、ひたすら丁寧に彼らの理解を乞い願った。幾度も頭を下げ、「どうぞここに置いて下さい」と言い、この地に自分たちが生きることを懇願した。屋部の焼き討ち、ジャルマ島での生活、水を求めてここにやってきたこと、ここから追われたら死ぬしかないこと。これに加えて、キリストの愛や、貞明皇后の御歌（大正天皇妃、貞明皇后がハンセン病患者を慰めようとして詠んだ歌。「つれづれの／友となりても／慰めよ／いくことかたき／われにかわりて」）、小川正子の有名な歌（「親と子が／夫と妻が／生き別る／悲しき病／世になからしめ」）、ハンナ・リデル、リデル・ライトの献身などを語り、住民たちの同情に訴えた（このたびの大堂原移住にかかわる叙述は、『選ばれた島』、二六九頁〜二七二頁）。

五人は、「何といっても駄目だ。お前たちをここに置いとくことは絶対にならん」と、冷たく言い放って立ち去った。人々は、「テントの紐切りが始まる」、「この炊事小屋もまた海にどぶんかな」などと、自嘲気味に語ることもあったが、しかし、真剣に話し合い、そして、祈った。二年前の迫害を思い出して、不安が胸を締め付けたことだろう。しかし、不安の中にも、青木の「一途な眼差しをまともに受け止めることができないで彼らは目をそらす」ことに気づかされ、前回とは様子が異なるのではないかとの、かすかな希望も抱くことができた。

おそらくは、二年前の約束*など力をもつことなどあろうはずがなく、それに頼ってはならないと思い続けながらも、それでもその約束が心の中にあった。そのようなことが、希望を生む。希望は人を支える。「あの言質がなければわたしは移住の決心がつかなかったかもしれない」と、青木は記す。

それは、追い詰められ、そのようにするしかなかった人たちの行動を支えるために、青木が探し求めた拠り所——あまりに脆弱な拠り所——であった。しかし、人は、そうするしかない場合には、たとえそれが客観的に見てどんなに実現可能性が低くても、そうする。どれほど希薄な拠り所であったとしても、語られたその言葉に支えられて生きようとする。約束の言葉は人に希望を与えずにはおかない。そこには、他人《ひと》との関係が含まれているからだ。たとえそれがどれほど自分に都合のよい理解の仕方だとしても、他人《ひと》への信頼という思い——他人《ひと》とつながろうとする心の動き——は、打ち消しがたく立ち現れてやむことがない。

それは、勝手な空想であり妄想だと呼ばれてもよいような場合さえあるけれど、否定するたびに繰り返し現れ続ける願いであり、希求のようなものだ。それは、どこか祈りにも似たもののようにも見える。生きていることが息をしていることであるように、そのように、まるで息をするように心に現れ出でて、私が生きることと一体をなしている。確かに。言葉は人を生かす。自分を超えた存在に祈ることによって。与えられた命に自分を超えたものを見ることができるように、私を超えたものへの祈りとして、こころが赴く。そうして、このように生きるしかないと確かめる。人を生かす言葉に導かれて、青木たちは、再び大堂原に移住した。

集落の人たちは、その翌日もやってきて退去を迫ったが、その後は姿を見せなくなった。しかし、まだ安心はできない。その間、青木たちは、着々と生活の基盤を築き始める。「テントと炊事小屋の次にわたしたちは周囲の整地に手をつけた。大堂原は阿旦《あだん》のジャングルで、テントと炊事小屋のすぐ側から阿旦が密生していた。それを切り開くとともに海岸に石垣を積んでその内側に阿旦の防風林を植えたのであった。女は炊事に男は整地に病の身を忘れてよく働いた。」古い屋敷の井戸から水は汲まれたが、遠くて不便だったので、新しい井戸を掘った。「甘露のような水が湧いて一同歓声を上げた」などという表現は、大堂原での生活が順調に進みつつあることをあらわすが、同時にそれは、人々が人間として生き始めた、ということを語るものである。自分たちの努力で、自分たちの生きる場所を今つくりあげてゆこうとしている人間の誉れが、生き生きと伝わってくる。

やがて、集落の中から、青木たちのところに商売に来る者が現れる。村人の目を盗んだうえでではあるが、甘藷や塩を売りに来るようになった。同じものを食し、同じように暮らす人間として、青木たちを認める人が出てきたのである。もちろん、偏見が一挙に取り除かれたわけではないだろう。しかし、済井出《すむいで》の集落で「救ライ思想普及講演会」（ＭＴＬ主催）が開かれたとき、会場で激しく野次を飛ばしていたのが、青木たちと商いをしている人物だった。その人は、病者との商い《あきな》——つまりはつきあい——を隠すために、わざと集落の人たちの前では、理解を示さないふりをした。それは、商い（つきあい）をこれからも続けることを前提とした方便であった。少しずつとはいえ、青木たちは受け入れられて行ったのである。

資金面では、MTLに支援を受けているとはいえ、大堂原の生活が実現したのは、彼らの努力の賜物《たまもの》であろう。自分たちを追い出す者がいない土地で、彼らの生活には、張りが見えてくる。礼拝では、苦難を耐える祈りにかかわって、感謝がささげられることが多くなったのではないか。海の幸を喜ぶ言葉も、野菜づくりを楽しむ言葉も、このころから登場する。

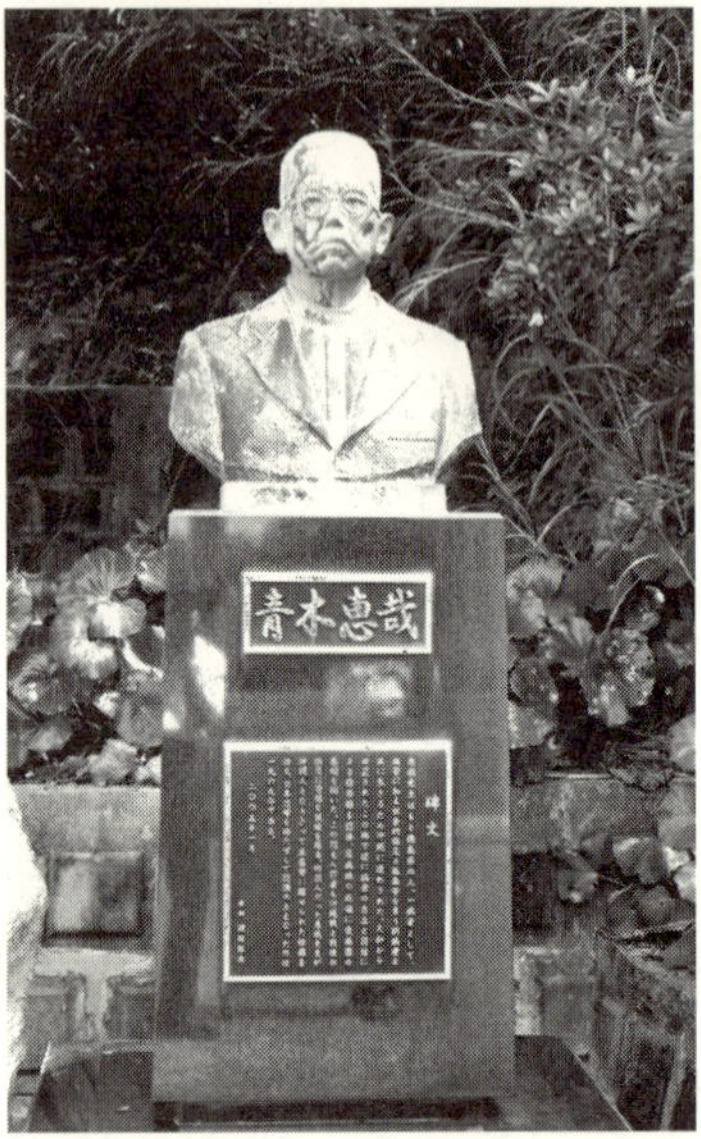

愛楽園の納骨堂は、青木恵哉たちが、住民たちの妨害にも屈することなく、自分たちが生きる場所として選んだ大堂原に設置されている。この同じ場所に、青木恵哉の徳をたたえた顕彰碑と胸像が建てられている。

沖縄からの患者収容に力を尽くした星塚敬愛園園長林文雄夫人富美子医師が大堂原を訪ね、彼らを診療し、親しく交わったのも、このころであった。林文雄と富美子は、長島愛生園で同僚だった時期があるが**、「救癩」にかける思想を同じくする。「塵溜めに鶴が舞い下りたような感じ」（『選ばれた島』、二七五頁）であったと、青木は記すが、一か月前に林文雄と結婚したばかりの年若い女医が献身的に患者の世話をする姿は、村人たちにとって、とても印象深かったのではなかろうか。このようなところからも、偏見は解《と》けてゆく。

＊「今度当局が療養所をつくるときには反対しない」という約束。これは、「再び自分たちが生きるためにこの地に足を踏み入れた時には、ここで生きることを許してもらいたい」と読み替えられる。本章、第三節、「三撤退」参照。

＊＊『星ふるさとの乾坤』、第三章、「三　初代敬愛園園長林文雄」、「もうひとつのエピソード―志を同じくする者として―」、一四四頁〜一四五頁参照。

四　ＭＴＬ相談所、そして愛楽園へ

一九三六（昭和一一）年八月、三井報恩会[*]のメンバーが、大堂原を訪れる。沖縄ＭＴＬの働きかけによって、三井報恩会が費用を負担し、本建築の住居が建設されることになった。青木は「欣喜雀躍《きんきじゃくやく》」したと記すが、本当に躍り上がるような喜びであったのだろう。これまでの生活の場を振り返るならば、墓場、洞窟、棺の板でつくった家（小屋）、屋部だけは畳の上の生活だったが、追われてジャルマ島へ、ここ大堂原に来てからも夏は暑く冬は冷たく、雨の降る日は座る場所さえない古トタンの家で暮らしてきた（ＭＴＬ相談所、愛楽園についての記述は、『選ばれた島』、二七八頁〜二八〇頁）。

青木が、一九二七（昭和二）年に沖縄にやってきてから、一〇年になる。一九三七（昭和一二）年一月に始まった工事は順調に進み、予定よりも一か月早く、この年の五月一〇日に竣工する。男子病棟一、女子病棟一、本館兼礼拝堂一、職員控室一、合計四棟の木造瓦葺の建物ができあがった。この施設は「ＭＴＬ相談所」と命名された。当時としては、「瓦葺き」は「立派な」と形容されるものであった。盛大な式典が行われた後、「入所を希望してやってきた新しい病友三〇名とともに計四五名が各室に割り当てられた。」[**]「鼻をつく木の香、さわやかな青畳の感触！」と青木は記すが、古垣さん（第一章、第一節、「六安心」）の思いも同じであったのではないか。よかった、これで積年の苦労も報われる。雨が降っても大丈夫。人から追われることもない。もう安心だ。

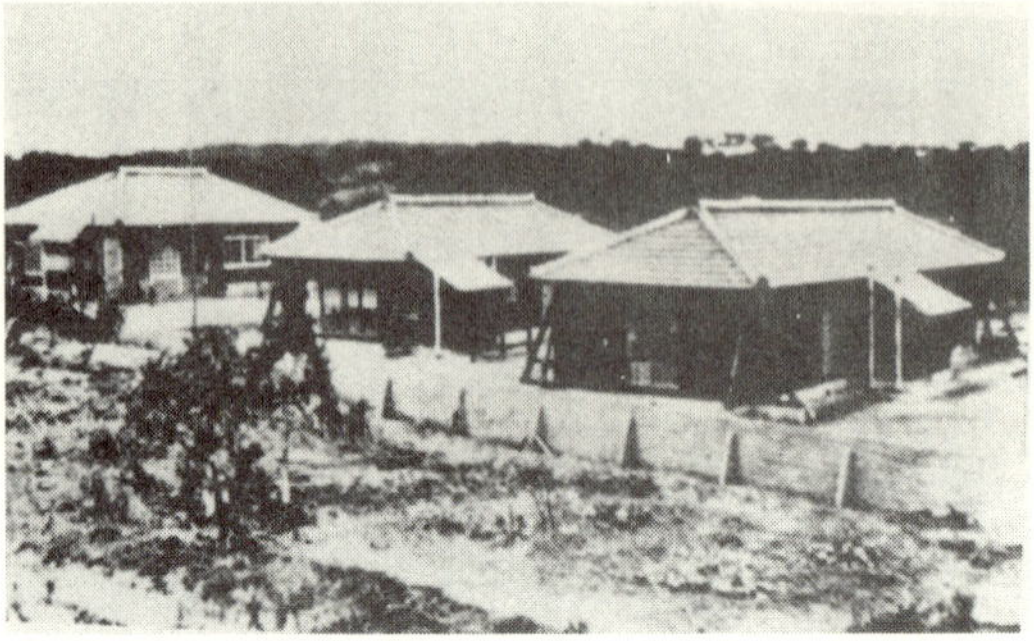

最初のＭＴＬ相談所。1937（昭和12）年5月12日。上原信雄『阿檀の園の秘話―平和への証言―』より。

　青木は次のように書いた。「この清潔な環境と敬虔で明るく意欲に満ちみちた私たちの生活はたちまち遠近に伝わり、毎日ほども参観に来る人があったが、噂にまさるこの事実を見て感嘆しないものはなかった。そしてあれほどライ者を迫害した民衆は、ライ者を迫害すべきではなく救済すべきであるということを初めて悟ったのである。」

ＭＴＬ相談所は、当初の計画通り県に移管されて拡張されるべきとの考え方から、青木は兼ねて購入していた土地三〇〇〇坪をＭＴＬに寄付するが、それと同時に、ＭＴＬは県に移管を申請した。県は受諾し、一九三八（昭和一三）年二月一日、国頭愛楽園《くにがみあいらくえん》***が誕生する。本節二で見られたように、「こちらでちゃんと療養所の基礎を固めてから県に経営を移管する」という、青木が構想した通りの展開になった。

*一九三四（昭和九）年、三井財閥によって公共事業、社会事業への献金のためにつくられた組織。当時、日本政府はハンセン病患者の隔離政策をとりながら、患者全員を収容する施設への出費を惜しんだ。一九三六（昭和一一）年内務省衛生局は十年計画で療養所の定員を一万人に増やすことを計画（犀川一夫「沖縄のハンセン病対策」、琉球大学医学部附属地域医療センター編『沖縄の歴史と医療』、九州大学出版会、一九九八年、一三八頁の表参照）し、三井報恩会は一万床増設に必要な経費二、〇九二、二五七円の献金を申し出た。これは、沖縄ＭＴＬの活動によって、ハンセン病患者の置かれた実態に関心を深めた結果である、と渡辺信夫は記す。渡辺信夫編『選ばれた島』、二九四頁。

**「男子室は、八畳六つ、そのうち一室は四名、残りは五名ずつ、女子室は八畳が四つ、一室に四名ずつ」であった。『選ばれた島』、二七八頁。

***公立療養所の国立化に伴い、一九四一（昭和一六）年に国立療養所国頭愛楽園となる。現沖縄愛楽園。

第四章

魂たちの系譜

――動き始めた園――

第一節　公立療養所として

一　安住の地であったはずなのだが……

見られたように、沖縄愛楽園（設立当初、沖縄県立国頭愛楽園、二年後に国立療養所沖縄愛楽園）は、青木恵哉らハンセン病を病みかつ信仰をもつ人たちの粘り強い努力を主とし、それに沖縄MTL（本書、第一章、第一節、「六　安心」の註参照）のメンバーおよびその活動に賛同した篤志家たちの思いによって、誕生する。療養所の設立を求め、住民たちの激しい反対運動――それは時として迫害という仕方で現れた――に際しても、苦難に耐えていく姿は、まさしく宗教者のそれであり、これをあきらめることなく、ついに実現に至った。その点では、犀川一夫が言うように、療養所は「強制隔離される特別なところ」ではなく、ハンセン病を病む人たちにとっては「安住の地」と表現されてもよいものであったはずである。*

そうすると、日本のハンセン病対策が、一九〇七年の法律第一一号「癩豫防ニ関スル件」によって始まったとき、患者ひとりひとりの救済を念頭に置いたものと言うよりも、「予防」に重点が置かれて患者の収容が行われたと考えることができるから、この法律をもとに全国に五か所の療養所が設けられたことと、愛楽園の設立とは少し事情が違う、と考えることが許される（本書、第二章、第二節参照）。ハンナ・リデルに見られるように、外国人の篤志家たちが、日本のハンセン病者の置かれた惨状に接し、これを救済しなければならないという強い志を抱いたように、愛楽園は、悲惨な生活に甘んじなければならない病者の救済を志した青木恵哉――自身もまたハンセン病を病むものであった――らの不屈の意志によって実現されたものであると言えよう。

なるほど、病者に対する差別は日本全国いたるところにあった。また、積極的な迫害の例として、一九二二年には、患者の住む家を焼き払ったという事件が大分で起きている。しかし、「的《まと》が浜事件」と呼ばれるこの迫害は、皇族の当地への訪問を前に、治安の維持と不敬を未然に防ぐ――いったい患者の誰が不穏な行動をするというのか、また、患者の惨状が皇族方の目に入ることがどうして不敬に当たるのか、私には理解できないが――ともかくも、そのような理由で公権力（警察）によってなされたものである。嵐山事件や屋部、安和の焼き討ち事件（本書、第二章、第二節、第三節参照）に見られるように、住民の手でこれほどの迫害がなされた例は、他に知られていない。だから、第一章で見たように、迫害され続けた人々は、この療養所に来て、「ほっとした」はずだった。

ところが、公立療養所としてスタートした愛楽園は、必ずしもそのようではなかった。入所者のひとりの言葉を聴こう。

入園は警察からの強制だった。園に入る前、ハンセン病というだけで、人間扱いされなかった。まるで汚いものを見るかのような目で、じろじろ見られるか、さもなければ目をそらされるか。あの視線はたまらない。「あんたたちはもう、出ていく方がいい」って、手紙が家の垣根にさしこんであったり。そういうことした人が――これも後でわかったことだけど――父の友人だったりして。本当に居場所がなかった。

社会でそういう仕打ちを受けていたから、それで、ここ（園）に入れば違うのかなと思って来たのに、そうじゃなかった。ここでも、人間扱いされなかった。「こちらの規則は守ってもらう。脱走は、決して許されない。」園のルールに従って、しかも、園の中だけで生きるように強制される。確かに私たちは、社会で迫害されてきた。迫害されてきたんだから、園の中にいさえすれば、もうそういった迫害を受けずに済むから、安心だろう、ありがたいだろう、って。だから、園のなかでじっとしておけ、って。そう言われたんだ。そうなのかな、そういうものかなって、一応は考えた。でも、やはり違うだろう。そういうことじゃないだろう。そうすることは、今度は、社会から切り離されるってことだろう、って。

ここでは、お前たちをいじめる人間はいないから、黙っておとなしくしていろと言われても、はいそうします、とはならない。住むところもあって、食べる物だって配給される。ありがたいと思え、って言われてもね。感謝する気にはならなかった。私たちは人間だよ、動物じゃないんだよ、ってね。そう言いたかった。人間なら自分で考えるでしょう。考えて、今日はどうしよう、こんな場合にはああしようとかね、一回一回ね、考えて生きるでしょう。人間として当たり前のことだよね。そういうことがね、認められなかったんだ。どんなに迫害されても、どんなにみじめであっても、何か工夫して、人と励ましあって生きる、社会ではそんな普通のことが、ここでは許されなかった。

「場合によっては帰省はさせてやる」という話だったけど、私の場合、それもなかった。母が危篤だという葉書が来ていたけど、帰省させてくれなかった。親の死だよ。社会では、どんな場合でも最優先で許されることでしょう。親の死を悼《いた》む、そして、送別の儀式をする、人間として当たり前のことだよね。それができなかった。許されなかった。くやしかったというか、情けなかったというか、そのときの自分は、人間扱いされていないんだって、心の底からそう思った。そう、屈辱と憤りの感情があわさったようなもの、この気持ちが一番強い。[**]

＊「沖縄では住民の偏見と迫害から逃れるために入所を希望する病者は多く、病者は県内に療養所の設置されることを一日千秋の思いで待っていた。療養所とは強制隔離される特別なところではなく、当時は病者の安住の地であったのである。」犀川一夫「沖縄のハンセン病対策」琉球大学医学部付属地域医療研究センター編『沖縄の歴史と医療史』九州大学出版会、一九九八年、一三七頁。本書、第二章で、ハンセン病者に対してなされ

た迫害をたどり、第三章で、青木恵哉の努力をたどった私たちには、この見方を理解することができる。
＊＊『証言集』をもとに敷衍。

二　新しく加わった人たちから見た青木恵哉

このように、愛楽園は、本土の療養所と同じように、患者（入所者）の管理を強めてゆくことになる。病む人たちのための安住の場所として療養所の設立を渇望してきた人たちは、このことをどのように感じていたのだろうか。直接にそのことに触れた発言を私は知らない。しかし、残された人々の言葉から、この点を考えてゆく必要があるだろう。

ある話者は、入園当初、青木恵哉とは距離を置いた。青木のことを近寄りがたいと思っていたわけではなかったが、自分とは違う生き方をしている人に対して、なんだかその理由がはっきりとは分からないまま、自分から遠ざかっていた。

青木恵哉さんは、優しい人だった。私など、言葉をかけてもらってもぶっきらぼうな返事しかしないし、親切にされても感謝することもない。自分だったら、相手がそんな態度をすると怒るよな、と思うときでさえ、にこにこしてる。宗教家だからかな、それであんなに寛容なのかな、と思わないでもなかったけれど、あんなにね、優しくてね、まじめに生きてる人を見ると、逆に、腹が立つことがあった。なんであんなにまじめに生きてゆけるのかって。聖書読んでね、真剣に話してね、神様を信じましょう、ってね。バカじゃないかって、そう思ったんだよ。

まじめに生きてる人のことが憎らしかった。だって、そうでしょう。「あんたたちは人間じゃない」って、言われてきたんだよ。人から嫌われて、人間として扱われなくって、住んでた社会から追い出されて、ここにやって来た。そしたら、ここでも人間扱いされなかった。勝手に外出しちゃだめだって言われてね。バカ言うなって、外出したよ。動物園の檻の中の動物と同じにされてたまるかって。そして、捕まって監禁だよ。監禁。罰としてね。規則違反をした人に対してね、もうするなよって。そして、他の人に対しては、こうなるぞって、見せしめ。

ここにはね、監禁室ってのがあったんだよ。その当時の写真が残ってるかな。そこに、僕なんか四回ぐらい監禁された。初回は、みんな一週間ぐらいだったかな。で、二回目だと十日間というように。誰が決めるのか知らないけれど、勝手にそういうふうに決められてた。やってられるか、って、無断外出を繰り返した。懲りないな、と思われるかもしれないけど、そうじゃない。そうせずにはいられなかった。もちろん、だからと言って、悪態を自慢してるわけでもない。そうしなくては、耐えられなかったんだ。

寂《さみ》しかったんだよ。隔離されてることが寂しくて、それが、つらくて仕方がなかったんだよ。どうして寂しんだ、他にも人がいるじゃないか、園の中に仲間がたくさんいるじゃないか、って思うでしょ。でも、違うんだな。それじゃ、逆に訊《き》くけどね、人がそばにいれば寂しくないのかって。そうでしょ、同じ病気の人たちが一緒に暮らすところだから、寂しいことはないだろう、そう言いたいのかもしれないけれど、それは違う。そばに人がいても孤独なことがあるし、反対に、誰ともしゃべらなくても少しも寂しくないこともある。

寂しいのはね、自由がないってことなんだ。みんなはね、どこを歩こうと自由でしょ。友達の家に行くことも、親戚のおじさんおばさんに会うことも、場合によっては人に甘えることも、それに、都合が悪いなと思うときには、隠れることもある。その場を逃《のが》れて、ひとりっきりになってやりすごす。でも、たとえひとりっきりでも孤独ではないし、さびしくもない。自分の判断で、したいようにしているからだよ。そして、したいようにしているけど、その背後で自分を受け入れてくれる仲間というか誰かの存在を信じている。この信じることができているという感覚ね、漠然としているけれども、確かにある、そして、決してなくなることはない。そういう感覚、自分は人とつながっている、社会とつながっているという感覚。今の若い人たちだったら、これを「信頼の根拠」とでも言うのかな。世界とつながって自分は生きてる、そういう感覚があれば、人は決して孤独でもないし、寂しくもない。

だけどね、と言うか、だからね、と言うべきか、ここにはそれがなかったんだ。社会の人たちから嫌われて、ここにやって来た。すると、ここでも職員から軽くみなされる。信頼なんてない。自分たちとは違った存在だ。隔離されなきゃならないような人間だ、困ったやつらだ、って。そんなふうに人間の社会から隔絶されて生きてるって感じ。人間として見られていない毎日が続いて、そのうち自分が人間じゃなくなってくるって感じ。そういうことが、寂しくてたまらない。

毎日が空虚《むな》しいっていうか、不安でたまらない。だから、脱走もする。それはね、自分は人間だって、人に向かって言いたいし、自分でもそう信じたいってことなんだよ。そうしないと、自分がこのまま人間じゃなくなっていきそうで、それが不安で、寂しくって仕方がないということなんだ。その寂しさに負けて、脱走するんだよ。

そうだね。まじめに生きるのが、何かバカバカしいという感じだった。それなのに、あの人たちは、まじめにやってる。バカみたいに。当時の私には、バカみたいに見えたっていうのが、正直なところかな。青木恵哉はバカじゃないか、って。園に来て、いまさら勉強して、それがいったいなんになる、って。悪口言われても、自分からは決して他人《ひと》を悪く言わない。いつも穏やかでいる。だから、ってわけじゃないんだけど、そういう人を見てると、何か無性に腹が立った。

あの頃、きつい仕方でいろんなことを要求する三人の連中が園に入って来て、勤勉に暮らしている青木さんなんかをけなしていた。彼らが、青木さんを襲ったんだ。その時、私たちも、「殴れ、殴れ」と言って、その人たちを応援した。今思うと、本当に恥ずかしいことだけど、その時はそんな気持ちだった。やり場のない寂しさを、そのようにして発散させてしまった。いい年をして自分の言い訳をすることは、なにかとてもみっともないのだけれど、でも、人とつながることによってもたらされる安心の気持ちを奪われるってことは、つまりは、隔離されてこの園の中で生きるってことは、人をそうさせてしまうんだ。

分かってもらえるかな。これは、いいわけじゃないんだよ。自分がやったことは、いくら悔いても悔いきれない。許されないこと、したんだよ。でも、人にね、そういうことさせる何かが、この園にはあった。人の心をつぶしてしまうものがね。それが隔離ということなんだ。だから、私たちがされたようなことをね、こんなことしちゃいけないんだ、繰り返しちゃいけないんだってあんたたちに覚えていてもらわないと、ね。それで、自分の恥をさらして、お話してるんだ。*

＊『証言集』をもとに敷衍。

三　青木恵哉殴打事件

虚《むな》しさにとらわれた人たちの心には、青木の生き方は疎《うと》ましいものとして映った。それは、時に、自由を奪われた人たちをいらだたせることもあった。とは言え、ただそれだけの理由で、人が青木に暴力をふるったとすれば、ずいぶんひどい八つ当たりだ。しかし、暴力が振るわれた事情は、もう少し複雑なようだ。

愛楽園入所者長山真永《しんえい》さん、一九二三（大正一二）年、八重山生まれ。徴兵検査でハンセン病と分かり、一九四二年一一月一七日に愛楽園に収容される。『証言集』に残された彼の言葉から、当時の状況を見てみよう（『証言集』、九〇頁〜九一頁）。

「あかぎ舎とくろき舎というのが一番後からできた舎であるわけさー。新舎っていったよ。うちらはくろき舎。舎に三〇名ずつぐらい入っているわけ。／旧耕作地っていうのは近くにあって、前からいる人たちがアダンを切り開いてひとりで多く（耕作地を）持っているわけよ。自分らで開いたもんだからよ。／また新しく入ってきたのは新耕作地といって、森の向こう側の遠いところ。そして冬になると風もぼんぼんあたってカズラも生えない。また土も違うから。向こう（新耕作地）に割り当てられたのは一人八坪なわけよ。そういうふうに（旧耕作地と）差があって。／その頃、（自分の）家からお金もらうということは難しかったの。だから、野菜とか作って炊事に売って小遣い銭にしていた。旧耕作地はたくさん（作って）売るからね、前々天地の差があるわけよ。／新舎の方にも旧耕作地から土地を分けてくれとお願いしたら、前々

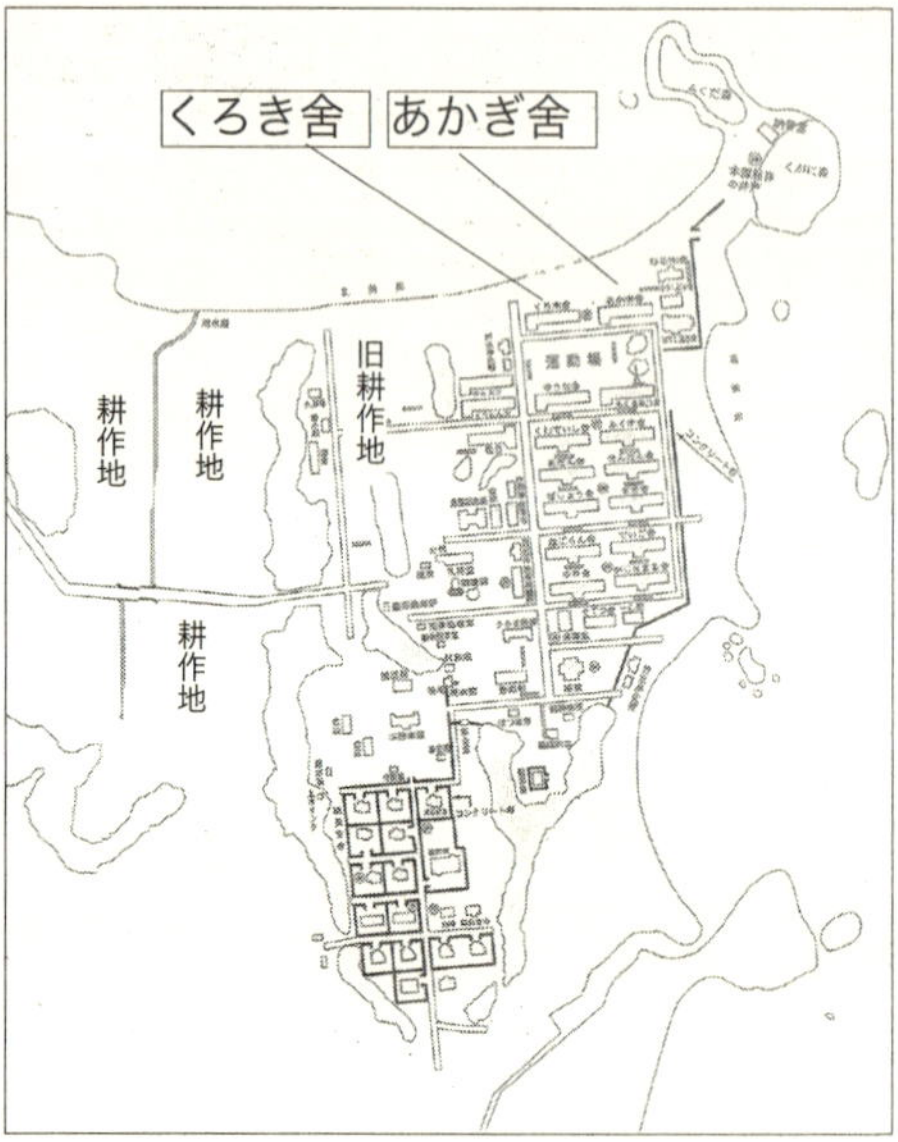

「あかぎ舎」、「くろき舎」は、園の北端に位置している。宿舎に近いところにあるのが、旧耕作地。小高い丘陵地を挟んでさらに西に広がっているのが、新しい耕作地。

からいた人たちは、自分らで開いた土地だからあげない方がいいと言って、それが問題になって。それは聞かない方がいいよとか、誰が何と言ったとか、どういったとか、（土地をあげることに）反対があったらしいんだ。／青木（恵哉《けいさい》）さんが土地を、畑さ、新しく入った人にはやらんほうがいいと、言ったとか言わないとか。それで、私は、「青木をクルセー《殴れ》」と騒いだ一人なんだ。これはもうあかぎ（舎）とくろき（舎）の団体だから、（体が）不自由であろうがなんであろうが、みんな一緒に旧舎の人たちの部屋に（行った）。私は後ろの方にいて、手は出さなかったが、一緒にいたわけさ。／一緒の部屋に大学を出てる○○がいた。その人は不自由で畑はできないのに、その人におだてられて。新しい入所者のいる新舎の人たちは教会行ってないから青木さんのことをよく知らん。それで青木さんの所に押しかけて。二人が青木さんを殴って、前歯なくして、○○と殴った二名が退園処分にされた。私は手を出さなかったけれど、本当からいえば罪なんだ。／十日ぐらいして突然だよ、処分された三名が連れていかれた。（私たちが）畑にいっていて、誰もいないとき。私たちはそれを聞いて塩沼（英之助）園長のところに行ったよ。団体責任だからね、一緒に処分してくれってことで。園長は、「悪かったのは三名で、君たちに責任はない」と言って私は返された。／きっと私の後ろには、やじ馬や応援の人がたくさんのぞきに来ているだろうと思ってね、振り返ったけどね、誰もいなかった。／私はね、青木さんはまあ一入園者、そういうふうに信じていたわけ。青木さんが亡くなってから青木さんが園をつくった人だと知って。『選ばれた島』（青木恵哉著、一九五八年）読んで初めて分かったわけ。青木さんがこんな素晴らしい人だったとは知らなかったからね。／私たちが入る前に苦労してアダンを切り開いて開墾した土地ということも、後から入所した人は知らないからね。だからあのとき、殴れと騒いだんだ。みんなが分からんもんだから。しかし、私より先に入園した人たちもあまり青木さんには関心がなくてね。」

園が開園式を執り行うのが一九三八（昭和一三）年一一月。その前月には、沖縄各地から患者の収容を実行している。当初の定員二五〇名はすぐに突破し、一九四〇（昭和一五）年の収容患者数は三〇五名。さらに、翌年の一九四一（昭和一六）年には、定員は四五〇名に拡充される。長山さんの入所は一九四二（昭和一七）年一一月、定員を充たすために患者の収容が進められた時期であり、かつその末期に当たる。愛楽園の開園は、先ほどから述べているように、一九三八年だが、その前身である沖縄MTL相談所が開設されたのが一年前の一九三七年五月だから、青木恵哉と行動を共にした人たちおよびMTL相談所に最初から入っている人たちと、長山さんたちとの間には、五年間の開きがある。

見られたように、住民の迫害を受け、大堂原に決死の覚悟で安住の地を求めた人たちは、なんとか自活の道を探りたい、そして、病む者同士互いに助け合って生きて行きたいという思いで一致していた。たとえ多少なりとも不自由なところがあったとしても、これまでの苦労に比べれば何でもない。それに、この場所は、自分たちが工夫し、努力することによって、もっともっと住みよいところになるはずのものであった。それは、自分たちが造る「安住の地」であったし、そうでなければならなかった。

だから、住まいは沖縄MTLによって提供してもらったが、人々は直ちに土地の耕作に取りかかった。助けられているとはいえ、自活の道を求めた。何よりもそれが人間らしい道だと考えたからだ。耕作という労働を通して、人間としての自負を持って生きること、人間性を回復することができると考えたからだ。アダンの林を切り開いて、開墾した。それから四〜五年目、努力が稔って、ちょうど土地がよくなり、収穫も上がってきたころだ。長山さんは、このころ、入所する。

これまでの来歴を知らない人たちは、当惑する。それも、当然と言えば、当然。しかも、自分の意志で入所したわけではない。行政の命令で収容された。しかも、自由を奪われた生活が待っていた。虚《むな》しかったし、寂《さび》しかった。おまけに、いい土地は先住者のもので、自分たちには、やせた土地しか与えられない。こんな理不尽な処遇があるものかと思ったとしても、無理のないことだ。差別されていると感じたとしても、これもまた当然。先住者の中心人物のように見える青木恵哉に、不満をもつ人たちの憎しみが集中したことも、理解できる。

一方、青木恵哉が、「あの土地は、最初の入所者たちが苦労して開墾し肥えさせた土地だから、やはりその点を考えておく必要があるのではないか」と意見を述べたとしても――本当にそう言ったかどうかわからないが――不思議ではない。そのことが、「新しく入所した人たちに、最初からいる人たちが開墾した土地を分ける必要はない」と青木が言ったという話になったとしても、それもまたありそうなことだ。不満をつのらせていた人たちの間でこのような話がつくられたとしても、無理のないことだったように思われる。

四　「来歴」の意味

では、本当に、青木恵哉は、そう言ったのだろうか。その耕作地は、働いた者、その地を耕した者のものだ、と。このことについては、はっきりとしたことは分からない。「誰が何と言ったとか、どう言ったとか」、噂《うわさ》や風聞《ふうぶん》の類《たぐい》には、悪意のない勘違いが入ることもあれば、これまた悪意はないのだけれども、普段、不平、不満を感じている人の気持ちが微妙に入りこんで伝わる場合がある。悪意があればなおさらねじ曲がる。ともかくも、古くからいた人たちが耕作して肥えた土地につくりあげた土地を、新しく入ってきた人たちに分け与えることについては、恐らくは、旧入所者を中心にして反対意見があったのだろう。そこから、「青木（恵《けい》哉《さい》）さんが土地を、畑さ、新しく入った人にはやらんほうがいいと、言ったとか言わないとか」という噂、風聞が生じた。そのようなことではなかったか。

新入所者にしてみれば、同じ病気を病み、この園で同じように生きていかねばならない同じ入所者なのに、後から来たというだけで不都合な待遇をされることは、納得し難かった。一方、旧入所者にしてみれば、自分たちが苦労して耕してきた土地を、その努力の結果やっと収穫の上がる土地になったその耕作地を、無条件に他者に譲らなければならないとすることは、理不尽に思えた。そして、この思いには、多くの人が共感できるのではないだろうか。立場が違えば、土地を要求した新しく入所した人たちだって、そう思ったのではないか。

これには、少し考えてみる必要のあることがある。ここでは、「（土地を）所有する（もしくは占有する）権利」が問われることになっているが、それでは、そもそも、「所有する権利」などということは、いかにして生じるのか。

このことを考える際に、格好の話がある。「猿蟹合戦」の話は、今なお、日本の昔話の中では有名だ。昔話には多少のヴァリエーションがつきもので、登場人物、結末（懲らしめられて反省して終わるのか、それとも殺されてしまうのか）等、違いがあるが、ここではそれは問わない。猿と蟹のやり取りと行動とそこから生じる「所有の権利」を問題にしたい。

あらすじは次のようなものである。蟹がおにぎりをもって歩いている。そこに猿が拾った柿の種をもって現れて、これをおにぎりと交換しようではないかと、蟹にもちかける。蟹は、最初、拒むが、「柿の種を育てるとたくさんの実がなり、たったひとつのおにぎりよりもずっと多くのものを手に入れることができる」という猿の説得に応じて、交換する。猿はおにぎりを食べ、蟹は家に戻ると種を植え、せっせせっせと毎日水をやり、雑草を抜いて、種を大切に扱い、芽を出した後も世話をし続ける。やがて柿の木は大きく成長してたくさんの実を稔らせる。柿の実をとることができないでいる蟹のところに猿がやってきて、自分が取ってあげようと言って木に登る。猿は、自分だけ食べ、「僕にもとってくださいな」というお人よしの蟹にめがけて、青くてかたい柿の実を投げつけ殺してしまう。蟹の子どもたちは、敵《かたき》を討とうと、栗と蜂と牛糞と臼に助人《すけっと》を頼む。栗は囲炉裏《いろり》の中に隠れ、蜂は水桶の中に隠れ、牛糞は土間に隠れ、臼は屋根に隠れた。猿が家に戻って来て、囲炉裏で体を暖めようとすると、熱くなった栗が体当たりして猿はやけどをする。急いで水で冷やそうとするところを、蜂が刺す。驚いて家から逃げようとするところを、牛糞で滑って転ぶが、そこに臼が屋根から飛び降りて猿は潰されてしまう。これには、猿が死ぬ場合もあるが、悪行を悔い改め平和に暮らす、と改作されたものもある。

信頼、義務、勧善懲悪など道徳の問題を論じるための材料を提供してくれそうなお話であるけれども、ここでは、それらには触れない。蟹は柿の木の種を正当な（あるいは不利な）交換によって手に入れた。そして、世話をした。大きく育つように、雑草を抜き、水をあげた。その結果、柿の木は実を稔らせた。したがって、たわわに稔った実は、蟹のものである。なぜなら、もともと種は蟹のものであったし、そして、蟹は、実が稔るのを予測し、心待ちにし、その期待の上に労働（せっせと世話をした）を惜しまなかったからである。そのような蟹の努力の結果、収穫物は得られたと言うべきだから。

猿が食べることを禁じることなく、ただ自分にもとってほしいと言った心優しい蟹にめがけて柿の実を投げつけ、猿は蟹を殺してしまった。結局、猿は不当に柿の実を横取りしたということになる。この昔話には猿の悪意があるから、ここから愛楽園の「耕作地騒動」を考えるためには、その部分は抜かなくてはならない。そこで、「稔った柿の実の所有権は、蟹に属する」と言われてよいことだけを問題にしよう。

この点だけを考えるならば、まことにこの話は、古くからの入所者の立場をよく説明してくれる。自分たちが努力してつくった土地、手入れを重ねてやっと収穫が見込めるようになった土地、これを所有（占有）する権利は侵されてはならない。このことが侵害されることは、明らかに不正であり、社会正義に反する。したがって、新たに入所した人たちに対しては、その事情（過去の来歴）をよく説き、不満を抱くことのないように彼らを導かなければならなかった、ということになる。古くからいる人たちが苦労してよい土地をつくったように、あなたたちも努力してこれからよい土地をつくろうではないか。彼らをお手本にして、あなたたちも頑張りましょう、と、いったところか。それがうまく行かなかったのは、大いに反省されるべきところである、というような結論になりそうだ。

五　自然の贈与

この話には、私たち人間の本質を端的に表している点がある。人間はつくる、ということである。何かをつくる、自分にとって何か価値のあるものをつくる。そのための工夫と努力が払われる。その工夫と努力が、結果を生み、その結果が定着し、人々の間で慣習となって継承されて伝統になるとき、それは、文化だ。そして、自分たちがつくりだしたもの（努力の結果）に適応して、その生活の仕方を変えるから、人間は、多様な生き方をすることになるし、その多様性ははかり知れない。

動物たちが、その種に生まれたら、一生涯その種にプログラムされた遺伝情報に従って、どの個体も同じ生き方（行動）をするのに対して、人間は多様な生き方を展開する。ライオンが、ここのところ肉ばかり食べているから、今日から草を食べようなどと考えて、生活の仕方を変えるなどということはありえない。しかし、人間は違う。どの様な食材をどう調理して食べるか、工夫する。それは新しい生活の創出であり、それが個人的習慣となったり、さらに集団（社会）の慣習となって継承されて伝統になったりすると、文化になる。日本料理も、ベトナム料理も、フランス料理もみんなそうだ。それぞれの民族で伝統となったもの、それが特徴ある食文化をつくっている。よく、衣食住というけれども、被服の文化も住居の文化も、同様だ。

人間は、農業や漁業を営む。その中で、収穫をあげる工夫がなされる。事実、人間のこの努力が、安定した食生活をもたらし、不十分な栄養しか摂ることができないことからくる子どもの早逝を防いだ。それは偉大な力だ。人がものをつくる営みが成功した結果、豊かな世界がつくられた。なるほど、いまだに世界には豊かさの偏りがある点では、不十分ではある。しかし、豊かさを創意工夫によってつくりだすという人間の特徴は際立っている。

すると、人間がそれら食物を生産しているように思えてくることがある。あるいは、「米の生産（高）」とか、「豚肉の出荷（量）」などという言葉が無造作に使われ、それに慣れてしまうと、人は、自分たちが食物をつくっているのだというように、本当に思ってしまう。自分たちに能力があって、それらを思うように生産できる、あるいは、生産は自分の努力の成果である、と信じてしまう。ここには、「努力」という価値の問題、古来から人間の心を魅了してやまない大きな問題がある。

しかし、考えてほしい。穀物の一粒の種だって、一頭の牛だって、それは人間がつくったわけではない。そこに存在しているものたちである。私たちが存在するか否かに関係なく、もともと私たちと無関係に存在しているものである。命の流れの中で生と死を繰り返して、その種に属する個体が、たまたま私たちと同じ世界に生き、出会っているというだけのことだ。そして、それらは、私たちの命を支えてくれるものとして、その命を私たちに差し出してくれている。

人間は、それらにはたらきかけて、それらがより多く稔る手伝いをしているだけだ。それも、自分たちのためだけに。もともと、その一粒の種は、自然の贈与であった。私に無条件に与えられたものである。草を食《は》む牛にとってその草が自然の贈与であり、草にとって雨が自然の贈与であるように。この世の命たちは、すべて自然の贈与によって生かされている。

そう、私たちはつくる。しかし、つくっているように見えて、そのもとにあるのは、すべて自然によって与えられたものである。与えられているからこそ、それにはたらきかけて、豊かに増やすことができる。私たちが無条件に命を与えられて生きているように、植物も、動物も、それぞれが与えられた命の営みの中にある。私たちは、それらの命を感謝していただいて生きている。この点を考えれば、収穫物はみんなに等しく分かたれてよいという判断も、あるいはあったのではないだろうか。*

このことを考える際に気づいて欲しいことがある。そもそも、と言うべきか、私たちの誰ひとりとして、自分の命を自分でつくった人はいない。私たちは、一方的に命を与えられて生まれてきた。母親の胎内で一〇か月過ごし、この地上へ。生まれてくるか来ないかを決定する力も機会も与えられなかった。ただ、気がつけば、ここに生きていることが自覚され、ほかの場所に(日本ではなく外国に)生まれたかったとか、ほかの時代に(未来に、過去に)生まれたかったと思っても、それは聞き入れられない。しかも、時がたてば、私たちは必ず死ぬ。愛する者と、信頼を交わした者ともっと一緒に生きたいと願っても、それはかなえられない。自分で望んだわけでもないのに、一方的に生み出され、あるときその命は終わる。残酷と言えば、そのようにも思える。しかし、そのように生きるしかない仕方で、私たちは命を与えられている。そして、自分の自由にならない命だけれども、この命を精一杯生きることを自分の人生だとして受け入れている。

それならばまた、「すべては自然の贈与である」という観点から物事を見てゆく道もあったのではないだろうか。そして、このような判断がもう既になされている場面が、私たちの世界にはある。それは、福祉の場面だ。病気や障がいを伴うがゆえに、働くことができない人たちがいる。そして、私たちの社会は、その人たちとともに生きてゆくことを選んだ。たまたま病気や障がいを伴った人たちがいて、他方、たまたま健康に生まれついた人たちがいる。両者が一緒に生きる社会は望ましい。病気や障がいを伴う人たちが不幸にならない社会をつくることは、今、健常である自分が障がいを伴ったり、自分の子孫が障がいや病気を伴ったとき、不幸にならずにすむために必要なことである。助け合い、支えあって生きることができる社会は素晴らしい。

それならば、この園もまた、ハンセン病で苦しむ人たちを救済するためのものではなかったか。その通りだ。隔離されるとは、家族から切り離されるだけでなく、職業も奪われることだ。労働によって生活の糧を得る手段も奪われる。だから、十分とは言えないけれども、健康者の社会は、療養所で暮らす人々に住まいと食事が供されることを是とした。国民の税金の正当な支出先であることを理解した。それならば、園の中においても、ハンセン病を病むことによって同じこの園に暮らすことになった人たちの間でも、同じように、糧は配分されてよいのではないか。そう、糧を生み出す耕作地は、等しく配分されてもよかったのではないだろうか。

古くからいる入所者たちが苦労して耕した土地、それを無条件に分けるという判断は、このように考えられた今では、それほど困難なことではないように思われる。しかし、その時その場面に立った時には、難しかったのだろう。苦労してつくりあげた耕作地、それは努力を重ねてきた人たちの人生を支える。自分がつくりあげたものだという自信、それは、その人の人生にとってとても大切なものだ。まして、迫害を受け続けてきた人たちである。その人たちの心のよりどころとなっていた土地を取り上げることは——みんなに配分するということは、結果的にそうなる——その時を生きた人たちには、やはりできなかった。そこにあるのは、ただの土地ではなく、努力の賜《たまもの》だったからだ。**

この閉ざされた園の中で生きる人のささやかな生きがいとして、それをその人に与えておくことは認められるべきだ。そして、新しく入所した人たちにも、同じように努力して、荒れた土地を耕作して、よい土地に改良してほしい。そうすれば、自分たちの気持ちもわかるし、なによりもこの園に生きる者として、自信と励みになる。おそらくは、苦労を共にした古くからの入所者の人たちも、そして園の管理者の塩沼英之助園長も、そのように考えたのではないだろうか。

残念ながら、この考え方を受け入れることができない者が出た。青木恵哉に暴力をふるった三人は、退所処分となった。園長塩沼英之助のやむを得ない判断だったのであろう。

*このことを考える際に、参考にしていただきたいものがある。私は、「公平・不公平」という合理性の論理を超えてよい場面が人間にはある、ということを言うために、『新約聖書』の「マタイによる福音書」に記載されたイエスの譬から学ばれるべき考察を著している。『言葉をもつことの意味』(鉱脈社、二〇〇九年)第五章参照。
**五の初めの方で述べた「努力」という価値の問題は、このように、人間の本質に直結する重大さをもって人々

に臨む。読者のみなさんにも考え続けていただきたいことだ。そして、もう一点。ここからは推測だが、青木恵哉は、この問題で頭を悩まし、苦しんだのではないか。そのような彼の姿勢がまた、古くからいた人たち、青木をよく知る人たちが青木から離れてゆくことにつながったのではないか、と思われてならない。彼らにとって、自分たちの耕作地がそれぞれ自分のものであることには疑いの余地はなく、このことについて考えなおそうとすることは、まさに自分たちへの信頼を裏切ることであり、許されることではなかった。その点において、悩む青木を彼らは見放《みはな》していったのではないだろうか。長山真永さんの言葉にある「私より先に入園した人たちもあまり青木さんには関心がなくてね」（本節「三　青木恵哉殴打事件」）は、それを意味しているのではないだろうか。

第二節　魂のゆくえ

一　つくった人、強いられて入所した人

耕作地のことについて、しばらく述べた。自然に対してはたらきかけて何かをつくること、それが人間の営みだ。つくられた結果が継承されて伝統となるとき、それが文化と呼ばれることとは、先にも述べた（前節「五　自然の贈与」）。この意味では、人間は文化的にしか生きてゆけない。それは、人間にとって、「つくる」ことがそれほどまでに重要な要素をなしているということである。そのように、青木恵哉にとって、病む者たちが安心して暮らせる療養所をつ

くることは、人間らしく生きるために必要な施設を設けることであると同時に、それを自分たちの手でつくることに、もっと大きな意味が伴われた。「つくる」ことそのものに伴われる大きな意味、それは、つくろうとして努力することの価値である。そこに人間が生きている。

第二章で見られたように、ここ沖縄では、ハンセン病患者に対して強い偏見と差別が、重ねられていた。これを克服して、自分たちの力で安住の地を確保しようとするのが、青木恵哉の活動であった（第三章）。沖縄ＭＴＬに助けられながらであったとはいえ、療養所設立の第一歩を青木たちは、自分たちの手で刻んだ。二度目に大堂原に入ったとき、文字通り、自分たちの手で杭を打ち、小屋を建てた。自分の意志で、自分の手でつくっていった安住の地。その思いはひとしおであったことだろう。

この地は、病者が力を合わせて生きて行くところ。現実に住民たちの迫害に耐えて安住の地をつくろうとして生きてきた人たちにとっては、ここは、そうであらねばならなかったし、それ以外の在り方は考えられなかった。自分たちはアダンの林を切り拓いてやせた土地を耕し、立派な耕作地につくりあげた。だから、後に続く人たちもそうしてほしい。同じように、耕作地をつくってほしい、力を合わせて努力してほしい。そのようにして、共に生きてほしい。それが、安心して暮らせる自分たちの園をつくることだ。

場合によっては、結果がうまくいかないこともあるだろう。試みに失敗はつきものだ。実際、自分たちも、何度もその試みを挫《くじ》かれた。嵐山事件後の最初の入植の挫折、屋部、安和の焼き討ち事件、ジャルマ島避難。その困難を仲間とともに乗り越えてきた。だから今の生活がある。この努力に大きな意味がある。ともに努力を重ねて生きてきたことによってつくられた信頼の絆《きずな》が、そこにはあった。それがとても大切なものとして分かち持たれていた。したがって、それは損なわれてはならなかったし、そのような結果をもたらすような行為を、許すわけにはいかなかった。

新しく入所してきた人たちの言動は、それを損ないかねないものだった。ただ自分に都合のよいことばかりを要求しているだけであるかのように見え、ともに努力しようとする姿勢が見いだせそうになかった。おのずと溝ができる。「古くからいた人たち」、「旧舎の人たち」という表現に対して、新しく入ってきた人たちは、「あかぎ（舎）の人たち」、「くろき（舎）の人たち」というように、グループ分けが自然になされていった。「あかぎ舎」も「くろき舎」ともに新舎であることから、新しく入ってきた人たちを指す表現として用いられた。

病む人たちが、身を寄せ合ってともに生きる場所として、自分たちの努力によってつくった園。それは、まぎれもなく自らを救い、ともに生きる者を救う救済の場所であったし、そうでなければならなかった。しかし、残念なことだが、ひとたび出来上がってしまうと、園は、青木たちの思いとは独立した仕方で動き始める。それは、療養所が、ハンセン病の予防のために、患者を隔離収容する施設として位置づけられたことに、遠因をもつ。今まで家庭にとどまって暮らしていた人たちに対しても――もちろん、中には望んで入所した人たちもいるだろうが――、予防の観点から、入所が強いられるようになった。一九三一年の「癩予防法」(法律第五八条)は、はっきりとそれを定めたのである。

愛楽園の設立は一九三八年。一九〇七年の法律第一一条「癩豫防ニ関スル件」では、浮浪(放浪)するハンセン病患者を保護し、収容することが定められていたが、自宅にとどまる患者はその限りではなかった。しかし、法律第五八条は違った。この法律のもとに入所を余儀なくされた人たちは、意に反して家族と分かれ、職業を失うことになった。身体にらい菌がいる、つまり感染しているというだけで、生活を奪われた。症状の重くない人にとっては、到底納得のいかないことだったであろう。そのようなわけだから、意に反して入所せざるを得なくなった人たちには、青木たちの思いは共有されにくい。

二 「国立療養所」の中で

一九〇七年の法律によって、一九〇九年に全国五か所の道府県立(公立)療養所が開所する。この時定員一〇五〇名。このおよそ二五年後の一九三五(昭和一〇)年までには、長島愛生園、栗生楽泉園、星塚敬愛園、宮古南静園(以上すべて国立)が開所し、総定員六四〇五名となる。

さらに、その一〇年後の一九四五（昭和二〇）年までに一万人の収容を目指して、すべての療養所を国立化する計画が立てられる。道府県立（公立）から国立への移行には、いずれの療養所においても患者の出身地や居住地に関係なく、患者を受け入れることができるという利点がある。このことは、隔離収容の強化もしくは充実と考えられる。行政の仕事としては珍しいことだが、目標は、予定より四年も早い一九四一（昭和一六）年に達成され、すべての療養所を合わせて一〇一四三名の収容を実現する。*

青木恵哉たちが、患者安住の地として自分たちの努力でつくった療養所。しかし、それはいったんつくられると、青木たちの手を離れて動き出す。ひとつ前の「一　つくった人、強いられて入所した人」で述べたように、この時、入所者たちの入所の経緯の違いが、意識の違いを形づくり、それが、入所者同士の確執を生むことになる場合もあった（耕作地問題）。そのような問題は確かにある。けれども、それとは異なって、療養所が国家の管理下に置かれ運営されるようになると、入所者の思いとは別のところで機能し始める。そのもっとも典型的な事例は、家族について見られる。

平良克己の結婚については、第一章、第三節で述べた。信頼を分かち合う二人がつくる夫婦という家族。ほほえましくもうれしくもある情景だ。でも、園の中での結婚は世間のそれとは異なっていた。もちろん住居の問題もあるが、ここではそれは扱わない。** そうではなくて、子どもをもつこと、この点では世間と大きく異なっていた。結婚。新しい夫婦がうまれれば、それに伴って子どもの誕生が待たれる。子どもの誕生は、その夫婦はもちろんのこと、それのみならず、夫婦を囲むすべての人にとって喜びとなる。それが、ここでは違っていた。園は、入所者の出産を禁じた。

克己は、妻の恵子が妊娠したことが分かったとき、喜んだ。

「私は長男です。沖縄ではね、当時、長男というと、これはもうとても大事な立場にある。その家を継いでいく立場なんです。」

今も人々の間で口にされることのある言葉、「跡取り」である。その家を継承し、先祖のお墓を守る。長男の大切な役割だ。だから、長男は大切にされたし、人々は長男の誕生を喜んだ。その長男である克己に子どもができることは、また、その家にとっては喜びをもって受け入れられるはずのことである。それにもかかわらず、克己、恵子夫婦は、子どもをもつことをあきらめなければならなかった。

園では出産は禁止。その理由として、母体の保護（出産によって、症状が著しく悪化する場合がある）が語られたり、病者の子どもが差別を受けて不幸になることをあらかじめ阻止するなどと語られるけれども、それらは後づけされた理由だ。たとえ自分の症状が悪化したとしても、授かった命を残したいという思いがあれば、その思いは尊重されてよいだろう。また、ハンセン病ゆえに差別を受けるとすれば、その差別を正す努力がなされるべきであり、これを理由として出生を禁じることは、不適切な判断だ。

では、医師、看護師、行政官らは、園で暮らす人々の意思を尊重したか。また、住民たちの偏見と差別をなくす努力をしたか。そうはしなかった。病者に子どもをもたせなかった。本当の理由は、ハンセン病者の子どもを遺《のこ》したくないということだったからだ。それが、医療に従事した人たち、行政に従事した人たちの考えたことだった。***それによって、ハンセン病を克服することができる、ハンセン病で苦しむ人のいない日本が何十年か後には誕生する、と考えた。ハンセン病は、伝染病だ。だから、誰でもかかる可能性がある。でも、実のところ、らい菌はそれほど強い菌ではない。ハンセン病に弱い体質の人がいて、そのような人が感染したとき発症する。多くの人は、感染したとしても自己免疫能力によって菌を退治するから、発症しない。つまりは、らい菌に弱い体質の人だけが発症するのだから、その弱い体質を受け継ぐ人がいなくなれば、ハンセン病を完全に克服することができる。

このようにして、全国すべての療養所では、患者が子どもを生むことを禁じた。国の療養所として動き始めた愛楽園もまた、例外ではなかった。

*犀川一夫「沖縄のハンセン病対策」、琉球大学医学部附属地域医療研究センター編『沖縄の歴史と医療史』九

州大学出版会、一九九八年、一三八頁。
＊＊初期の愛楽園では六畳一間に二組の夫婦が入居した。第一章でふれたが、克己の口からは、強い非難の言葉は聞かれない。しかし、星塚敬愛園では強い言葉を耳にした。一二畳半の部屋に四組の夫婦が入居した。抱擁とは夫婦の愛情表現。それならば、性愛はもっと親密で二人の間でだけ交わされる秘められた行為だ。それは尊重されるべきことであったはずなのだが、そうではなかった。『星ふるさとの乾坤』、「第四章　自分であることを奪われて生きる」、「再会と結婚」の「人間扱いされなかった新婚生活」および「秘められるべきもの」（一六一頁～一六四頁）参照。
＊＊＊本章、第三節、「一　光田健輔の志」および「情を断ち切るこころ」参照。

三　奪われた命――『証言集』から――

新城《あらしろ》則子《のりこ》さん。＊

「うちなんかは（子どもを）六か月で流した。養う人がいないから。園内でも社会でも。断種も嫌とは言わせなかったんじゃない。また次々子どもができても女がかわいそうさね。流産させるって注射打つでしょ。園の方針としては生まさない考えだった。私の記憶ではね、二人は、注射失敗して生きて出てきている。ナナチチャーといって、七か月で生まれて、園で育った。子どもは病気じゃないから菌も出ない。高校からはね、親戚に預けて。今も社会で働いているよ。／（中略）／うちなんかと一緒でその頃流産した人いっぱいいるよ。とってもお金持ちのお家でも流産しよったのに。あの時は（断種や堕胎を）当たり前だとしか考えない。今考えてみたら、しない方が良かったのかね。／あのときはあのときの時節。今は今のようにね。これを自分たちは理解していかないとね。あの時の苦しみはね、誰にもわからんよ、本当。自分たちでないと。（以下略）」

＊一九二五年、沖縄島北部生まれ。一九四八年園入所し再婚。（『証言集』、四八四頁）

与那嶺《よなみね》 文子《ふみこ》さん。＊

「（二度目の入所の後）子ども、二人はできたんだよ。でもね、お腹に注射して堕《おろ》すわけ。上の子は妊娠八カ月のときに。女の子だった。／妊娠したらこっち（愛楽園）の男の人は去勢（断種手術）されよったよ。それを怖がってね、男の人なんかみんな逃げて行きよった。怖いとこだったよ、前（昔）は。（中略）あの時代は当たり前。逃げるのできない世の中だった。／上の子どもができたときに、その人は園の職員に追っかけられた。けど逃れた。／で、もう別々になったつもりだったけど、縁があってね。（次の子を）一回で妊娠していた。（中略）／それでね、最後の子は男だったんだけど、注射当たらなくてよ、ちょうど十か月見て「今度は機械で堕ろそう」といってやっていた。（中略。そうしていたところ、赤ん坊が生まれる。）おぎゃーおぎゃー泣いて。／看護師さんが「体重測ってみようね」と子どもを持って行って。でも体重計の皿に置いてそのまま死なせよった。友達が見ているわけさ。向こうで働いている友達。「あんたの子どもね、連れて行ったんだけど、体重計にほったらかして、息引き取ったよ。」って。ちゃんと泣いて、おぎゃーおぎゃー泣いているもの連れていって、あっちでもうあれしている。／（中略）／それで私一人でね、この子どもたち二人埋めた。上の子生むときは（夫が）いたから、一緒に片付けたんだけど、最後の男の子は男親を見ないで死んでいるわけさ。だから、同じ頃流産させられた迎里《むかえざと》さん（迎里竹志さん、次の証言参照）の子どもと一緒に埋めたよ。霊安棟の前はね、前（昔）は草むらだったの。こっちに相当、子ども埋まっているよ。昔は子どもの声が聞こえたって言いよったもん。／後になって、埋めたところから石取ってきて納骨堂に納めてね、ウートートゥ《拝み》した。（中略）／（中略）おばさんは、結局三人殺されたんだよ。」

＊一九三一（昭和六）年、沖縄島周辺離島生まれ。尋常小学校低学年のとき身体検査でハンセン病と分かり、学校に通わなくなる。一九五二年に親戚に勧められて入所する。三人の子どもを授かったが、三人とも生きることができなかった。最初の子は、園の外で出産したが、栄養失調で死亡する。子どもの死後、愛楽園に再入所するが、その後授かったふたりの子は、堕胎させられる（『証言集』、四三七頁）。

迎里《むかえざと》竹《たけ》志《し》さん。＊

「お腹が大きいもんだから、すぐばれてしまって堕胎強制された。体内で注射を刺して殺しておいて、そして陣痛促進剤処置して。／お産した手術場で、出血やらなんやかんやあるさ。そんなもんと一緒に、ガーゼに乗せられて置いてあった。男の子。死んで生まれてきているから。／当時は園が胎児は処理しない。全部僕らがやらないと。うちのこの男の子もやったけど、ほかにいっぱい堕胎する人がおったから、僕なんかが処理していたわけ。人のものやっているのに、自分のも慣れているさ。／胎児っていうのは、ぬるぬるしているから、ガーゼというか脱脂綿に包んで。そのままではかわいそうだから、そうめんの箱で棺桶《かんおけ》つくったり。（そうめんの箱を）胎児が納まるくらいの大きさに切って。」

＊一九三三（昭和八）年、石垣市生まれ。一九五二年入所、結婚。一九六四年に妻と退所。三五年間の退所生活の後、一九九六年再入所。（『証言集』、五三七頁）

匿名を希望なさる方々の証言も添えておきたい。

Aさん。＊

「昭和三十二（一九五七）年だね。その日は、みんな何か行事があったよ。私は付き添いで病棟に行った。そしたら詰所に段ボール箱が三つならんでいる、誰も来ない。開けてみたわけ。／そしたらきゃあきゃあ子どもが騒いでいる。足もばたばたして。男の子三人、生きているのよ。お腹の中で殺すつもりだけど外れて。その赤ちゃんを狙って打っているけど、はずれているわけさ。プロでもないわけさ、考えたら。／そして看護師に「あんた方はこの泣いている子どもたち、そのままにしておくの」って言った。そしたら真っ赤に染まった白いシーツ、私に「洗ってきなさい」って言うものだから。「寮長の仕事」って。堕胎するとき、下は白い布で隠してあるから。これが真っ赤に染まるんでしょう、これを洗いなさいって。／浜辺に広げて、こんな仕事もしたことないから、全然血が落ちないわけ。考えたら潮で落ちるわけがない。それで持って行って看護師に投げたわけさ。看護師は「なんで」って言う。「私はこういうのはできない。殺すなら殺せ。何しようが私にはできない」って言って。／この赤ちゃんたちが、どこに行ったかはわからない。生きていたんだよ。」

「正直言うとね、私まだあんたに隠していることがある。誰にも言ってないけど、私自身がされた話。実際にやっているんだけれど、この言葉だけは誰にも言ったことない。これは二十三歳のとき。／このお腹に打つ針は本当に大きかったよ。ちょうどおへそのあたりに、ぱんっと打つ。胎児堕胎するとき、でも普通の病棟でだよ。普通のベッドの上でだよ。ちゃんとした所でじゃない。麻酔も何もしない。麻酔なんかとんでもない。／お医者さんでもない、看護師たちだよ。呼んで寝かして、お腹広げておって、ヨーチンみたいなの塗って、針もってきてぱすっと。ゆっくりじゃあない、すぐ刺す。中にいる赤ちゃんに当てて殺すつもり。本当の殺人。お腹に注射打ったのは誰かわからんよ。マスクで顔隠れているから。／これを早く堕《おろ》させればいいけど、七か月置くわけ、七か月っていったら人間になっているじゃない。完全に養っても

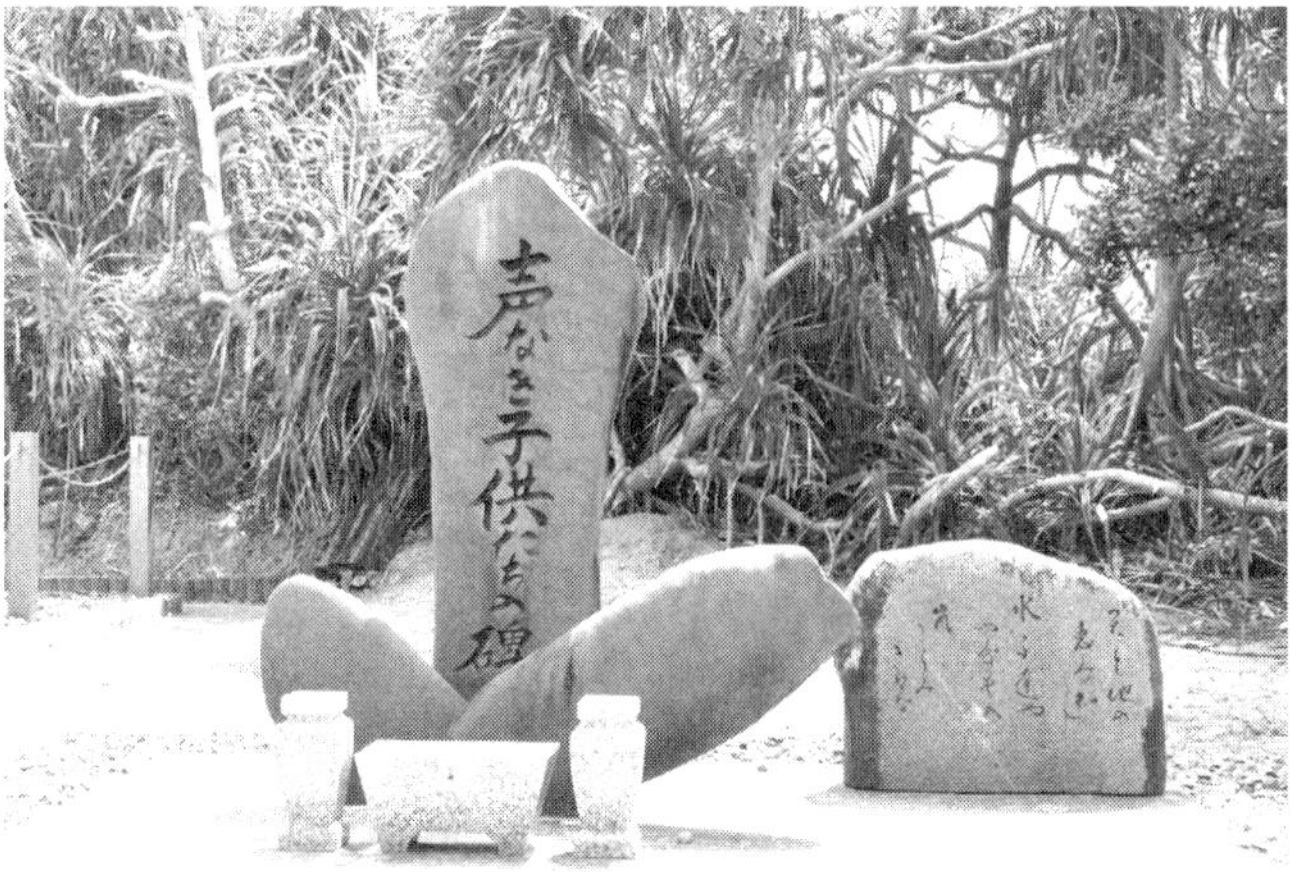

「声なき子供たちの碑」　命を授かりながらも、この世に生まれてくることが許されなかった子どもたちのための慰霊碑。堕胎された子どもたちの中には、妊娠7、8か月の胎児もいた。その子たちの中には、産声をあげた者もいた。しかし、生き続けることは許されなかった。

生きる子どもたちなんだよね。人間だよ人間。／注射打ってね、十日間うんともすんともしない。もうお腹張ってね。中で動かんでしょう。どうしても出てこないでしょう。「いつになったら出るね」って言ってもね、分からない。どうせ動かないから駄目だろうと思っていた。いざ十日後ね、死産。出てきたみたい。私には見せない。どんな様子か聞いたこともない。女の子だったって。／その前に相談して那覇の川平《かわひら》病院まで二人行ったよ、生むために。一応は行ってるよ。でも病院に入る前に義姉がいるから話しようってなって。自分たちは生みたい、育てようと思っているって話して。／そしたら自分とは関係ないっていう感じ。「あんたなんか帰って来て簡単にできると思っているのか」って言われて。本当の兄弟よ。そういうふうに言われた。／（私は）あのとき子どもだからね。ここからは一銭もないでしょう。どこからも何もないし。生むために退所して行ったって誰も頼る人がいない。出てもどこに住んだらいいかも分からない。こんなにして出て行ってもすぐ帰ってきてしまう。／私はもう恥ずかしくて言えないと思っていたけど、あんたにだけは言っておくさ。」

＊一九三×（昭和十×）年生まれ。女性。一九五七年に堕胎させられる。（『証言集』、四三八頁～四三九頁）

Bさん。＊

「生むために自分の身内に相談したんだよ。最初は姉さんの所に。母親も年だから見きれないっていう。こっち（愛楽園）出ようと思っても熱瘤《こぶ》とか出て病気が落ち着かない。もうしょうがないなって話して。／注射打ったまま、そのまま看護師はほったらかしだよ。いつ出てくるかわからないから（私が）そばに付き添って。一週間くらいかな。（妻は生んだの）覚えてないよ。無意識に生んでいるから。／あれは夜だったね、電気も暗くて。初めてのことだし、何からやっていいか分からんし。「出てきているから」って看護師にお願いしてから、初めて看護師も来ていた。看護師呼ばなかったらこないわけよ。昔は患者が交代交代で付き添いしていたからね。看護師は注射打ってそれだけさ。／そしたら、そのまま子どもをベッドの下に、箱に入れて置いてあるわけさ。後片付けは自分でやれって言わんばかりに。赤ちゃんはタコみたいだった。薬でまっ黒くしてだらーっとして…。／ユタ《巫女》おばーっていうのかな、こういうのをやっている人がいたから、お願いして一緒に埋めてきたよ。穴は自分が掘って。自分で穴掘って子ども埋めたんだよ。埋めた場所が今の霊安棟のそば。昔は水子を埋める場所だった。ほとんどの（入所者の）子どもはここに埋めて、後からはいっぱいなって埋める場所がないから浜にも埋めている。」

＊一九三×（昭和十×）年生まれ。男性。（『証言集』、四三九頁～四四〇頁）

四　砂の魂

「死産でした」、ってね、赤ちゃんを渡されるの。息をしていない赤ちゃん。でも、まだ温かいの。私は、確かに、産声を聞いた。聞いたはずだった。そのはずだったんだけれど、ひょっとするとそれは私の間違いだったのか、そうだったのかもしれないって、思い始めるの。そうね、自分を護るための本能のようなものかな。きっと、そうね。

そう信じなければ生きてゆけなかった。「死産」だって信じなければ、自分がどうにかなってしまう。

そうでしょ。自分の赤ちゃんを殺した人と一緒に生きなくちゃならないのよ。その人に挨拶して、ご機嫌をうかがって、御世話になってます、って、感謝して。そうして生きていかなければならないのに、自分の赤ちゃんを殺した人と、そんなにして生きていけるわけがないじゃない。だから、その人が赤ちゃんを殺すわけない、って、ね。赤ちゃんは、やはり死んでたんだ、って、そう思うことになるの。

もちろん、そう考えてそうすることにしたってわけじゃないのよ。なんとか生きていくために、自分を護るための「方便」としてそうする、そう信じることにしたってわけじゃないの。最初に言ったようにね、生き物としての本能みたいなもの。自分を守るためにね、自分の赤ちゃんが殺されてもね、知らないふりしてしまう。死産だったんだってね、信じるようになるのよ。悲しいことは、悲しい。悲しいって感情はあるけど、園の人たち、園ではたらいている人たちに対する怒りとか憤りとかは、なくなる。なくなるって言うか、感じなくなる。

何も感じなくなるって感じ、わかってもらえるかな。生きてる気がしなくなる。ただ世界がぼうっと自分の前にあるんだけれど、あるような気がするんだけれど、何か実感がないの。手で何かをつかんでも、立って歩いても、ただぼうっとそうしてる自分が、ゆらゆら揺れてそこにいる。そんな自分を外から見てるような気がする。自分であって、自分でない。自分がそこにいるんだけれど、世界から切り離されていくような感じ。夢の中みたい。

それでも、時々悲しさが舞い戻ってくることがあるの。悲しくって、悲しくって。悲しさに揺られてるうちに、またぼうっと、自分が立ち上がって、世界が揺れて、そんな繰り返し。悲しいって感情はあるけれども、憎悪や怒りからは、解放される。何かそれで、自分も許されて生きていっていいって、そんな気になる。

あのときは、そうしてあきらめるしかなかった。本当は、若くて、今よりも力があったはずなんだけれど。不正や不義に対して異を唱えるとか、抵抗するなんてことね、到底できなかった。自分が置かれていたところが、そういうところだったんだって、わけね。そうして生きるしかなかった。あきらめて生きるしかなかった。

それでね、愛楽園は海のそばでしょ。わたされた赤ちゃんをね、園の北側にある砂浜にね、抱えていってね、そこにね、埋めたの。自分でね、砂の中に、埋めたの。

砂浜にね。どのくらいで土に戻ったんだろうね。小さな赤ちゃんだものね。骨もね、小さくて、細くて、生まれたばかりだから、やわらかで。埋められたその上を誰かが知らずに歩いたとしても、きっと音もしないで骨は砕けたかもしれないわね。砂の音ほどにもね。

ああ、そうだった。砂の音ってどんなだったかな。想い出そうとしたんだけれども、想い出せない。一所懸命に想い出そうとしたけれど、駄目だった。駄目なはずよね。砂の音、聞こえなかったんだもの。聞こえてたのは波の音だけ。やっぱり、夢の中みたい。音がしない中で、砂を掘ってね、赤ちゃんを埋めた。音も色もない世界で、ゆっくりと像が動いてる。そうして、私の赤ちゃんも、波の音に包まれて、砂の中で跡形もなく消えていった。消えていったけれど、それでも確かに私の赤ちゃんはいたのよ……。

砂の中に溶けていったのかな。そしたら、赤ちゃんの魂、砂の中にあるのかな。魂って、お星さまになるって子どものころ聞いたけど、私きっと、砂の中にもあると思う。すると、ひとつひとつの砂粒に魂がある。魂になった赤ちゃんは魂のままずっとそこにいる。砂の魂。そう思いたい。そしたら私も死ねば砂浜に埋めてもらって、砂の魂になる。今度は、身を寄せ合って生きて行けるかもしれない。

守ってあげることができなくて、ごめんね……。

五　怨嗟《えんさ》の声

園は、子どもをもつことを禁じ、妊娠した女性には堕胎手術をした。そして、男性に対しては、その後、子どもができないように断種手術（輸精管を切断し結紮《けっさつ》することによって精細胞の排出を阻止する手術）をした。

上原信雄編*『阿檀の園の秘話』（発行人上原信雄、一九八三年）には、「断種と堕胎」と題しされた他の寄稿文とは趣の異なった一文が、山城一夫**から寄せられている。ハンセン病患者に対する上原信雄の献身的な活動を評価する人たちが集って稿を寄せたこの論集は、その性格上、園で行われた非道な行為および苛酷な生活の実態を描いたものは少ない。世間の偏見差別と闘って患者の人権を守ろうとして努力した上原の姿勢、それを称《たた》える人々の思い、そして、苛酷ではあったが、愛楽園でそのように生き抜いてきた人々の自負心、これらを反映したものが、どうしても多くなってしまう。そのような中にあって、園の非人道的な部分を率直に描いた珍しい文章である。

「長いらい療養所の生活では残酷で屈辱的な目に遭うことがある。その最たるものは断種であり堕胎である。

ある青年が退園を申し出た。彼は手の指が少し変形しているだけで、体の他の部分は健常者と同じであり、感染力のない所謂《いわゆる》、神経型であった。医者は彼に断種の手術をうけることを条件に彼の申し出を許可しよう、といった。それは丁度、久米島で実施されたウリミバエ撲滅の方法、放射線を照射され、不妊になったウリミバエを放つことで成功した、との新聞報道を読んだことがあるが、まさにこれに類する方法。出口のないらい園から社会へ復帰するということは、当時としては奇跡とも考えられたことであったので、彼はこの人間復活ともいえる奇蹟と引き換えに、医者の条件に応じたのである。

一組の夫婦が社会復帰をしたのであるが、男は在園中、夫婦寮へ移るための条件として、既に断種されていたのであるから、勿論、二人の間には子どもは生まれない。鎹《かすがい》のない夫婦の間には日が経つにつれ隙間風が吹き、近所の口も仲々にうるさい。とうとう女は、他の男へ走ってしまった。今では女は二人の子持ちである。一方、残された男も、その後、別の女性と結婚したが、この女性も子どもができない原因が男にあることを知ると、彼の許を去ってしまった。負い目のある男は度重なる女の仕打ちに、どうすることもできず、いま独りで暮らしている。

妊娠していることが医局に知れたとき、胎児はすでに約七ヶ月であった。それでも医者は母体の危機を顧みず胎児の頭部に注射をうち、分娩させたのだが、さすがの医者も、死にきれずに生まれた胎児に、更に手を加えて殺すことはできなかったのか、傍らの台に放置しておいた。死を待つばかりの胎児を、心ある看護師が見つけ、手当を施し、園内の保育所で養育した。三歳ごろまで頭の一部が注射の痕で凹んでいた。この幸運な〈あえて幸運な〉子は、いまでは心身ともに健康な女性に成長している。

夜、人通りが疎らになった頃、患者地帯の木麻黄並木の間を、白い予防服の婦長の姿がチラチラ見えるとき、それは断種か堕胎の相手を見つけた時である。[***]もの影へ呼ばれた男女は医局の意に従うか、さもなくば退園するか、の二者択一を迫られる。しかし、彼女はこの男女が醜い顔かたちを世間にさらす恐怖と、想像したこともない社会生活より、衣食住が保証され、気がねなく毎日が送れるこの楽園を選ぶだろう、ことは承知しているのであるから、いわば通告に来たようなものである。二、三日後、一般の治療の終わった人かげのない治療棟で、手術が行われる。独身の婦長は男性の性器こそ、らいの感染源であり、また兇器である、とばかりに十円カミソリで、ゴシゴシ剃毛《ていもう》していく。手術台の側には担当の医師が、これまでも幾十人の患者に、そうしたように、一人の男性を生殖不能の不具者にすべく、らいの治療とは全く関係のない手術を行うため立っている。興味半分に眺める新米医者が、二、三人眺める中でメスを入れられる。この瞬間、生を享《う》けた証しとして己の分身をこの世に残すということは絶望となる。なぜか、突然、故郷の家の先祖の位牌が、母の顔がうかぶ、らいを宣告されたとき以上の絶望感――。何かに向かって叫びたい、叩き潰してやりたい衝動をおさえ、トタン屋根の釘穴からもれる光を凝視する。心の底深く、重くよどんでいるこの忌まわしい光景は、誰も想い出したくない。また語りたくもない。しかし、いま書いておかねば、らい者は飼い殺しの安穏な日々の中に、人間としての誇り、尊厳を埋没させている、と解されかねない。救らいの父ともいわれている光田健輔は、この手術が法に反することを承知の上で実施した、とのことであるが、彼は病者の間に生まれた子を〈未感染児〉ときめ、断種と強制隔離こそが、らい撲滅、社会浄化の唯一の方法、と考えたに違いない。当時のらい医学の第一人者のこの考え方は、他の療養所でも実行に移された。隔離され、世間の目のとどかない場所で、世に出ることを恐れる病者を相手に、長い年月にわたって続けられた犯罪行為である。そして、この行為に従事した人々は、彼らが如何に、一方では膿でよごれた包帯を取り替え、盲人の手をひき、友となって聖書を読み聞かせた、としても、らいを救った功労者ではなく、戦争で多くの敵を殺した軍人のようなものである。彼らは頂いた表彰状の字句を自らに言い聞かせ、その行間からもれる〈怨〉の声を気に留めようとはしない。」(『阿檀の園の秘話』、四〇七頁～四〇九頁)

＊ここに引用する文章が掲載されている『阿檀の園の秘話』と本書が第二章で多く引用させてもらった『沖縄救癩史』の編集者である上原信雄について、述べておく。歯科医師である上原は、ハンセン病者の救済活動に篤い意志をもち、献身的な活動を行った。左記の註＊＊にも明らかなように、戦時中の愛楽園に通い、身の危険を顧みることなく治療に励んだ。さらに、子どもたちの幸せのためには教育が必要であることを重視し、「沖縄学援会」を組織し、返済義務のない奨学金制度を設けた。歯科医開業のかたわら、自身の生活は極めて質素なものに徹したという。私財を投じての活動、それはなかなかできることではない。『阿檀の園の秘話』が上梓された折り、沖縄県人事委員長棚原勇吉は、次のように語っている。「上原先生は、決して財産が多くあっての事業ではなく、自らの家も、土地も、歯科医院も、娘の教育、結婚費用に貯めていた貯金も、全財産を投じて学援会に寄贈され、歯科開業医でありながら、家賃を支払って住んでおり、しかも、六畳一間の文字通りの質素な生活である。」(『阿檀の園の秘話』、三五五頁)なお、『阿檀の園の秘話』の編集を思い立ったことについて、

「年齢も八六を数えるに至った」上原が、「五〇年にわたるハンセン病とのかかわり合い」を総括する時期だと考えて、「今日まで内密にしていたハンセン病ゆえに惹き起こされる哀しい話、ハンセン病なるがゆえに侮蔑され通しの義憤の話などなど、その見聞、体験を発表しようと思った」（同書、四一七頁〜四一八頁）としている。自分の人生のまとめとして、真実の記録を残しておきたい、そしてこれを『阿檀の園の秘話』に託したいと考えたという上原の誠実な思いがなければ、山城一夫の文章も掲載されることがなかったであろう。

＊＊山城一夫は、社会復帰者。社会復帰者とは、在園経験をもち、治癒後社会に戻られて生活されている人たちのことを言う。本文で書いたが、ハンセン病者の救済に努力を惜しまなかった上原の仁徳を評価する人たちが集まってつくられた『阿檀の園の秘話』の中では、園を批判的に描いた山城のこの文章は、やや異例なものといえるだろう。上原信雄をはじめ「救癩」活動に参加した人々の善意は、疑われない。しかし、そうであればそれだけいっそう、山城自身が言うように、誰かが書いておかなければならなかった。そうしなければ、療養所で暮らす人たちは、ただただ世間の人々の温情を受け、それを甘受し、そのうえで「人間としての尊厳」を失い、惰眠をむさぼる者であるかのように、解されてしまう。怠惰に生きながらえ、尊厳を失ったのではなく、それを奪われ、奪われながらも生きるよう、戦後民主主義の「福祉国家」の名のもとに、「飼い殺し」にされたのだった、と山城は述べるのである。

＊＊＊このことは、本節、「三　証言」の入所者の言葉からも明らかであるが、上原信雄にもそれを証拠づける叙述がある。上原は、歯科医師として愛楽園の入所者の歯科衛生に貢献した人物であるが、彼の回想に次のようなものがある。「当時、愛楽園には、外科の医師がいなくて看護師長がその（断種）手術をやっていた。ところが女性が男性の局部を手術することは婦長としては嫌な仕事であったにちがいない。それで園長は私に手術の術式を教えて「手術しろ」といわれた。もともと歯科は外科の一分科に過ぎないから手術そのものは三十分でできる簡単な手術であったが、その当時、本人の希望でなく、看護師の密偵によって誰と誰かが仲がよいというので強制的に呼び出して手術を強要した。ところが、私は、本人の希望しないものを手術するわけにはいかないと、ひとりも手術しなかったのでやむをえず、園長は自分で手術しておられた。」（『阿檀の園の秘話』、二四八頁〜二四九頁）

六　善意の前の服従

「飼い殺し」。はたしてこれはどういうことか。ハンセン病という、世間の大きな偏見を伴う気の毒な病気、この病気を病んだ彼らは、偏見と差別の犠牲者でもある。だから、彼らを傷つけた社会の悪しき面から彼らを守ってあげなければならない。そのためには、病む人たちのための療養所が必要だ。なるほど、療養所の建設と維持には、大変な負担が伴われる。しかし、それは彼らの救済のためには必要なことだ。まずは、住まいを与えよう。日々の糧も十分とは言えない時期もあったかもしれないが、それでも、園を運営する人々は、そこで暮らす人たちのために努力した。そして、その代わり、彼らにはルールを守ってもらおう。そこから出ないこと、子孫を残さないこと。

園の運営にあたった人々は、決して患者の人たちを飼い殺しになどした覚えはない。しかし、園で暮らす人たちはそう感じた。もちろん、そう思わなかった人もいたはずだ。素朴に感謝して暮らした人も、いたかもしれない。しかし、多くの人たちは、山城一夫のようには、はっきりと言葉にして表現しないまでも、人間として当然のことが奪われているという気持ちが、心のどこかにあったのではないだろうか。

結婚して子どもをもつ。どこに住むかを決め、子どもの将来に備えて、家族で話し合う。そのような当たり前のことを奪われた人たちが、自分たちは生きることは許されているけれども、それは、社会が容認する範囲に限られており、自分の意欲や能力によって、困難を克服するとか、工夫を重ねて努力するという、最も人間らしい営みが認められていないと感じたとしても、無理のないことではないか。そして、最も人間らしい営みが認められていないとは、それに値しない人間とみなされていることに他ならないと考えたとしても、やむを得なかったのではないか。

意欲をもつこと、困難に際しても工夫を重ね努力すること、そのようにできることはひとつの価値だ。そこには価値がある。そして、社会に生きる健康者は、その価値を実現できる価値ある人たちだ。このように、健康者の社会が価値において優れているのなら、社会から隔絶された園で暮らす者たちは、価値において劣った存在にならざるを得ない。なぜなら、意欲をもって人生を切り拓いてゆくという価値の実現を、隔離されることによって、初めから拒まれているからだ。そのような人たちが、健康者の社会から、「飼い殺し」にされていると感じたとしても、それは偏った感覚ではないのではないか。

しかし、園で暮らす人々は、上原のような篤志家の善意を前にしたとき、自分の感情を押し殺すことが正しいと信じた。こんなにお世話になっているのに、あの先生方の善意を傷つけるような言葉を吐くことは不謹慎なことだ、と彼らは考えた。このような合理的な（理にかなった）判断のもとに、自分の素朴な感情は、心の奥深くにしまいこまれた。憤りは感謝に置き換えられる。多くの入所者たちには意識されなかったかもしれないが、これもまた、「飼い殺し」のひとつの現れである。

人は、自分の生を有意味なものだと考えたい。それに向けて、できるだけの合理化をする。そうして、自分の人生を肯定したいのだ。逆の言い方をすれば、人は、自分の人生が惨めで価値の劣ったものだなどと認めたくない。だから、どんな些細なことであっても、自分の人生を肯定できそうな材料があれば、それに光を当てる。そして、それを拡大し、人生の大切なものとして、その主要な部分に位置づける。意味を生きる人間の本能とでも表現されるべきか。

意味を生きるとは、あらかじめ生得的にプログラムされ、自分の意志にかかわらない仕方で生命活動をつかさどるメカニズムとしての本能と、本来、対立する側面である。しかし、意味を生きる人間は、自己肯定的な意味を創出するという営みを、一種の本能のようなものとしてもつ。そのようにして、人間は自分を支える。自分を肯定することによって、自分を護る。憤りよりも感謝によって人生が肯定されるのは、あるいはそうされがちなのは、このような理由からである。

第三節　園を貫く思想

一　光田健輔の志

ハンセン病者救済という事業が機能するためには、もちろんその装置＝施設（園）が必要なのは当然だが、それを支え導く思想が求められる。美しい未来のため、園のあるべき姿を描いた思想。日本のハンセン病医療を主導した光田健輔に、これを見てみよう。

光田の『愛生園日記』によれば、光田の医師としてのスタートは、東京市養育院である。この施設は、明治五（一八七二）年ロシアの皇太子来朝にさいして、外国からの賓客に見苦しいところを見せたくないという体面上の理由から、「東京を放浪する二百人の乞食を本郷の加賀屋敷に集めた」のが始まりで、二年後の明治七年に開院して、渋沢栄一が院長を務めた。明治二二（一八九九）年、東京市制が敷かれると養育院も東京市に引き継がれ、加賀屋敷から上野、神田、本所と移転したが、光田健輔が奉職した時には、小石川大塚辻町に所在した。ここで、光田健輔は渋沢栄一と知己を得るが、渋沢の社会事業を重視する姿勢が、光田を大いに励ますことになる。光田は、ハンセン病が伝染病だという認識をもたなかった渋沢に、病者隔離の必要性を説く。そして、養育院内にハンセン病者専用の隔離室をつくり、これを「回春病室」と名づける。本書でも見てきたように、ハンセン病を病む者たちの中には放浪を余儀なくされる者がいた。不衛生で乞食同然の彼らを世間は嫌った。その人たちを受け入れる施設を与えられて、光田はそこで嬉々として仕事に勤《いそ》しむ（光田健輔『愛生園日記』毎日新聞社、二九頁〜三一頁）。

そして、第一区府県立全生《ぜんせい》病院が開設されると（一九〇九年）、医長として赴任する。回春病室でともに患者の世話にあたっていた看護師石渡こと、さらには患者全員を伴った引っ越しである。この全生病院では、病院の待遇に不満を持つ患者たちを院長に代わってなだめ、うまく院内を整えてゆく光田の姿が見られる。また、このころから、光田は、院内で患者が農作業をして自活できるような体制を整えることができないかと、苦心している様子が本人の言葉によって綴《つづ》られている（同書、五三頁〜六二頁）。

それから二〇年後、最初の国立療養所長島愛生園（岡山県）が開設されると、光田は初代園長として赴《おもむ》く。この時、光田は、全生病院で治療に当たっていた患者の中から、他の患者のお手本となる者を選んでともに愛生園に移る。そのことを光田は次のように述べている（同書、一三六頁）。

「私の考えでは愛生園の最初の入園者は、全生病院で療養生活になれた善良なものを移すつもりでいた。せっかく苦心して作った国立療養所を放恣無頼《ほうしぶらい》の徒の巣窟《そうくつ》にしてはならない。後から入園してくる人たちのためにも、淳良《じゅんりょう》な気風を作ってくれるような、選ばれた人たちでなければならない――と思っていた。そうしているうちに全生病院で「われわれは悪質な浮浪ライではない。落ちついて百姓をして一生を暮らしたい」――という農耕グループが、入園希望の名のりを上げた。そこで希望者を募ってみると三百名もあるので、選考に困ったが結局、すぐれた技能をもったもの八十一名を選び出した。」

少し丁寧に読み解いてみよう。「せっかく苦心して作った国立療養所」という表現。偏見と差別ゆえに悲惨な生活を余儀なくされていたハンセン病患者救済のために、光田は療養所をつくる努力をした。療養所の必要性を行政に携わる者たちに理解させ、予算措置を取り付ける努力をした。その一方で、偏見ゆえに自分の居住地域にハンセン病療養施設ができることに反対する住民たち及び地方行政担当者や政治家を説得した。候補にあがった設立地の調査に訪れただけでも身の危険を感じるような経験もしたというほどに強い偏見の中で、光田は施設の実現に向けて努力した。*

光田には、療養所は自分の努力によってつくられたのだという思いがある。それゆえに、ハンセン病患者治療のための施設として、後世の範となるべき立派なものにしなければならないという思い入れがある。「療養所を放恣無頼《ほうしぶらい》の徒の巣窟《そうくつ》にしてはならない」のであり、そこに入所する人々は、「後から入園してくる人たちのためにも、淳良《じゅんりょう》な気風を作ってくれるような、選ばれた人たちでなければならない」のである。

光田と共に愛生園に行くことを希望した者は三〇〇名に及んだ。「選考に困ったが結局、すぐれた技能をもったもの八十一名を選び出した」光田は、彼が選んだその八十一名に対して、訓示を行う。島へ行く者は、「開拓者の気持ち」で行くこと、「はじめは苦労が多いだろうが、みんなの力でそれをのりきって、住みよい所にしなくてはならないが、それでも行くという決心がつくか」と語る光田に対して、人々は「いっせいにうなずいて「覚悟しています」」と答えたという（光田健輔『愛生園日記』一三六頁）。

新しい施設に園長として赴くことに対する気概が現われている光田の文面であるが、その背後には、患者からこれほどまでに信頼されていることを隠さずにはいられない者の自負心がうかがわれる。ここには、患者救済の主人公としての自分を信じて疑わない光田の姿がある。

愛生園園長としての光田には、ある種のカリスマティック・リーダーとしての資質がある。**

新たに設立される療養所（愛生園）は、人々にとって未知のものだ。未知の場所に移り住むことには、多少なりとも不安がつき纏《まと》ったはずだが、それを感じさせず、むしろ、心から望んで光田とともに行くことを、多くの人が願い出た。そのような行動をとるように全生園の人たちを促した力（カリスマティック・リーダーとしての資質）が光田には備わっている。それは、実際、光田と出会った阿波根ハルさんの次のような言葉にも表れている。

「愛生園におったとき、私は光田（健輔）園長はすごいいい人だなって思ったわけ。なんで私がそう思うかというと、私が愛生園に入ってから何か月もなってからよ、あそこは海岸に行ったらたくさん牡蠣《かき》捕れよったのよ。それで、私は手がいいから、あんたはこれを捕る係りだって言われて、海岸まで捕りに行って。／そしたらたまたま園長がいてね、私の顔を見てからに、「ハルさん、きれいに治ったな」って言われたのを覚えてる。この先生は神様だなって私はその時は思ったわけ。園長とは入所してすぐの検査のときしか会ってないよ。それで患者が千何百おる中に、新患者が入って、普通だったら覚えてないでしょう、千何百の患者を。だけどこの園長は、入った人を覚えてるわけよね、毎日見なくても。」

千人以上もいる入所者の顔と名前を憶《おぼ》える。しかも数回しか会ったことのない患者の名前を憶えるというのは、憶えられた者たちを驚嘆させる。光田がすべての入所者の顔と名前を憶えていたかどうか、それは分からない。しかし、このことを厳密化することはそれほど重要ではない。なぜなら、入所者にすごい人だと思わせる何かを光田がもっていたということ、カリスマティックな力が光田には備わっており、その力が人々を惹きつけたということが、重要だからだ。阿波根さんの言う「すごいいい人」とは、私たち患者のことを気にかけてくれる良心的な姿勢をもった「いい人」であり、ひとりひとりを覚える「すごい人」であるわけだ。『星ふるさとの乾坤』で書いた栗下信一さんのように、光田を敬愛し慕う人がいたとしても、不思議ではない。****

*西表島に療養所をつくる構想をもった光田が、現地の調査に訪れようとしたときに、岸壁に押しかけた住民たちはむしろ旗を掲げ、療養所の設置に断固たる反対の意思を表した。中には、短刀をちらつかせていた者もおり、殺気立った雰囲気であった（『愛生園日記』、一一四頁）。

**「カリスマ」という語の濫用《らんよう》は感心しないが、この語が用いられることによって理解が促される面まで否定されてはならない。人々に崇敬の念を抱かせるような霊的能力、あるいはそのような雰囲気を有する人、というように理解されてよいが、ここでもまた、人間は意味の世界に生きていることが、重要なこととして浮かび上がる。人間は生物として間違いなく現実の物理的世界に生きているのだが、その物理的世界にどのように適応して生きるのかを可能にするのは、各人が背負って（担って）生きている表象的世界（意味の世界）である。困難に際しても、それを耐え忍んで希望を見いだすことができるのは、ひとえにこの世界に生きる人間だけに見られることだ。それへと向かって人をして一歩を踏み出させる力、精神の力、これが、意味の連なったその世界の中で各人に握りしめられ、それを人は生きる。人は意味を生きるとは、このようなことである。人々に一歩を踏み出させる力、一歩の意味を感じ取らせる力、あるいはその精神の高まり（勇気）を与える力を備えた者をカリスマティック・リーダーと呼ぶならば、光田健輔にはその資質があった、と言ってよいだろう。

***阿波根ハル、一九二四（大正一三）年、沖縄本島中部生まれ。紡績工場で働くために兵庫県姫路市で暮らしていたが、二〇歳の頃発病する。一九四四年長嶋愛生園（岡山県）に入所、一九四七年五月一三日に愛楽園に引き上げる。数年後、星塚敬愛園（鹿児島県）に転園し、一九八二年に愛楽園に戻る。

****『星ふるさとの乾坤』、第六章、「三　今もある同じ精神構造」の「人格はいとも容易に見失われる」（二六〇頁～二六三頁）参照。

二　情を断ち切るこころ

光田には、人を引きつける魅力があった。園の長として園の運営を担うだけでなく、指導者として、そこに生きる人々の生活全般に至るまで、生活の規範のようなものを打ち立て、それへと人々を導く力があった。そして、人々は従うことによってよく生きることを実践することになる。淳良な気風をつくり、それを生きることになる。しかし、逆に、そのように生きようとしない者は、おのずと不良な者（不良患者）とされることにもなった。園長は懲戒検束権をもたねばならないとされたことも、善良な人たちを不良な人たちから守るために、不良な人たちを更生させるための監禁室が必要とされたことも、この点から考えるとよくわかる。

ここにきて気づかざるを得ないことがある。それは、光田にとって、園（ハンセン病療養施設）とは、ひとつの作品であったということだ。彼の手になる作品。その作品の中に生きる人々がいる。医師、看護師、食事をはじめ園の運営に携わる人たち、そして患者。作品に登場するいずれの人物も、作品の秩序の中で生きなければならない。そして、その秩序は、作品が構想された時、既に決まっており、それを構想した者は、医師、および医師に主導されて行政上の施策を整えた行政官であった。

光田は、『愛生園日記』の「はじめに」の中で、「あと半世紀の辛抱である」と書く。誰が何を辛抱するのかと考えると意味深長である。「患者の生涯を療養所に朽ちさせることは、まことに惻隠《そくいん》の情に耐えないものがあるが、人類の幸福のためにはやむを得ない」、「惻隠《そくいん》の情に耐えない」が、ここでハンセン病者の「心情にほだされる」ことのないよう「警戒」しなければならない、と光田は言う（光田健輔『愛生園日記』三頁）。ひとりひとりの患者に同情し、彼らの人生の自由を少しでも認めてやりそうになる自分の心をきつく戒め、これを「辛抱」するというのが、光田の言わんとするところである。ハンセン病を根絶すること、このことによって実現する人々の幸福のためには、ハンセン病患者を終生隔離することもやむを得ずしなければならないという辛い立場を「辛抱」しようではないか、というのである。

患者に同情し、是非を曲げてしまいそうになる自分を抑えているのだという認識が、ここにはある。ここでの是とは、人類の幸福のためにハンセン病をなくすこと、そのためにハンセン病患者を絶対隔離すること。この是を守り貫くために、自分を激励している、それが、「あと半世紀の辛抱である」という光田の言葉だ。

確かに、光田は、社会から疎《うと》まれてきたハンセン病患者に救いの手を差し伸べた。浮浪する患者を収容し、彼らに治療を施し、彼らと向き合った。しかし、患者は同情されるべき人たちではあったが、社会のために絶滅してもらうしかない存在として見られていた。子孫を残して連綿と続く命の営みの系列に身を置く自分たちとは異なった存在、そこから判別される存在としてとらえられていた。その彼らが人生を全うして、この地上から消えるとき、ハンセン病は日本社会からなくなる。それまでの五〇年間、自分たち医療従事者は、それと付き合い、消え去るのを見守らなくてはならない。それが「あと半世紀の辛抱」なのである。そして、この言葉は、自分に向けられたものであるだけでなく、ハンセン病治療に携わる人たち、健康者の社会に向かって投げかけられてもいる。共に辛抱しようではないかと。

光田健輔は、人が嫌がるハンセン病者の治療に励んだ。しかも、それを天職のようにして励んだ跡がある。でも、ここにきて、疑問が生じる。光田のまなざしが本当に向けられていたものは、目の前にいる病む人だったのだろうか。それは、今苦しんで生きている人にではなく、苦しむ人がいなくなる社会（未来）の実現に向けられていたように思われるのは、私の偏った見方だろうか。

不幸な人のいない社会をつくること、このよさの実現に向かって自分は努力しなければならないと光田は考えていた。このよさの実現のためには、患者の人たちには犠牲になってもらうこともやむを得ない、気の毒ではあるが仕方がない、そう考えた。この時、光田はその苦しみにつき合おう、この気の毒な人たちに自分は最後までつき合おう、そう考えたのではないだろうか。だから、彼の中では、自分は患者と共にいる、共に生きている、という確信のようなものがあったのではないか。

しかし、それは、本当にそうか。作品としての園の主人公、それは患者たちではなかった。

確かに、患者たちは作品の重要な構成要素だ。しかし、主人公は、医療を施す医師であり、医師が敷く秩序の中で、もうひとりの登場人物＝患者はただ健気《けなげ》に生きる者としてある。患者は、医師の温情のもとに健気に生きる人たちでなければならず、その温情に報いようとしない者は品行に劣る者とされた。

秩序を逸脱する者は、秩序を敷く者＝作品の製作者＝園の管理者によってその誤りを正されねばならない。許可を取らずに外出した入所者が必ず入らなければならなかった監禁室の存在は、入所者に対して懲戒権を行使した園の象徴だ。園の秩序を乱す者には、懲罰を与えてでも、正しい道を歩ませなくてはならない。そして、光田は、これを親が子どもを罰する懲戒権にたとえた。しかし、園で行使された懲戒は、子どもの未来を思ってその子のために罰が与えられる場合と、同じと言ってよいのだろうか。

はたして、ここに未来はあったのか。園は、ここで人々が静かに一生を終えるためにつくられた。人々が死に絶えたとき、園はその役割を終える。それまでの期間、ここに暮らす人々に規律を守らせようとして、あるいはそのように人々を導くための見せしめとして、懲罰は与えられたのではなかったか。はたして、未来は。

そのように考えると、患者のためにあれほど尽くしながらも、それでも、光田は患者の傍らに在ることはできなかったと言われてよいのではないだろうか。このようにして、園は独自の機能を発揮する施設として、患者＝入所者の思いから離れた仕方で運営されてゆく。

三　曖昧な存在

全国のハンセン病療養所において、堕胎と断種が行われた。しかし、愛楽園の場合、少し事情が違う。確かに、山城が描いたように（前節「五　怨嗟《えんさ》の声」）、また、『証言集』に明らかなように（前節の「三　奪われた命――『証言集』から――」）、愛楽園でも断種と堕胎は行われた。しかし、他の園と異なって、退所する者については、出産を認めた。あるいは容認したと言うべきか。そこのところの事情を見ておこう。

『証言集』に寄せられた証言のうち、おふたりのものを見ておきたい。

比嘉《ひが》〇〇〇さん。一九一九（大正八）年、那覇市生まれ。一九三六年に鹿児島の星塚敬愛園に入所。結婚し、沖縄に帰り三人の子どもを生む。子どもを園の保育所に預けるため、一九四二年に夫婦で入所。戦後、一八年間退所生活をし、一九七七年に再入所。

「私は園に来るときに妊娠していた。もうやがて六か月になるところだった。松田（ナミ）先生に「あんたは妊娠しているね」と言われた。「流産するね、それとも子どもたち連れて帰るね」と言われて。／ほかの人なら生めたはず。あの時分「お家《うち》行って生んでくる」と言えば行かせよったから。でもうちなんかは無理にお願いして子どもたちを保育所に入れたから、そういうお願いできなかったの。義理から。「すいません、流産します」と言った。流産されることは分かっていることだから。／あのとき、子どもを流産させるときは箸くらいの大きさの管で子宮を開けてやった。ちょうど今、注射やるときに腕に巻くゴムの管、あんなの。あれ直接子宮に入れて子宮を開けるわけ。一本入れて堕《お》りたらそれで終わり。できなかったら二つ入れて。うちは三本入れたよ。麻酔なんかない。痛くてたまらないさ。子どもは生きていたよ。頭も手足もちゃんとして、女の子とわかりよったよ。」（同、四五〇頁）

　証言してくださった比嘉さんは、まだ愛楽園が開設されていなかった当時、一九三五年に開設された星塚敬愛園に入所する。しかし、そこでは出産は許されなかった。[*]そのため、子どもを生もうと、恐らくは敬愛園を「逃亡」して沖縄にもどり、出産した。しかし、生活に困ってやむを得ず愛楽園に入所する決心をするが、今度は、入所のためには子どもをあきらめなければならなかった。それでも、医師の態度から、一九四二年当時、妊娠していた子どもについて、愛楽園の外にいれば生むことができたことがわかる。この点については、ほかにも同様な証言がある。

　また、戦後の状況をあらわす証言として、平山荘一さん[**]のものを見ておきたい。

「昭和四〇（一九六五）年に結婚して、二人流産させられたんです。あの頃はもう見つかったら流産ですよ。あの頃までは自分も、家族が見てくれるとか何の相談もしていないですから。（中略。この間、子どもを育ててくれるという兄夫婦の申し出を受けて、子どもをもとうとしたことが述べられる。）／長女を妊娠したときは、兄夫婦が来ていましたね。自分なんか（が面倒）みるから生みなさいって。そういうことで長女を石垣で生んだんですよ。うちのやつを兄貴が連れて行ったんです。こっちに置いて流産したら大変ってね。（中略）／本当はこの長女もやがて流産させられるところだったんです。家内も連れられて行ってですね。僕はあのとき自治会事務所にいて、お昼帰ってきたら家内がいない。周りに聞いたら「婦長さんが連れて行った」と言うたもんですから、ぴんときたんですね。／本門に行ったら官舎に帰られたというんで、呼んで門で婦長に「僕の了解なしにいくら婦長といえども勝手にはさせない」と怒鳴りこんだんですよ。（中略）流産させなかった。頑張ったんです。／（中略）／長男もこっちで生んだんじゃなくて、名護病院で。その時も厳しかったね。○○というのがいるんですよ。こっちに就職して間もなかったがね、この人がケースワーカーみたいな仕事していたんですよ。それで公会堂で名指されて言うたんですね。「流産はしないで子どももとうとしている」とね。／僕はもう黙っていて、翌日（園の）福祉（室）に行って○○さん呼んで「君は公会堂で、他人の面前でどうのこうの言うとるんだが、らい予防法の十三条知っているか」と言ってね。患者の秘密を前面に出すというのはけしからんと思ったしね。「君は許されない」と抗議したんですよ。そしたら病者のくせに、というような言いぶりでしたね。／「本土でも生んでいないのに、何でこっちでは生むのか」ってね。それで「生まないんでなくて、生まさないようにしたのが政府でしょうが、君なんかが手術しているから本土でも生めないんでしょう。子ども欲しくない人はいないよ」と言ってね。長男は昭和五一年生まれですが、あの頃までもこんなだったです。」

（同、三七八頁～三七九頁）

平山さん夫妻も、園の外で子どもを出産することができている。そうすると、愛楽園では、園の外であれば、ハンセン病を病む人たちに対して、子どもをもつことは禁じなかったことがわかる。確かに、堕胎と断種を勧めた。しかし、必ずそのようにして、彼らの子孫を絶たねばならない、とは考えなかったようだ。

そもそも、遺伝などといっても、それほど厳密ではない。仮にハンセン病に弱い体質を根絶することができたとして――体質、形質は遺伝するといっても、それほど単純ではないから、このこと自体実に疑わしい――、たとえそうだとしても、すべての病気に弱い体質を駆逐することなどできはしない。仮に、ハンセン病に弱い体質の遺伝を防ぐことができたとしても、もっと重篤な疾患を発症する惧れのある遺伝形質を残らず取り除くことなどできはしない。つまりは、「劣った」と言われるような体質を有した人をひとり残らずなくしてゆく――そのような人の子孫を残さないようにする――ことなど、非現実的である。結局は、ハンセン病に弱い体質をなくすなどという仕方での「人種の改良」そのものがナンセンス。そう思って、患者の出産の禁止を徹底しなかったのか。それとも、患者の人たちの心情を思えば、出産を認めるのが人の道だと考え、ただし園内での出産は困るから、園外で生むことを容認（黙認）したのか。そこのところはよくわからない。

しかし、よくわからなくてもよいのだ。前者であれば、断種と堕胎による「人種の改良」に科学的根拠があるとは考えられていなかったということだし、後者であれば、そのことを超えて人間が従うべきものがあると考えられていたということだ。ここから、どちらの場合にも共通していえる大切なことがある。いずれも、断種と堕胎に与えられた価値を超える別の価値がほかにあると考えられていたことだ。この点では、愛楽園の医療を担った人たちの良識を見ることができる。

*『星ふるさとの乾坤』、第四章、「四　断種」および第五章、「一　法律」、「二　自発と強制」参照。
**一九三六（昭和一一）年、八重山生まれで、一三歳で発病、愛楽園には一九五一年に入所している。
***「らい予防法」（昭和二八年、法律第二一四号のこと。「癩豫防ニ関スル件」（一九〇七年、法律第一一号）、および「癩予防法」（一九三一年、法律第五八号）は、本法によって廃止。）の第一三条には、「第三章　療養所」の「更生指導」として、次のように記されている。「国は、必要があると認める場合には、入所患者に対して、その社会的更生に資するために必要な知識及び技能を与えるための措置を講ずることができる。」社会的更生に役立つ「知識及び技能」を与えることが療養所の役割とされている点について、入所者の社会復帰と就労を支援することが考えられていると理解される必要がある。加えて、家庭をもち、よき家庭人として良好な家族生活を送るための知識や健康管理能力も、これに資する大切なものだと考えることができる。そうすると、子ど

もをもたせないようにしようとする園の態度、言い換えれば、子どもをもとうとする人を非難するような園の態度はこの条文の精神に反するというのが、平山さんの主張だと考えられる。もっともな意見である。

四　秩序に抗した人たち

その一方で、前節三に見られる話（執拗な堕胎と断種）を裏づける証言がある。匿名のCさんは、一九三一（昭和六）年、沖縄本島中部生まれの男性。一九五〇年に入所後、宮古南静園、奄美和光園を経て、沖縄本島に戻り退所生活を送る。奄美和光園で結婚した妻との間に子どもをもうけている。この人に、次のような証言がある。

「愛楽園でも婦長がそういう人（結婚して子どもを身ごもった人）を捕まえて引っぱって来て、切った（断種した）と聞いています。あの人はよくここ（愛楽園）に来よったんですよ。名護で降りてバスを探しているときに私が通ったから、「乗りなさい」と言って、連れてくる間に「なぜ婦長さんはあんなにまでやったんだ」と聞いたら、「あの時はそういう時代だから、私たちの場合、もう恨まれても仕方がないでしょう」と寂しそうに愚痴をこぼしていました。後悔しても弁解の余地はないから、そうとしか言えないでしょうね。そうされた人たちの体が元に戻るということはないですから。」（『証言集』、五五〇頁～五五一頁）

注意して聴いてみよう。看護師長（婦長）は方針に忠実に断種と堕胎を促した。そして、「なぜあんなにまで断種手術を施したのか」という問いに対して、「そういう時代であった」と答えている。続けて語られる「恨まれても仕方ないでしょう」は、上記の証言者には愚痴に聞こえたかもしれないが、むしろ積極的な仕方で受け止められるべきではないか。「仕方のなかったこと」とは、そうする他はなかった、そうする以外には、ほかに仕様（やりよう＝仕方）がなかったことを意味している。看護師長（婦長）は、その時代の中で、そうする以外には、どうにも仕様がなかったということを、確かなこととして記憶に刻んでいるということである。そうすると、その人は、その時に戻れば、同じことをした。人から恨まれても、同じことをするしかなかった。その点では、そうは言わないけれども、自分もまた犠牲者であるという認識が、あるいはそのように言いたい気持ちがくみ取られてもよいだろう。

ここで気づかなければならないことは、それほどまでに、園の中では、病者が子どもを生むことは許されないとされていたことである。光田健輔の考え方は、とても強い仕方で療養所で働く人たちに行き渡っていた。光田が園長を務めた長島愛生園はもとより、林文雄が初代園長を務めた星塚敬愛園においてもそうだった。

それら両園に比べると、愛楽園では徹底の度合いが少し和らいでいるように思われる。愛楽園では、子どもの出産については、園内ではだめだが、自宅に戻って生むことは容認されるという曖昧さを残す対応だったからだ。ところがそれらとは異なって、さらに積極的に出産を認めた場所もある。同じ証言者に次のような言葉がある。
「妻と知り合ったのも奄美和光園です。妻は沖縄で生まれて、愛楽園に入らずに和光園に入園していました。三一歳ぐらいの時結婚しました。奄美和光園では結婚すると、独身舎から夫婦舎で生活できました。和光園の園長、大西基四夫《きしお》先生はカトリックの信者で非常に信仰に篤い方で、子どもを生むことも自由でしたよ。大西園長の方針で子どもを自由に生むことができましたよ。」（『証言集』、五五一頁）
証言者は、「大西園長のおかげで私たちは子どもをもつことができました。今でも年賀状のやり取りをしています」（同）として、大西への感謝の気持ちを隠さない。断種と堕胎が政策としてほかの園で行われていたとき、和光園では行われなかった。大西の仁徳であると、大西を評価する声があがっている。しかし、とも思う。大西がそうであったように、初代敬愛園園長林文雄同様に初代愛楽園園長塩沼英之助は、ともに敬虔なキリスト教信者であった。そして、これら両園では、堕胎と断種は行われた。
それならば、やはり「人」か、ということになる。誰と出会うか、誰がそこの主要な役割を担うかによって、そこにいる人たちの運命が決まる。そのような事例には事欠かない。大西と出会った人たちは幸いで、他ははずれだった。小笠原昇*と出会った人は幸いで、そうでなかった人は残念であった、などということになるのだろうか。

でも、私はそうは考えたくはない。林文雄にしろ、塩沼英之助にしろ、患者の救済という点については、燃えるような使命感（キリスト教的倫理観）をもって臨んだすぐれた人格である。さらに、戦後、二代目園長早田皓の後任の園長を務める三代目園長家坂幸三郎もまた、篤いキリスト教信仰の持ち主だった。＊＊このすぐれた人格者たちにしても、堕胎と断種を避けることができなかった理由はなにか。ハンセン病問題の本質に迫るためには、この点について考えることを避けるわけにはいかない。しかし、その点に踏み込んで考える前に、現実の愛楽園で人々はどのように生きたのか、を見ておきたい。そこからまた、塩沼たちがつくりたかった園の姿を、重ね合せて行こう。

＊光田ら患者の隔離を主張する人たちと対立しながらも、はやくから京都帝国大学医学部附属病院で在宅治療を続けていた医師。『星ふるさとの乾坤』、第一章、「四　隔離を支えた考え方」の「患者の福祉から国民の福祉へ」および第五章、「二　自発と強制」の「母体と子どもを守るとは？」参照。

＊＊入園者から慕われた園長たちの時代にも、断種と堕胎は行われた。佐久本光雄さんは、強く印象に残っていることとして、「患者の男女間の性の問題では昭和一三年三月、塩沼園長（初代）時代から、親泊園長（第四代）昭和三五年三月頃まで、もし患者が性交渉で女を妊娠させた場合、堕胎を条件に強制的に男性の優生手術、断種を断行したことで、甚《はなは》だしきに至っては、軽快退園をする患者でも断種を強制オペを済ませた後で退園させたことです。」（『阿檀の園の秘話』、三八八頁）と、述べている。その理不尽さには、今なお納得できないという思いが、行間から伝わってくる。

第四節　人々のこころ

一　林文雄と塩沼英之助

林文雄の父竹治郎は、文雄に「大学に残るなり、大病院の医者になるなり」、そのような仕方で栄達の道を歩むことを望んだ（おかのゆきお『林文雄の生涯』新教出版社、一九七四年、四九頁）。北海道帝国大学医学部を優秀な成績で卒業した息子に託した期待は、つきなみな親のつきなみな期待と言えば、あまりにそうだったのかもしれない。「救癩」を使命と考え、後に、この信念に従って療養所の仕事に精勤することになる文雄の生き方は、このような父親の理解を超えていた。父の反対を押し切って、林文雄は、昭和二（一九二七）年六月八日、全生《ぜんせい》病院（現在の多摩全生《ぜんしょう》園）に赴任し、院長光田健輔の出迎えを受ける（同、五四頁）。

この全生病院に、塩沼英之助も遅れて赴任する。昭和三（一九二八）年、東京慈恵会医科大学を卒業した塩沼は、翌年の昭和四（一九二九）年四月一五日、眼科医として全生病院勤務を命ぜられる（『沖縄救癩史』一四四頁）。そして、林、塩沼の両名は、愛生園（岡山県）の開設に伴い、初代園長となる光田とともに、同園に赴任する。さらに、塩沼は、一九三五年に開設する星塚敬愛園（鹿児島県）の園長として赴任する林文雄と共に、医官として同地に赴く。ちなみに、塩沼英之介のみつ子夫人は、林文雄の妹であるから、ふたりは義兄弟ということになる。
一九三五年、屋部の焼き打ち事件の直後沖縄を訪れた林文雄が、沖縄における患者の迫害に驚き、激しく憤り、患者の救済を強く訴えたことはすでに述べた。* 沖縄の住民たちによるハンセン病患者に対するあまりに激しい迫害の模様は、林文雄をして沖縄の患者収容を何にもまして優先させることの必要性を、強く自覚させた。それゆえ、星塚敬愛園（鹿児島県鹿屋市）の初代園長として当地に赴任するや否や、林は、沖縄、奄美の患者収容に乗り出す。そして、塩沼英之介もまた、林の気持ちをよく理解した。一九三五年の一一月の終わりから一二月にかけて、ふたりは患者の収容を実行する。林は奄美からの患者を、塩沼は沖縄からの患者を収容する指揮を執る。

この時から三年後、第三章で見たように、沖縄ＭＴＬ相談所を母体にして国頭愛楽園（現沖縄愛楽園）が開設されると、塩沼英之助は、初代園長として赴任する。全生病院および長島愛生園において園長光田健輔のもとで林文雄と同僚として過ごした六年間、その後、星塚敬愛園園長林文雄のもとで過ごした三年間、合わせて九年間、林文雄とともに力を合わせてやってきた「救癩」活動の経験を活かして、塩沼英之助は、愛楽園園長として沖縄のハンセン病者の救済に力を注ぐことになる。

塩沼栄之助の病者に対する態度がよく理解できるものとして、その時の様子を、塩沼自身が語った手記から見ておきたい。これからご覧いただく以下の二および三の記述は、塩沼英之助「沖縄救癩」、林文雄編著『星座』（星塚敬愛園慰安会発行、昭和一一年、一〇四頁～一三二頁）によるものである。なお、ほぼ同じ内容のものが、同著者「沖縄病友収容記」として、上原信雄『沖縄救癩史』（財団法人沖縄らい予防協会、昭和三九年、一三六頁～一四四頁）にも収録されている。

*林は、台湾からの帰途に立ち寄った沖縄で、屋部の焼き打ち事件を直《じか》に見た。本書、第三章、第四節、「一 林文雄と沖縄」参照。

二　沖縄の患者収容

沖縄からの患者収容の行程は、那覇で一部の患者を乗船させ、続いて名護に寄港し（二七九頁海路図参照）、残りの全部の患者を収容し、鹿児島に向かう、というものである。塩沼は那覇から乗船し、同行した前田医師*と斉藤看護師は、一足先に自動車で名護に向かい、患者の病状の把握と包帯交換などの看護をしておくという手筈《てはず》であった。そこには、大多数の患者が名護から収容されることになっていた（那覇から一八名、名護から一一一名）事情がはたらいていた、と考えられる。

塩沼が那覇に着いたのが、一一月三〇日の朝七時。出港時刻の午後二時までに、那覇の街で（「或る狭い路地を入ったところで」と、塩沼は記す）、ひとりの少女を診察する。「結節癩」と

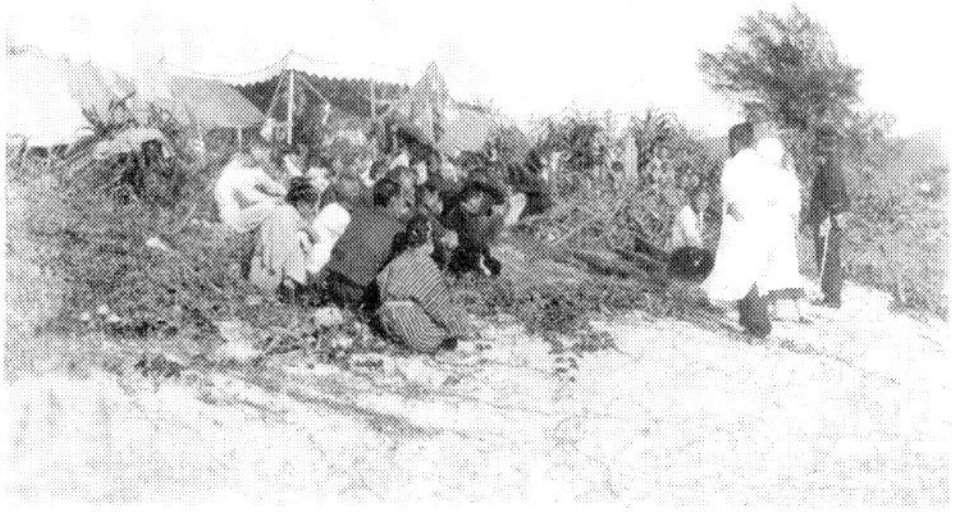
『星座』に掲載された収容を待つ人々の姿。白衣は医官、サーベルを腰にさした警官の姿も見える。

診断した塩沼に、母親は目に涙をためて入園を頼み、塩沼は引き受ける。不安と寂しさから涙を浮かべる少女に、「先生（私＝塩沼）もいっしょについていくのだから」と語りかけた。今、あなたと向かい合っているこの私は、医者だ。あなたの病気のことは、私にはよく分かっている。病気の治療のために、私といっしょに敬愛園に行きましょう。そうすれば、きっとよくなる。そう言って少女を安心させようとする塩沼のまなざしは、優しく、慈愛にみちていたことだろう。塩沼の人柄がうかがえるところである。

　塩沼が那覇にやってきたとき、乗船したのは、客船首里丸。「女王のごとき誇らしげな雄姿」と塩沼は記すが、帰路は貨物船T丸。たった一三〇トンの小さな船に、患者を乗せてゆかなければならない。[**] 普段は石油などを積載して運搬する船だが、荷物置き場に患者の人たちを入れる工夫がされた。船底にある数十個の樽の上に板を敷き、その上にござとむしろが敷かれて、患者が休めるようにした。また、船の岸壁にあたる側には厚い布がたてまわしてあり、船内を覗《のぞ》くことができないようにしてあった。港に来た患者の人たちにそれとなくこの幕をぐってもらって、船の中に案内できるように、との配慮であった。案内は、当時公衆衛生を担当していた警察官がした。

覗くことができないようにと幕が張られれば、それを覗きたくなるのが人情である。港で働いている人たちが、寄って集《たか》って中を覗こうとすれば、患者の収容を務めとする警察官としては、覗かせまいと怒鳴《どな》ることになる。少しでも違う日常性は、人の注意を引く。貨物船に、人が乗り込む姿、それはきっと、人々の目に留《と》まるのではないか。そう考えられて、幕は張られた。収容される患者の人たちは、見世物《みせもの》ではないのだ。好奇の目で患者の人たちを覗き見ようとする人々の視線を遮るものとして、その幕は張られていた。とすれば、その幕は患者の人たちへの思いやりである。

敬愛園の収容の時、駅から園まで患者の人たちを運ぶ際に、用意された車の窓にカーテンが引かれていたことを思い出させる場面だ。敬愛園に収容された椎林葉子さんは、それを駅から園までの道筋を分からなくさせるための目隠しだと感じた。目隠しをされて自分たちは捨てられようとしている、と。さて、T丸に張りめぐらされた幕は、これから乗船する患者の人たちの目には、どのように映ったのだろうか。人々から覗き見られないようにと張られた幕、それは、収容を担当した人たちから見れば、思いやりのひとつであったはずだ。しかし、自分が人の目から隠されなければならないような者だとみなされていることに気づかせる船を囲む幕は、患者の人たちの孤独をもっと深めたかもしれない。

出港の合図があると、別れを惜しんで、病者の家族が飛び出してきた。塩沼は、その場面を次のように記している。「脱兎のごとく船の跡を追うて埠頭の先端へとはだしで駆け出してくる数人の影があった。それは、今まで埠頭の建物の陰にひそんで出帆の時を待ちわびていた家族の者たちであろう。その悲惨きわまりなき最後の別離の姿であった。船の中に今までうづくまっていた病者たちも我を忘れて甲板に躍り出して手を振った。／さらば故郷！、妻よ、子よ、父よ、母よ。」

このような感慨をもって患者とその家族を塩沼が見ているところから、この別れが永遠のものになるかもしれないという予感を抱きながら、塩沼自身がこの場に立ち会っていることがうかがえる。もし、治療が終わって、数か月後あるいは数年後に、家族のもとに帰ることができると考えていたのであれば、これほどの感慨はなかったのではないか。そのことは、塩沼もまた、光田が考えたように、患者の人たちには気の毒だが、園で一生を終えてもらって、ハンセン病で苦しむ者のいない未来の日本をつくることに貢献してもらおう、言い換えれば、尊《たっと》い犠牲になってもらおう、と考えていることを明らかにしているのではないだろうか（本章、第三節参照）。

*星塚敬愛園医官。塩沼英之助同様に、篤いキリスト教信仰をもつ。塩沼に同行して沖縄からの患者収容に当たる。次の三で、彼女の行動からその人間性が垣間見られる。

**首里丸は、大阪商船の客船。戦争末期の一九四五（昭和二〇）年一月二一日、対馬付近で被雷し、沈没する。当時外国航路を運航していた船舶は八〇〇〇トン級が多かったことを考えれば、一八五七トンの首里丸は、それほど大きくはない。それなのに、さらにT丸は首里丸の十分の一にも満たない大きさだ。いかにT丸が小さかったか分かるというものだ。乗船する人たちが、船の大きさ（小ささ）を見て怖がらないようにと、船の大きさを隠すために、名護には夜着くように運行された話は、納得できる。二八〇頁の写真参照。また、本書、第三章、第四節「三　再びの大堂原」参照。

***『星ふるさとの乾坤』、第一章、「一　目隠しして収容された」参照。

三　星塚敬愛園へ

夜八時、名護につく。深夜までかけて患者の人たちの乗船が続く。人員点呼後、ひとりひとり岸から伝馬船に乗り、沖に停泊しているT丸に乗り移る。この間、塩沼は、一組の患者家族に遭遇する。塩沼自身の言葉でそれを見てみよう。

「妻は咽頭狭窄らしく、咽喉をヒュウヒュウ言わせてうづくまっている。夫がその側に赤児を抱いて一生懸命妻の体をさすってやっている。こういう重症者が行くのは途中が案じられる。妻の方も弱そうだが赤児の方を見ると、生まれて七カ月だというが頭ばかり大きくて、それで全身はしなびて皮ばかりの栄養不良児だ。母親の乳がでないものだから父親がミルクでもって養っているのだ。／『前田先生！　こりゃ困りますね、ここから夫婦とも帰ってもらいましょう。もしものことがあると……』私は片手に懐中電灯を持ちながら声を落として言った。」

塩沼は、行かないほうがよいのではないかとこの家族に勧めたが、妻は、一〇里の道をやってきたのであり、いまさら帰ることはできないと言って泣き、夫も、是非つれて行ってくれと願い続ける。結局、前田医師の助言（「私が気をつけますから連れて行ってください」）もあって、彼らの願いは聞き入れられる。前田医師の言葉がなかったら、「この夫も、この妻も、この七か月の未感染児も、あの沖縄の地においてけぼりを食ったことだろう」と、塩沼は記す。このような情景を目にすると、沖縄県からの患者収容には、強制という側面はおよそ見られず、すすんで療養所に入所することを希望する人たちが、その主体であったようだ。「沖縄県の患者は、（中略）信仰的訓練（キリスト教の学び）を受くるものが多いのであって、またそのいずれもが本園（星塚敬愛園）に入所を熱望するもののみであった」とは、塩沼の言葉である。

すべての作業が終了するのが深夜一時。すでに一二月一日だ。この日の未明、船は名護を後にする。患者の多くは船底に横になっているが、人数が多いため、甲板上にあふれている者も多かった。そこに、正午から風向きが変わり、時化《しけ》になる。

「波浪は次第に高くなってきた。山のような大波が船側にあたっては砕け、砕けては甲板を洗い流す始末である。（中略）初めのうちは患者の丈夫そうなものが吐瀉《としゃ》物や排泄《はいせつ》物の始末をしていたが、次第にこれもひとり倒れふたり倒れ、遂にはやるものがなくなってしまった。恐らく船員を除く外はみな酔ってしまったことであろう。（中略）午後の時化はいよいよものすごくなって、空はうなる。甲板上にいる患者はほとんどずぶぬれになって動かない。船が右舷あるいは左舷に、あるいは上に下に大きく揺れる中に、船長がやってきてどなる。『外にいる者は皆、危ないぞ、中に入れ』といっても船底には一〇〇人も入るといっぱいなのであるから、とうてい全部を収容することは不可能である。」

そのような中で、塩沼は、名護で乗船を許した親子を目にした。親子と言うよりは、七か月の赤児を抱いた父親と言った方が適切だろう。父親を船倉に行かせて、赤ん坊をあずかった塩沼は、波をかぶって濡れた赤ん坊の着衣を取り替え、しっかりと抱き続けた。そして、前田医師の手を借りようと呼ぶが、それに応えて姿を現した前田医師は、「傾く船の動揺のために再び中に放り込まれるように消えた。*」前田医師は、両脇をふたりの人に支えられながら姿を現したから、三人は、船の揺れによって飛ばされてしまったのである。それほどまでに船の揺れは激しかった。

塩沼は、激しい揺れのなか、この赤ん坊は守ってやりたいと願いつつ、なんとか船員室にたどり着いた。「犠牲者」、「沈没」という言葉が、彼の頭の中を容赦なくめぐるが、その一方で、敬虔なキリスト教信者であった塩沼は、ひたすら神に祈り続けた。祈りによって、「神による平安と恩恵とが、私の体いっぱいを圧していることに気がついた」塩沼は、「『主よ御許に近づかん』の歌を赤児を胸にだきかかえながら静かに歌いつづけた。」この歌は、大西洋を渡る豪華客船タイタニック号が沈む時に、船客一同が甲板上で歌ったと言われるものである。一度は、死の恐怖に襲われたものの、信仰が心の平安を取り戻したというのが、塩沼の語るところだ。

しかし、私たちは、ここでは、死を身近に感じるほどに激しい時化《しけ》の中にあったことに留意したい。身を危険にさらしても、患者救済の志を貫こうとする塩沼の姿、彼に続く人たちの姿、このことを記憶に留めよう。翌一二月二日未明、奄美大島南端の古仁屋《こにや》港に船は、避難入港す

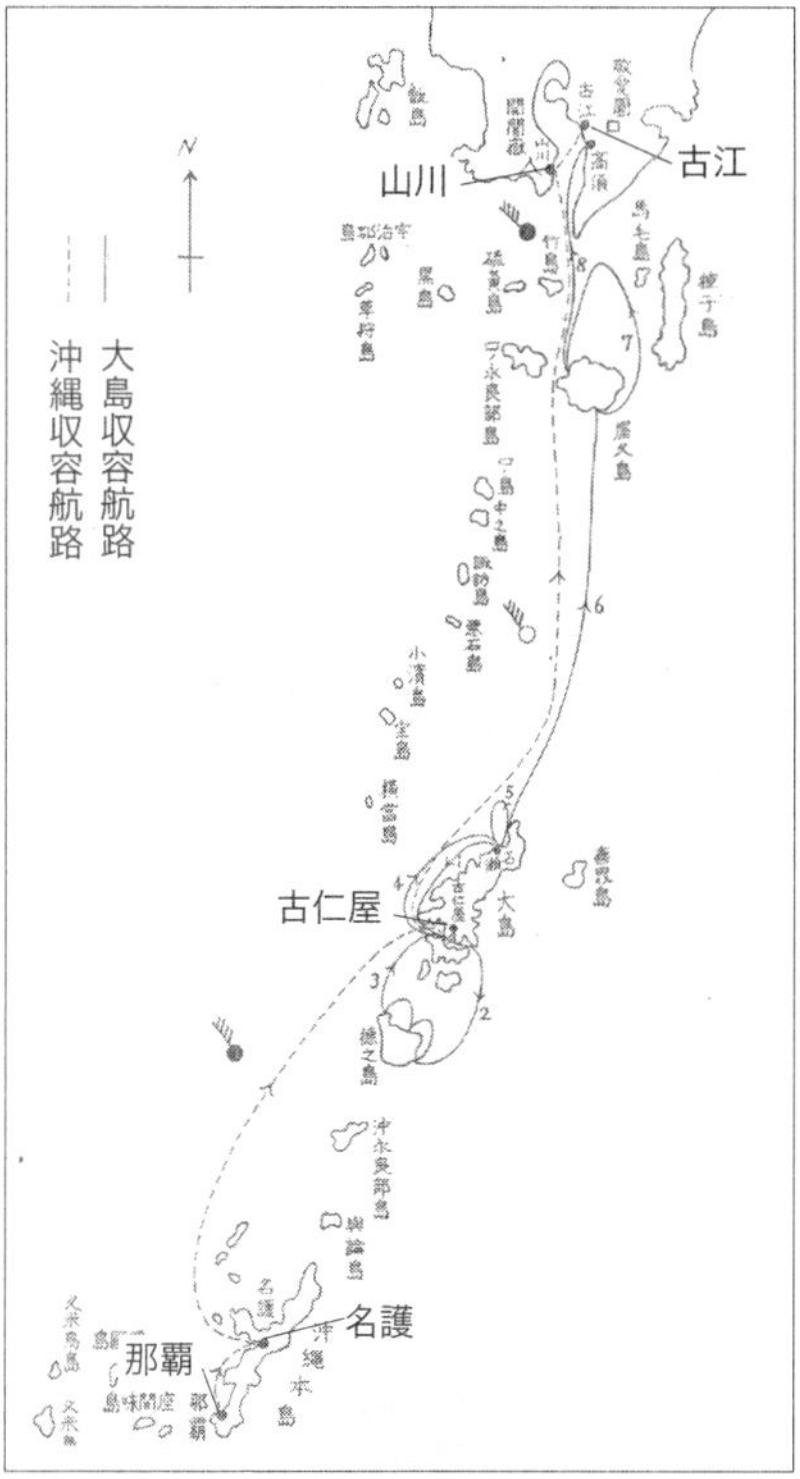
大島収容航路
沖縄収容航路
古江
山川
古仁屋
名護
那覇

敬愛園からの患者収容の海路。塩沼率いる沖縄からの患者収容は、時化に見舞われて大変な苦労を伴った。11月30日午後3時半ごろ那覇を出発。暗闇の中、午後8時を回ったころ名護に到着。人員点呼（姓名の照合）の後、伝馬船でT丸へ。すべての患者が乗船を完了したのは1日午前1時。12月1日未明、名護出発。午後から時化の中に入る。本文で紹介した嵐の夜を送る。2日未明、古仁屋港（奄美）に避難。やっと嵐がおさまった4日に古仁屋港を出発し、5日午前4時山川港（鹿児島、薩摩半島）寄港後、同日午前7時古江港（同、肝属半島、星塚敬愛園最寄りの港）に到着。林文雄『星座』より。

る。乗船者は一同無事であった。「世に奇蹟というものがあるなら、こういうことを言うのであろう」と、塩沼はその時の感想を顕わにし、さっそく神に感謝の祈りをささげる。この避難寄港によって、あずかった赤ん坊にも栄養を取らせるためのブドウ糖注射をすることができたし、ずぶぬれになった人たちのために毛布や古着、それに、握飯《にぎりめし》をはじめアンパンやジャムパンも手に入れることができた。

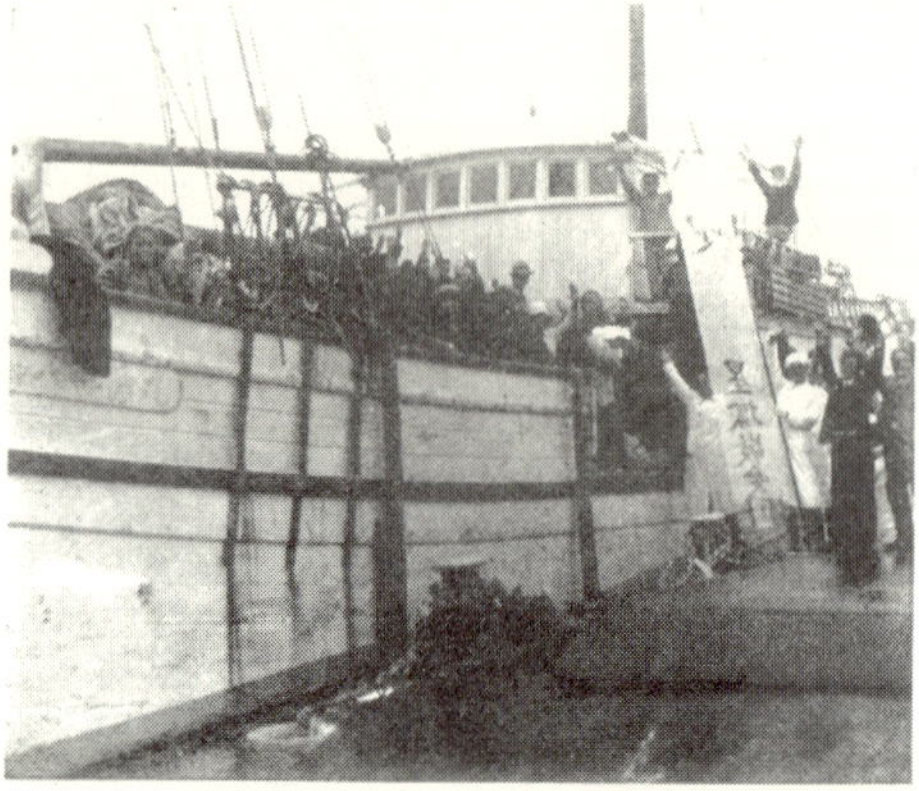

『星座』に掲載されたT丸。無事の帰港を祝う人々の万歳は、決して不自然なものではなかったであろう。善意のもとに人権抑圧と差別が行われた事実から、私たちは人間の本質を学ばなければならない。それにしても、船の小ささがうかがわれて仕方がない。

三日は天候が回復せず出港が伸びてしまったが、翌四日は、晴天に恵まれ、「うつりかわる七島灘の風光を眺めながら」快い航海を続けた。五日、午前四時、錦江湾に入った船はひとまず薩摩半島側の山川港に入港した。消毒と打ち合わせをすませ、再び出港して、午前七時、肝属半島側の古江《ふるえ》港の桟橋に着岸する。出迎えの職員ともども、手を取ってその無事を祝した。「旗に書かれた『歓迎星塚敬愛園』こもる熱誠を受けて一同天にも届けとばかりに万歳を三唱した。」身の危険を感じるほどの航海を経ての収容事業であったことが、彼らのこころをより一層の歓喜で充たしたのであろう。よかった、ひとりの犠牲者もなく、無事に園にたどり着いた。この万歳は、決して、管理者が自らの仕事を誇ってする、あるいは他人《ひと》に賛同させ、同調を強いて行わせる万歳ではなかった。ここにあるのは、病む人のことを思い、彼らのためになすべきことを粛々としてなす、それを自らの使命と考えて生きる人間の姿である。そうだったから、人々はその万歳に唱和した。

*時化の激しさは相当のものであった。前田が塩沼に呼ばれて、なんとか甲板にさしかかったところで、船が大きく揺れて投げ出されるように船内に飛ばされた時のことを、前田自身次のように述べている。「雨に打たれ、波に洗われながら、毛布に赤子をくるんでじっと座っておられる塩沼先生のお姿がボンヤリしてしまった頭にも眼にも一生涯忘れられぬほどはっきりとうつった。歩きたくても船が揺れて戸から手が離されぬ。（中略）「神様なにとぞ起こしてくださいませ。働かしてくださいませ。患者さんを無事に敬愛園に連れて行って下さいませ。」と祈りながら動けない自分の不甲斐なさが余り情けなくてただポロポロ泣けてくるのだった。」前田テイ「沖縄収容二景」、『星座』、一三六頁。

四　山里つるさんの旅

この収容で敬愛園に入所したひとりに、当時少女だった山里つるさんがいる。一九二二（大正一一）年、那覇市生まれ。尋常小学校五年生の健康診断でハンセン病と分かる。三つ違いの兄も尋常小学校六年生のときに発病していた。六年生という最終学年に進んでいながらも、兄は卒業しなかった。それは、つるさん同様、学校が彼ら病気の児童を護って行こうとする姿勢をもたなかったからだ。病気の児童を露骨に嫌うことはさすがにしなかっただろうが、「転校したらどうかね」、とは言った(『証言集』、四五五頁)。

「転校」? さて、いったいどこに。同様の尋常小学校しかない地域で、はたしてどこの学校に転校すればよいのだろうか。「転校したらどうかね」とつるさんに語った教師は、何を考えてそう言ったのか。何も考えずにそう言ったのか。たぶん後者だ。自分たちが嫌う病気の子どもを進んで受け入れてくれる学校がないことぐらい、誰にもわかる。それなのに、その教師は「転校」を勧めた。それはただ、自分にとって不都合な人間が目の前から消えてくれさえすればよいという、いかにも稚拙で、あまりに無責任で、どうにもしようのないほどに破廉恥で、聞いているこちらが恥ずかしくてたまらなくなる言葉だった。それは無思慮から生じる愚鈍さの極《きわ》みであった。

本来であれば、子どもたちの未来を考え、その子の人生を肯定するための配慮を重ねなければならないはずの学校の教師の振る舞いが、そのようなありさまだから、つるさんが学校に行かなくなったのも無理はない。また、卒業を控えたお兄さんが学校に行かなくなったのも当然と言えば、当然である。*

つるさんが生まれた翌月にお父さんは病死していたから、お母さんが、行商などによってふたりを育てていた。ふたりが病気になったため、一家は松山小学校区から前島《まえじま》（同じ那覇市）に引っ越した。お兄さんは畑で作物をつくったり、つるさんは家の手伝いをして、三人でひっそりと暮らした。しかし、お母さんの行商だけでは生活を支えきれなかったのだろう、苦しい暮らしの中で、お母さんは一家心中を考えたこともあったそうだ。その時は、伯母さんに助けを求めたつるさんの機転で、難をのがれた。しかし、心労と過労からであろうか、お母さんは一九三四（昭和九）年に三十九歳の若さで亡くなってしまう。

その翌年の一九三五年、例の星塚敬愛園（鹿児島）の収容によって、兄とともに鹿児島へ。沖縄からの患者収容の指揮を執った塩沼英之助とは、この時に出会っていることになる。あの嵐の中の航海を、つるさんとお兄さんは耐えたのだ。「あの嵐の中の航海」とは、塩沼英之助が死を覚悟し、前田テイが激しい揺れによる船酔いのために起き上がることもできず、動かない自分の体のふがいなさに悔しい思いをした、あの時化《しけ》の日の航海のことである（ひとつ前の「三　星塚敬愛園へ」参照）。

「鹿児島の療養所、星塚敬愛園に行ったのは一四歳のとき。母は生前自分が死んだら子どもたちを宮古の療養所（南静園）に入れてくれるよう、伯母さんに頼んでいたらしい。県庁にいとこ兄さんがいたので、お願いしてあったんだけど、「鹿児島に療養所ができるからしばらく待って」と言われてよ、あっちから通知が来た。宮古はいっぱいだったんじゃないかね。／（中略）／昭和十（一九三五）年の十一月末ぐらいだったかね、那覇から船に乗ったのは。一週間かかって、着いたときはもう十二月になっていたから。那覇からは私と兄を含めて子ども五人と大人十人だったけど、名護から大勢のって来て、百人ぐらいおったかね、はっきり分からないさ。／みんな親兄弟泣き別れしたっていうけど、私たちは喜んで行ったよ。もう本当に天国に行ったような気持ちだった、敬愛園に入ったときは。子どもだから、先生たちや看護師さんたちにかわいがられて、こんなところもあったんだっち、子どもながらに喜びいっぱいだったよ。／家で苦労したのが嘘のように、敬愛園に来て私も兄も見違えるほど明るくなった。学校もあった。初めは寺子屋のような学校だったけど、あとは上等の学校ができた。沖縄で教員しておった女の人が病気になって辞めて、この人が一緒に鹿児島に行ったんで、あっちで先生してくれた。生徒は十人ぐらい。私は星塚学園（敬愛学園）の第一期卒業生。／卒業してからは、治療棟の内科室で看護師さんのお手伝いをした。みんな分散して、眼科に行く人もいれば、外科の手伝いをする人もいたよ。私の仕事は、体温を測ってカルテに書き込んだり、注射器洗ったり、お湯で沸騰させて消毒したり、こんなこと。あのときはまだ手も健康だったし目も見えたから。」（『証言集』四五六頁～四五七頁）

一九三九（昭和一四）年、この敬愛園で、兄を亡くす。急性盲腸炎だったと記憶しているが、兄は、朝、具合が悪いと入院して、その夜に亡くなった。そして、兄の死から三年後（一九歳）、今度は、自らの視力を失い、少女不自由舎に入る。ここで養母と出会い、深い愛情を注いでもらうことになる。

「養母は沖縄県中部の出身で、私たちと一緒に敬愛園に来ていた。病気と分からんくらい健康者と変わりない方だったが、いったん病気と名をつけられたらね……。初め、養父母は九人くらいのおばあさんたちの寮の付き添いをしておったんだけど、私たちが「あのお母さんをこっちに連れてきてください」と、毎日、大西先生（敬愛園医員大西基四夫《きしお》医師）にお願いした。当時は付添いの人を「お母さん」ち呼んでいたからね。（中略）／このお母さんを慕って一般舎から希望して移ってきた人も含めて、少女不自由者は五、六人になった。あの頃の付き添いというのは二十四時間付きっきりで、本当に大変な仕事だったと思うよ。養母はクリスチャンだったから、朝晩、私たちのために祈ってくださった。私たちが寝ている間に起きて、ひとりひとりの名前を出しながら「今日もこの人たちを守ってください」と、お祈りをしていらしたよ。それから私は心が変わった。イエス様の信仰にも入ったの。」（同書、四五八頁）

「養母と敬愛園で結婚した養父は那覇出身で、私の家の近所の人だったから、よく話が合った。この方は軍属として台湾に行っている時に発病して敬愛園にいらしていたけど、手も足もなんともなくて健康だったよ。養母の人柄にひかれて結婚してからは、二人で私たちの世話をしてくださった。」（同書、四五九頁）

つるさんは、お兄さんの死から立ち直ることができた理由を、次のように回想している。

「私がどうにか立ち直れたのは、敬愛園の先生方、看護師さん、先輩やお友達の励ましがあったから。それと、兄が敬愛園にきてから親しんでいた文芸、歌が、兄亡き後の私を支えてくれたと思う。兄は生前、「どんなに寂しい悲しいときも歌をつくると心が慰められるから、歌をやったほうがいいよ」と私に言っていた。本格的に歌をつくり始めたのは愛楽園に来てからだけどね。敬愛園ではやる気はあったんだけど、戦争中で思うようにできなかった。それ以来、兄の言葉を守って今までやっているよ。」（同書、四五八頁）

歌との出会いがつるさんを大いに励ましたことは、本人の言葉通りだろう。しかし、つるさんを支えてきた力は、それだけではない。次に、それを見ておきたい。

＊つるさんからこのお話を聴いた時、真っ先に思ったことは、あっ、学校って、今も昔も変わっていないのだ、ということである。今も、学校からいじめがなくならない、いじめている者に加害者の自覚がない。いじめが子どもの稚拙な感情から起こるという説明は、ある程度正しい。あの子、変わってる、自分と違う。それが気に入らなくてちょっかいを出し、相手が自分の意に沿わない態度をとると、その相手に対して理不尽な態度をとるようになる。相手の嫌がることを執拗に繰り返す。相手を従属させるか、逆に排除する。なのに、加害者には加害者意識がない。なぜなら、「変なのはあの子」だからだ。このようないじめに対して教師が毅然とした態度をとることができないでいるのは、実は、教師もまた無自覚なまま加害者の側に立っているからではないのか。ちょっと変わったあの子がいなければ、クラス運営はもっとやりやすいのに、と思ってはいないだろうか。もし、少しでもそう思っていたとすると、子どもたちの心は敏感にその思いに反応する。子どもたちは教

師の心を読み取って、行動に移す。このとき、教師＝学校は加害者の側に立っている。したがって、いじめが見えにくいのも当然。つるさんの学校の教師も、病気の子供に転校を勧めた。いじめと根を同じくする差別が、ここにある。

五　愛楽園のつるさん

つるさんは、戦後の一九四七年五月一三日に、養父母とともに愛楽園に引き揚げる。

「愛楽園に来た当初は茅葺《かやぶ》きの小屋に養父母と三人で住んだのよ。養父は海（漁）が上手だった。素潜りで魚や貝を捕るの。海から帰ると、疲れているのに、私に本や短歌を読んでくれたり、私の短歌を書き取ったりしてくれた。兄の遺言である短歌を本格的にやれるようになったのは養父のおかげよ。敬愛園から一緒にいらしていた（看護師の）井藤道子さん*が愛楽園の人たちに短歌を教えて、井藤さんを中心に四、五人が文芸活動をするようになった。」（『証言集』、四五九頁）

つるさんの失明は一九歳のときだから、かなりつらい。それでも、養父母がつるさんを愛し、不自由のない生活をさせてくれていた。そのような暮らしの中から、やがて、自立する機縁が到来する。

「沖縄に来てから、私は手足も不自由になり、ひとりでは何もできない状態だったので、養父母が何から何までやってくれた。（中略）／お母さんの生前、当時の老人会の会長の大味栄《おおみさかえ》さんが「いつまでもお母さんを頼っていたらだめだ。杖《つえ》を稽古して歩きなれた方がいい」と言って教えてくださって、杖で探って歩く練習をしたの。（中略）義母は心配して、離れてついてきていたらしい。私は自分でどうにかしようと思って、一生懸命努力した。歩けるようになって、お母さんもとても喜んでくれた。おかげで、義母が入院したときは（病棟に）行きやすかったよ。」（同書、四五九頁～四六〇頁）

「昭和五十八（一九八三）年に、鹿児島の井藤道子さんが編集してくれて『屋我地島《やがじ》』を出したの。養父母が生きていたらどんなに喜んでくれたかなーと思いよったよ。夫婦で一生懸命応援してくれていたからね。鹿児島の人が歌集を出して送って来てくれたとき、養母は「いつか、こんな本ができるときがあったらいいね」と言っていた。あんなに思っていてくれたから、これは養父母へのご恩返し。（中略）／そうそう、私の歌が『樹木』という歌集に掲載されて養母が喜んだときの歌を書き留めておいてね。これは歌集には載せていないから。／ 投稿せし歌が『樹木』に 載りくれば ／ 我より養母《はは》の 喜びたまふ」（同書、四六〇頁）

つるさんを訪れて聴き取りをしている調査員（『証言集』の作成のため）に向かって、つるさんは自分の短歌を一首託す。雑誌『樹木』に投稿した自分の短歌が、選ばれて掲載されることになった。それは、つるさんにとってとてもうれしい出来事だった。つるさんは喜ぶ。しかし、お母さん（義母）はもっと、自分以上に、喜んでくれた。つるさんはお母さんとは血縁がない。

しかし、ここには、まぎれもない家族がある。人を生かす力がある。世界がどんなに理不尽な仕方で現れようとも、変化しようとも、昨日までの真実が虚偽に変わろうとも、私を信じてくれている人がいる。この信頼感は圧倒的である。どんなに困難なことが起きても、どんな不幸に見舞われても、この感情は、人が生きることを支える。

このとき、目が不自由なつるさんを、お母さんは抱擁したのではなかったか。抱擁とは、優しさと信頼の極みだ。あなたの人生は、あなただけのものではない。それは、私のものでもある。私の人生の中に、あなたはある。私はあなたとともに生きる。それを表現するのが、抱擁だ。家族の原型を絵に描いたような情景である。思えば、いずれひとりになるつるさんを心配して、老人会長がつるさんに杖を使って歩く練習をすることを勧めたとき、お母さんは、後ろから見守った。転びはしないか、けがをしないか、そう考えて、中途失明をした娘のことを案じた。しかし、自分が死んだあと、娘はひとりで生きていかなければならない。この子のためには、自分でできるようにしておいてやるのが親の務めだと考えて、じっと耐えた。そして、ひとりで歩けるようになったつるさんを見て、こころから喜んだ[**]。

私は、ハンセン病療養施設にもこんなよいことがあったということ、したがって、療養所の存在も決してよくないことばかりではない、ということを言うためにこのようなことを書いているのではない。療養所の中で行われた非人間的行為（断種、堕胎、監禁…）が、このようなよい話によって、その悲惨さが多少なりとも緩和されるなどということは、決してない。
そうではなくて、人はこのように生きたことを、一緒に見てもらいたいのだ。どんなに苛酷な条件であったとしても、そのもとで人は生きなければならない。どんなに悲しくても、どんなに苦しくても、人は生きなければならない。そして、人はそれを生きた。そのとき、そこで人を生かす力となったのは何であったのか。人は何によって生きるのか。それを、園で生きた人たちから学びたい。この書は、それを目指して編《あ》まれている。

*井藤道子看護師。一九四一（昭和一六）年から、星塚敬愛園で看護師を務める。一九三五年の塩沼英之助らによる沖縄からの患者収容によって敬愛園に入所していた沖縄県出身者が、戦後、郷里への「引き揚げ」を行うことに付き添い、愛楽園に転園する二〇〇人の入所者と共に一九四七（昭和二二）年五月一二日、屋我地島の土を踏む。愛楽園に送り届けた後は敬愛園に戻る予定であったが、戦禍によって荒廃した愛楽園を目にした井藤は、付き添った患者の人たちと共に愛楽園に残ることを決意した。愛楽園へ引き揚げた人たちが住む場所にも事欠く状況を目の前にして、少しでもこの人たちの力にならなければならないと、井藤が考えたであろうことは、容易に想像がつく。しかし、どうもそれだけが理由だったわけではないようだ。上原の『阿檀の園の秘話』（一二〇頁）の中で、井藤は次のような話を披露してくれている。「らいはもっとも伝染性の緩慢な伝染病」であることを学んでいた井藤は、「星塚敬愛園へ赴任し、らい予防法に基づく厳重な消毒管理下での勤務に直面し、戸惑い、疑問を抱」いたが、「口をはさむ余地のないままに、厳しいらい医療行政下での勤務に服」した。感染を必要以上に警戒する園の管理体制と、患者に対する園の職員の威圧的な態度は、井藤にとってなじむことのできないものであったようだ。沖縄にやってきた井藤は、家坂幸三郎と出会う。一九四六（昭和二一）年から愛楽園園長を務める家坂は、「らいは公衆衛生の行きとどいた環境の中で、栄養と休養のバランスの取れた

生活をすれば、発病も少ないし、ほとんど伝染しない病気だよ」と、井藤に語ったという。この出会いを、井藤は次のように述べている。「昭和二二年五月、日本から切り離された沖縄愛楽園の看護師となり、家坂園長の下で働くようになった時、私はまるで魚が水を得たような開放感を覚えました。」（同書、一三〇頁）このように、沖縄にとどまることを井藤に促した要因は、家坂孝三郎との出会いにあるのではないかと推測される。井藤に輝きを与えた家坂は、一九五一（昭和二六）年十月、病床に伏《ふ》し、園を辞職、その翌年（一九五二年）に亡くなる（同書、一三五頁）。そして、家坂の死の翌年（一九五三年）、六年間の沖縄生活に終止符を打って、井藤は、鹿児島に戻ってゆく。

＊＊つるさんは、今も愛楽園に暮らす。視力を失っているため、不自由者棟の一室で職員の皆さんに支えられながら、穏やかな日々を送っている。歌を発表するときのペンネームは里山るつ。キリスト教を信仰するつるさんにとって、旧約聖書『ルツ記』の主人公ルツは、神の教えを守って生き、それゆえ、神に愛される敬虔な人間のひとりだ。ミレーの「落ち穂ひろい」のモデルにもなった人物で、亡き夫の嗣業の地を守るために、義母に従い、労働の徳を保ち続ける。新約聖書の福音書（イエスの生涯を綴ったもの）の中に、「心の貧しいものは幸いである」という一文がある。この場合、「心の貧しい」とは、邪な思いに占められていないという意味である。人は、様々な欲望をもち、それを実現しようとして思いを凝らすものだ。策略や奸計に心が占められてしまうこともある。しかし、そのような思いにとらわれていないことが、「心の清貧な」状態である。そのような清貧な心のもち主として、ルツは描かれる。この人物が、つるさんの心をひきつけたことは、ごく自然なことであったろう。老いた今、つるさんは、ますます清貧な心を生き抜いている。時に少女のころが思い出される。星塚敬愛園（鹿児島県）の楓公園でダンスをしたこと。視力を失っているつるさんの心に描かれる風景は、子どものころのそれであったとしても、不思議ではない。時として、少女のころに戻ったように、体を震わせるようにして話をしてくださるつるさんは、心の中で、少女のころの踊る自分を見ているのかもしれない。

六　併呑

併呑《へいどん》。併《あわ》せ呑《の》むこと。そこから、小さな流れが、大きな流れに呑み込まれ、そのままひとつの流れとなってゆくことを意味することがある。青木恵哉たちの流れは、まさしくそれだったのではないか。小さな、しかし、それでいて確かな流れ。そこに人の生きた姿が見いだされ、その命が継承されている流れではあったが、しかし、それは、大きな流れが、ハンセン病の撲滅という明確な意図をもって園を運営してゆくようになれば、これに呑み込まれる。

自分たちの安住の地を築こうとして努力してきた流れと、予防のための患者の隔離とそこでの患者絶滅を意図した国家の政策の流れは、もともと寄り添う流れではなかった。しかも、国家予算が取りつけられ、園の運営が為政者とそれを代理する園長及びその配下の職員によってなされるようになると、青木たちの志は完全に呑み込まれてしまって、表面に浮かび上がることはなかった。本章第一節、「三　青木恵哉殴打事件」で述べた青木への入所者による暴力も、このような中で起きたのである。

ここでは、そのような事件を招いた人々の不信、あるいはそれを惹き起こしたどうにも納得できない園の方向性（理不尽さ）をとらえておきたい。そのために、少しばかり、事実を厳密に見てゆくことにする。

第四章、第一節でみたように、人間にはつくる力がある。人間の偉大な力。この力によって人間は人間となった、と言われてもよいほどだ。ＭＴＬ相談所ができて以来の入所者たち、彼らは、青木恵哉と行動を共にした人々だ。屋部の焼き討ち事件、ジャルマ島への避難といった、あまりに酷《むご》い住民たちの仕打ちを受けながらも、自分たちの生きる場所を求めて努力を重ねてきた人たちだ。この人たちもまた、つくる人たちであった。彼らが諦《あきら》めなかったおかげで愛楽園ができた、と言うこともできるほどだ。そして、その人たちは、園ができてからも、アダン林を切り拓いて、耕作地に適した土地になるように努力した。つくる作業は続いていた。

だから、彼らが自分たちが耕作した土地＝つくった土地に執着をもつ姿を見ても、青木恵哉は何も言えなかった。ともに苦労を重ねてきた人たちだ。その人たちの思いは青木にもわかる。苦労してつくってきた土地――それは努力の報酬として当然自分が所有すべき土地――を、努力の報酬としてとらえるのではなくて、すべては「自然の贈与」であるとすることは、躊躇《ためら》われた。おそらくは、青木には、すべては「自然の贈与」である、とする方向に向けて一歩を踏み出す覚悟はあったのではないか。すべての者に土地を分けよう。そのように言う覚悟は、彼にはあったのだが、しかし、その一歩を踏み出せない者たちに対して、この地上の富にとらわれてはならない、とまで言い切ることができずにいた。

一方、新たに入所してきた人たちにとっては、古くからいる人たちだけが特権的によい土地を独占している、としか見えなかった。古くからいる人たちのわがまま、エゴイズム、そうとしか思えなかった。新たに入所した人たちの不満は募るばかりだ。さっぱり問題解決の緒《いとぐち》が見いだせないのは、古くからいる人たちの中心人物である青木恵哉がしっかりしないからだ。

旧耕作地（入所者たちが手を加えてつくりあげた肥沃な耕作地）を新しく入所して来た人たちにやらないほうがよい、などと「言ったとか、言わないとか」という噂《うわさ》は、このようなところから生まれる。実際、「やらなくてもよい」などと青木が言ったのを聞いた人は、誰もいなかっただろう。しかし、古くからいる人たちのそのような態度に対して、適切な指導をしないでいるのは、青木の落ち度だ。青木が彼らの態度を容認しているからであり、容認とはその意見に加担することだ。新たに入園してきた人々はそう考えたのではなかったか。

また、「自然の贈与」をめぐって考え悩んでいた青木と古くからの入所者たちとの間にも、溝ができかけているようでもあった。一方で、新たに入所した人々の反感をかい、他方で、古くから共に歩んできた人たちの心が青木から離れていったのであれば、青木は孤立を余儀なくされる。そうなれば、攻撃の対象は決まったようなものだ。人々は、青木に暴力を加えた。「青木を殴れ。」もし私が作家なら、このような筋書きのもとに作品を書いただろう。

「青木を殴れ。」憎悪に充ちた言葉だ。この言葉から連想される言葉に、「青木を殺せ」というものがある。覚えていらっしゃるだろうか。患者の安住の地を求めて療養所の設立を願う青木らの行動にたいして、これを嫌う人々によって発せられた言葉である。中心人物である青木を殺せば、療養所設立計画は水泡に帰するだろう。住民たちはそう考え、青木をまるで仇《かたき》のように狙った（本書、第三章、第三節、「撤退」参照）。

そして、今、園に暮らす人たちが「青木を殴れ」と言う。土地は平等に分け与えられるべきだ。耕作に適した土地が欲しい。その土地を手に入れる障害になっている者を排除せよ。自分たちにとって邪魔な者を排除しようとする動きが、園の中にもおこる。

そしてもうひとつの動き。自分たちの耕作地は自分たちの努力によってつくられたものだ。それゆえ、これを手放すことは納得できない。それなのに青木は、優柔不断な態度をとる。もうこの人にはついてゆけない、として青木から離れる動き。

いずれの動きにも、それなりの理由がある。しかし、ここでは、表面上の対立を超えたところに、同じ構造を見ることができる。「つくる人間」にとらわれた生き方。耕作に適したよい土地を欲することは、自分もまた、良質な労働者として生きることができる者であることを、アピールしている。意志と能力はあるのに、それが発揮できないあるいは報われないことは、差別である、と新たな入所者たちは考えた。そして、古くからの入所者たちも、また。これは、自分たちが苦労してつくってきた土地なのだ。この土地が奪われることは、権利の侵害であり、それはまた、私に対する迫害である。

そして、「つくる人間」に根拠を置いて生きるからには、これら二つの動きはもっと大きな動きに呑み込まれてしまう。そう、国立療養所という園をつくってゆこうとする人たちの動きである。光田健輔に代表されるハンセン病撲滅の志をもって生きる人々の動きに、それらの動きは呑み込まれ、ひとつの大きな流れとして、勢いづく。園は、ハンセン病者隔離施設としてひとたび機能し始めると、大きな求心力をもって、園の運営に参加する人たちを誘《いざな》い、園で療養する人たちを呼び寄せ、あるいはまた強制的に収容し、その人たちみんなを縛っていった。

ハンセン病で苦しむ人たちのいない社会、それはすばらしい。この理想を実現すること、すなわち園という作品の完成に向かって努力することが自分に与えられた使命だと考えた。園で一生を過ごしてもらう人たちには、同情の念に堪えない。だから、少しでも暮らしやすくしてあげるように努力しなければならない。園を預かる者、園長として、光田は、努力を重ねた。彼らには気の毒ではあるが、ハンセン病に苦しむ者のいない未来の日本をつくるためには、やむを得ない犠牲である。そのかわり、私も、彼らに最後までつきあおう。光田の言葉は、彼と、彼を師と仰ぐ多くの医療従事者の間で反復される。

そして、入所した人たちもまた、美しい未来の日本をつくることに参加することを使命だと考え、あるいは、そのように考えるよう促されて、園で一生を終えることをあえて受け入れた。または、受け入れざるを得ないように導かれた。なんとなく納得はできなかったが、そう考えようと努力し、園で一緒に生きる人たちと共に、次にみられるような園歌を唱和した。

七　園歌に見る人々のこころ　一

一九五〇年（一九五一年とも言われる）、入所者国本稔は沖縄愛楽園の園歌を作詞する。その三番は、次のように歌われた。

うるまの民の　潔き血を
とわに護らむ　胸内に
燃ゆる祈りの　茜雲
暗に苦しむ　友呼びて
共に築かむ　愛の園

「うるまの民」とは、琉球すなわち沖縄の人たちのこと。この人たちの「潔《きよ》き血」とは、清浄な血、すなわち、悪しき病気に穢《けが》されていない血統のこと。この血統を「護る」ために、自分たちハンセン病者は、この愛楽園で生きて行こう。同じ病を病む者同士、寄り添って、慈愛にみちた園、「愛の園」＝愛楽園を自分たちの手でつくって行こう、と歌われる。
ちなみに、一番と二番も掲げておく。

しののめ紅く　布干瀬の／水面そめて　陽はのぼる／帆かげ森かげ　海鳥の／のどけき磯の

あけくれに／憩うわれらが　別天地
この世のまがき　現身の／うれいの露も　消えうせて／天つ日の下　友みなが／慰めあいつ
助けつつ／あらたに生きる　楽天地

愛楽園のことが、「別天地」、「楽天地」、「愛の園」と表現される。嵐山事件、屋部の焼き討ち事件等を見てきた者の目には、入所者たちがこのような思いをもって療養所を見ていたことも、自然に映るかもしれない。実際、迫害され続けてきた人たちにとっては、そこは紛れもなく、別天地であったのではないだろうか。住まいを焼き払われ、そこに住むことが許されず、放浪することを余儀なくされた経験を持つ人たちにとって、ここはもう追い出されることのない場所、安心の場所であった。

しかし、と思う。あらためて、「うるまの民の　潔き血を／とわに護らむ　胸内に」とは、なんであったか。ハンセン病の苦痛は、この病気にかかった自分自身が一番よく知っている。世間から排除され、放浪し、安心して住むことができる場所さえなかった。こんな惨《みじ》めなことはない。だから、自分の親しい者、家族、親族、友人が、ハンセン病という人から疎まれる病気で苦しむことがないように、彼らを守らなければならない。この病気が彼らの血を汚さないようにしなければならない。自分たち病気の者は、この場所に集い――「闇に苦しむ友呼びて」

——ここで生きていこう。病気の者たちだけが生きるこの場所で、世間の人たちに迷惑をかけずに生きてゆこうではないか。このように同じ病を病む人たちを園に誘《いざな》い、ともに生きようと語りかける。それが、「ともに築かむ愛の園」なのだ。

もっとも、この歌を歌う人たちは、もうすでに在園している人たちだから、園の外にいる病者に語りかけているわけではない。それは、在園者によって歌われる。とすれば、この園に集《つど》った人たち、はからずも集わなければならなくなった人たちみんなのための応援歌だと、理解されなければならない。私たちは、惨めな生活を送らなければならない日陰者では決してない、そうではなくて、理想を掲げ、その理想に向かって胸を張って生きてゆける者である。だから、そのように生きようではないか、と誘《さそ》いかける。

自分たちの生活の場が確かなものとして、いま、手に握られている。そういった精神の高揚感が見られる一方で、世間から隔絶されて生きることを受け入れている様子が見える。「潔《きよ》き血」（清浄な血）の反対側にあるハンセン病を病む人たちあるいはハンセン病に弱い体質の人たちは、この園で一生を過ごし、子孫を残さないようにして人生を終える、そうして、清浄な血統の人たちの子孫が健《すこ》やかに生きていくことができるようにしよう、そのようにして祖国の浄化に貢献しよう、と言う。

一方で、子孫を残し、命のつながりを保つことが許された人たちがいて、他方で、命のつながりを断ち切られなければならない人がいる。断ち切るとは、命のつながりを断ち切ることによって、そこに連なる人たちを否定することだ。そのような仕方で、人は人生を否定されようとしている。それでも、今、私は生きている。そのような私が、自分の人生を肯定しようとして行う最後のあがきは、命のつながりを残すことを許された人たちの人生を応援すること、その人たちの未来が明るいものになるよう自分も努力することである。犠牲になって自分の命のつながりを絶つことであったとしても、そうすることによって、自分の人生を有意義なものとして説明することができる。そのようにして、人は人生に肯定的な意味を見いだす。

この歌は、園で一生を終える人たちによって歌われた。自分たちの犠牲的精神が、ハンセン病のない未来の日本をつくる、それは素晴らしいことだ。互いに励まし合って、このよさに向かって歩もう。そう歌われる。しかし、そのよさを彼らに信じ込ませたのは誰か。そのように歌わせたのは誰か。

八　園歌に見る人々のこころ　二

同じような趣旨の歌は、各園で造られている。長島愛生園（岡山県）の開設に伴い、林文雄は光田健輔に懇願し、医官として同園に赴任する。そこで、林は、「愛生園　開拓の歌」を作詞する。その二番を掲げる。

世の隅に悩む　　はらから迎えて
愛のわが村を　　うち築かん
祖国を浄むる　　一大使命に
行きゆく身の幸　いざうたはん
（コーラス）
悩みよいざ　　　悲しみよいざ
踏み越え　　　　踏み越え
踏み越え　　　　行かん
見よ　爛々たる　朝日に光の
愛生の園に　　　かがやくを

他の療養所の園歌にも、「民族浄化」の言葉があらわれる。一九三二年、貞明皇后が「つれづれの友」の歌を詠んだ年に、高野六郎（慰廃園の嘱託医の経験をもち、後に厚生省予防局長）は北部保養院（青森県）の園歌を作詞。その三番は、次のように歌われる。「身は傷つきて　いたむとも／心は清く　甦えり／民族浄化　目指しつつ／進む吾等の　保養院」。また、一九三八年、外島保養院（大阪府、一九三四年の室戸台風により崩壊）は、邑久光明園（岡山県）として新たに開園するが、一九四〇年、入所者田中由蔵は、その園歌を作詞する。その四番。
「永久《とわ》の栄えの　日の本の／民族浄化　大理想／胸に抱きて　進み行く／我等に重き　使命あり」

　すでに述べたように、いずれの歌詞も日本民族のよい血統を残すために、自分たちハンセン病を病む者は、この療養所で一生を終えよう、というものである。この閉ざされた空間で一生を終えるという、今自分が置かれた境遇を思えば、寂しくもあり、悲しくもありはするが、その気持ちを乗り越えて、「民族浄化、大理想」を胸に抱いて、「踏み越え、踏み越え、踏み越えて行こう」というのである。このような歌を園の管理者のみならず、入園者にもつくらせた。そして、事あるごと（なにがしかの催しごとの日、例えば園の記念日や、貞明皇后にちなんだ日等）に歌わせた。

　確かに、前向きに生きていこうという趣旨はある。しかし、「愛生」だの「愛楽」だの「敬愛」だの、そのような美しい語を戴《いただ》いた療養所で、日本人の清浄な血統を護るために自分たちは子孫を残さず絶滅の道を力強く歩みますという歌を、入所者である人々に歌わせた人たちのこころはどのようなものであったのだろうか。「愛」とは、犠牲をもまた伴うものだ、とでも言うのだろうか。自ら進んで犠牲になりますと歌い、そして、他者の犠牲を美しいものと称《たた》えて歌う。いったい入所者たちはどのような思いでこの歌を歌ったのか。そして、園で働く職員たちは、いったいどのような気持ちでこの歌を聴き、また唱和したのか。それを歌った人たちの気持ちは哀しい。歌わせた人たちのこころは寂しい。

それは、ひどく残酷な話だ。そして、その残酷さに気づかなかったとしたら、その鈍感さに驚く。しかし、歌わせた人たちは、残酷だと思ってはならないと考えた。彼らハンセン病を病む人々に同情して、その血統を絶やすことをためらうと、将来また、同じようにハンセン病で苦しむ人たちが出て来る。その悲惨を避けるためには、個人的な感情に流されてはならず、同情したくなる気持ちを抑えて、病気の人が最後のひとりまでこの療養所で人生を全うするのを見守ろうではないか、と考えた。そうすると、これらの園歌は、園で暮らす人々を励ますためのものでありながら、それを歌わせた人たちにとっても、同情を辛抱して、断種と堕胎を強いられた患者の人たちにつき合おう、という仕方で、自分自身を励ますものであったのではないだろうか。園の運営に携わる人たちは、光田と同じように、この歌を歌いながら、あと半世紀の辛抱だ、と自分に言い聞かせたのではなかったか。

そして、この考え方は、林文雄にも、そして、塩沼英之助にも、分かちもたれた。沖縄における患者への迫害を、燃え上がるような怒りをもって糾弾し、その救済に全力を注いだ林文雄。同じく、命がけの航海によって、沖縄の患者の収容を果たした塩沼英之助。患者の悪行を、自分の不徳のせいであるとまで言い、みんなの前で詫びることができるほどにまで真摯な生き方をする塩沼にしてもなお、この歌は歌われた。

彼らは使命感に支えられて歌った。この地上における楽園の建設。ただしそれは、永劫に存続するものではなかった。ハンセン病を病む最後のひとりがその人生を園で終えるとき、園はその役割を完遂して、同時に終わる。そのとき、地上には、ハンセン病で苦しむ人のいない楽園が誕生する。そのためには、苦しいけれども、悲しいけれども、しかし、やり遂げなければならないとして、今、ハンセン病を病む人たちを園の中で見守ってゆかなければならない。そのように、繰り返し、繰り返し、自分に言い聞かせてきたのではなかったか。敬虔なキリスト教徒として生きる道を選んだ彼らにとって、それは、神の教えに従うことであったのかもしれない。

このように、病む者同士が共に助け合って生きることができる場所を求めて療養所の設立に向けられた青木恵哉たちの努力は、もっと大きな流れ――ハンセン病で苦しむ者のいない（浄化された）未来の日本をつくるという大きな流れ――に呑み込まれ、その流れとひとつになってしまった。

第五節　戦時下の愛楽園

一　早田園長の就任と軍収容

一九七二（昭和四七）年一〇月六日、仙台市で開催された「第21回日本らい学会東部地方会」の本土復帰記念特別報告として、早田皓《ひろし》は、「戦時と敗戦直後の沖縄のらい」と題する報告をしている。この報告は、沖縄らい予防協会編集委員会代表犀川一夫『沖縄のらいに関する論文集（医学編）附　沖縄らい予防協会20周年記念誌』（沖縄らい予防協会発行、一九七九年、一五七頁〜一六七頁）に掲載されている。以下は、この報告および同誌に掲載された同著者の「愛楽園始末記」（同、一七六頁〜一九二頁）に依拠する。

早田の愛楽園赴任は、一九四四（昭和一九）年三月、離任は、一九四六（昭和二一）年九月である。体調を崩した林文雄（敬愛園園長）の後任として、塩沼英之助（初代愛楽園園長）が敬愛園に赴くことになった。その塩沼の後任として、早田は、愛楽園二代目園長として就任する。「当時光田先生の無らい県運動*は大成功で既に八県下で達成を見ていたが、せめて（沖縄）本島だけでも無らいの島をつくってみたいと望んで赴任した」（同、一五八頁）早田は、早速、沖縄に駐留していた日本軍軍医日戸《にっと》修一とともに沖縄本島に暮らすハンセン病患者（未入所者）の収容を計画する。早田は、日戸の手記から「昭和一九年牛島兵団は作戦上の必要から、沖縄本島のらいを全部隔離しなければならなかった。(中略)無謀で、暴力的収容でなく、検診による光田主義収容を認めてくれた牛島司令官、長参謀長には今も尚心からの敬意を禁じ得ない」(一五八頁)と、引用している。暴力的な収容ではなく、まずは患者を検診して、その後、患者を納得させてから収容した、と言いたかったのだろう。

しかし、この収容も、収容される人たちの目には、早田が語るようなものには見えなかった。『証言集』には次のような言葉が残されている。

「昭和一九年五月だったと思うが、僕は軍収容された。軍が沖縄に入ってきて、家庭に軍が入ってきた。僕の家はらい病の家であるといって入ってこなかったが、ハンセン病がいたら兵隊は国を守れないということで、強制的に引っ張られたんだ。これは、兵隊みんなが言っていた。軍が上で、民間は人と見ないくらいだった。/トラックに乗せられたのは朝だった。連絡も何も分からない。いきなり全部強制でやられて。ただ、自分の着替えを入れた小さな風呂敷包みを一つ肩に担いで。(中略)荷物台に乗せられて、カバー(幌《ほろ》)もなんにもなくてそのまま。」

宮城兼吉《みやぎけんきち》さん。*

* 「無癩県運動」に同じ。本書、第二章、第三節、「一　屋部の焼き討ち事件」の註***参照。

（一〇五頁～一〇六頁）

＊一九二八（昭和三）年、沖縄本島北部生まれ。尋常小学校一年生の健康診断でハンセン病と分かる。一九三八年十月に収容されるが、数年後に園を出て、一九四四年五月に再び収容される。

匿名の女性Dさん。＊

「その日おばあさんは畑に行っていた。巡査か誰かが外歩いているの見えたから、私といとこが二人で「どこ行くんかね」と見ていた。これが家《うち》、だったわけよ。突然、何の連絡もなしに。／お母さんの姿、今もまだ目に焼き付いて離れない。本当は自分（母）が舟の渡し場まで私を連れていくあれだけど、誰かに支えられて畑から帰って来て、台所で泣いたまま、顔も上げきれなくて。私はね、水飲んでから行こうと思ったけどよ、母の姿見て、この水がね、子どもながらに喉《のど》から落ちなかったんだよ。胸が詰まって。／船着き場の浜まで私を連れてきた親戚たちもよ、どこに行ったかいつの間にかいなくなっていたよ。区長から巡査から軍医からついて来てよ、学校の前から人の見る前から歩かすさね。見物されて。／お母さんが後から「何の罪もない子をよ、あんな巡査とか村の人とかで連れて行って。『自分たちで連れてきなさい』と言ったら連れて行ったのによ、みんなに見物されて」って言いよったけどね。村の区長も、「自分たちも命令でやっていることだから恨んでくれるな」とかって言っていたって。／屋慶名《やけな》（うるま市）の役所前に、トラックが集まっていたよ。そしたらね、動物園でも見るように人だかりよ。だからみんな手拭いをかぶって眼だけ出して。あんな思いはないよ。つらくて寂しくてね。」（一三八頁〜一三九頁）

＊一九三二（昭和七）年、沖縄本島中部生まれ、一九四四年、軍収容によって入所。

一二歳の少女は、遠巻きにした村人たちの中を歩いた。好奇の目で何か珍しいものを見ようとして、前にいる人の肩越しに、あるいは隣の人との間にできたかすかな空間から、一所懸命に覗き込んでいる人たちの視線を浴びて、歩んだ。村人の視線は、動物園の珍しい動物——珍獣——を覗き見ようとするそれであった。めったに見ることができない光景は、人の心を誘う。それを見ておくことが、何か貴重な体験ででもあるかのような錯覚がもたらされて、そのことが自分の人生にどれほどの価値をもつのかなどということについて、何も考えないままに人々は覗き見る。そのとき、覗き見られる人は、固有名をもったAさんではなく、隔離されなければならない病気になった無名の誰かであり、その誰かが今まさに収容されようとしていて目の前を歩いている。そのような誰かもしくは何かとして観察の対象になってしまった。ハンセン病者という収容されなければならない存在。それは、ただのものだった。確かに、それは、動物園の動物と同じ扱われ方、つまりは、そのような存在にされてしまう扱われ方だったのだ。

手拭《てぬぐ》いは、園が準備したものだったかどうか。みんなが同じように手拭いを用いていたから、そうだったのかもしれない。そうすると、その手拭いは、収容される患者への優しさだったということになる。人々の好奇の目を遮《さえぎ》るための覆《おお》い。これで、あなたは、みんなからどこの誰《だれ》某《それ》だと知られずにすむ、と本気で考えられたかどうか、それはわからないけれど、少なくとも人々の容赦のない視線を少しはやわらげることができたのではないかと、考えられた。村人たちの行動は予測され、その予測から、収容される人たちのために、手拭いは準備され、それは目的を果たした。

少女は、一緒に収容される他の人たち同様に、手拭いを用い、眼だけ出して、歩んだ。手拭いの効用の理屈は分からなかったし、またわかる必要もない。しかし、もっと大事なことを感じていた。昨日まで固有名をもった人間として生活していたこととは、明らかに異なった次元の世界に自分が今投げ込まれつつあることを。それを、確かな仕方で感じていた。人間であることが失われつつある不安に怯《おび》えながら、それでも、人間であり続けたい、私は昨日と全く変わらない人間だ、との思いは、意識の中に残り続けている。その思いによって記憶の中に刻みつけられたのは、この時の自分が、どれほど惨めで、辛く、寂しかったか、ということであった。

二　壕を掘る

一九四四年九月には、すべての収容を終えた。それによって、入所者の総数は九一三人に達した。この時、愛楽園の収容定数は四五〇名。定員の二倍の収容である。早田は次のように述べる。「八月末日日戸軍医の再三の慰問と講演で拡張のないままに大収容受け入れの心の準備が熟してきた。半座作戦を強調したが、一一（一九三六）年の長島事件を体験した私には居住の点に関しては余り心配はしなかったが、食糧事情については最大の配慮をした。（中略）（それでも、）「勝つまでは」の合言葉はあらゆる不平を吹き飛ばしてくれた事は勿論である。」（早田、「戦時と敗戦直後の沖縄のらい」、同書、一五八頁〜一五九頁）

半座作戦とは、病む者同士が、互いの席を譲りあって思いやりの心をもって生きよう、そのように生きることの美徳を理解するように入所者を促し導こう、というものである。譲り合う、分け合う、ということが美徳であることから、入所者の人たちが、これを拒むことは難しい。そうしてみると、美徳の押しつけ、という面がないわけではない。しかも、状況は悪化の一途（定員の二倍の収容は、衣食住のすべてにおいて入所者の犠牲を強いた）をたどる。だから長島事件も起こった。長島事件とは、長島愛生園（岡山県）、光田が園長を務める療養所で起こった騒動である。療養所の待遇に不満を募らせた人々は、集団で異議申し立てを行った。懐柔と強圧（騒ぎのリーダーに当たる人たちの処分）によって、事態はなんとか収束するが、強制的な収容がもたらす困難を、この事件はあらわにした。

「心の準備」はできたとしても、愛楽園の施設は「拡張のないまま」であり、食糧にも当然事欠く。「勝つまでは（我慢しよう）」の合言葉はあらゆる不平不満を吹き飛ばしてくれた、と早田は語るが、果たして入所者たちの気持ちはどうであったか。

人には自分の人生を合理的に説明したいという思いがある。自分が行なってきたことは、たとえそれが本意でなかったとしても、意味のあることであったとして、自分の人生の中に位置づけたいと思う。そうしなければ、あるいはそうすることができなければ、無駄だった、虚しかった、ということになる。ある事柄や行為が無駄であったということは、そのことに関わっていた自分の人生もまた、無駄だったし、虚しかったということになる。それは避けたい。だから、有意味なこととして、とらえなおすことになる。

沖縄戦を闘うためには、日本の将兵がハンセン病に感染して戦闘の場から離脱するようであってはいけない。そうならないためには、つまりは感染を防ぐためには、すべての患者の収容が必要である。そして、その収容が、入所者の人たちの不都合を招いたとしても、それは、我慢してもらわないといけないことだ。その我慢の内容が、ひどく非人間的であったとしても、理不尽であったとしても、戦争に勝利したときには、価値のある我慢であったとして報われる。それまでの辛抱だ。理不尽さは、このような仕方で合理化される。

この合理化は、避難のための壕*を入所者の人たちに率先してつくらせたところにも見られる。早田は、その年の四月以来、数回にわたってアメリカ軍の偵察機が飛来したことを知る。また、北九州の爆撃がその六か月前に偵察を受けていたことを、認識していた。そこから、沖縄も、四月から六か月後の十月には爆撃を受けるであろうことを、早田は予測した（早田、同書、一五九頁）。予測は的中し、十月十日、後に「十、十空襲」と呼ばれる大規模な爆撃を受ける。この爆撃によって、愛楽園も壊滅的な打撃を受け、避難壕がなければ、「入所者の過半数は犠牲になっていただろうと思うと慄然《りつぜん》とした」と早田自身が語るように、壕をつくるという早田の考え方は、多くの人たちを救ったと言うことができるだろう（早田、同書、一六一頁）。

実際、アメリカ軍の艦砲射撃と戦闘機による機銃掃射を受けながら、愛楽園内での戦死者がたった一名で済んだのは、壕のおかげではなかったか。そうであれば、これは、避難壕の必要性をとらえ、壕を掘ることを強力に導いた早田園長の見識によるものだと、これを評価しなければならないとする見方も出てくる。

しかし、とも思う。空襲、すなわちアメリカ軍の戦闘機による機銃掃射によって亡くなったのが一名——その一名は戦死者として記録される——とはいえ、たくさんの病友（在園者）が、壕の中で死んだ。その数は、二七四名。死因は、病死。でも、それは過労や栄養失調をもとの原因としてもつ。そのような状況下に園で暮らす人たちを追い込んだのは誰か、何がそのような状況をもたらしたのか、と問えば、もちろんそれは戦争そのものが原因だ、と答えなければならないだろう。しかし、このとき、入所者の人たちに無理をさせ、壕掘りをやむを得ず断行する判断をした早田園長には、責任はないのだろうか。そのように考えると、責任は問われないまでも、少なくとも、早田園長の判断も、決して無条件に評価されてよいということにはならないのではないか。

人々の生活は、決して、早田の合理的な説明によって尽くされるようなものではなかった。『証言集』からは、人々の呻吟《しんぎん》の声が聞こえてくる。

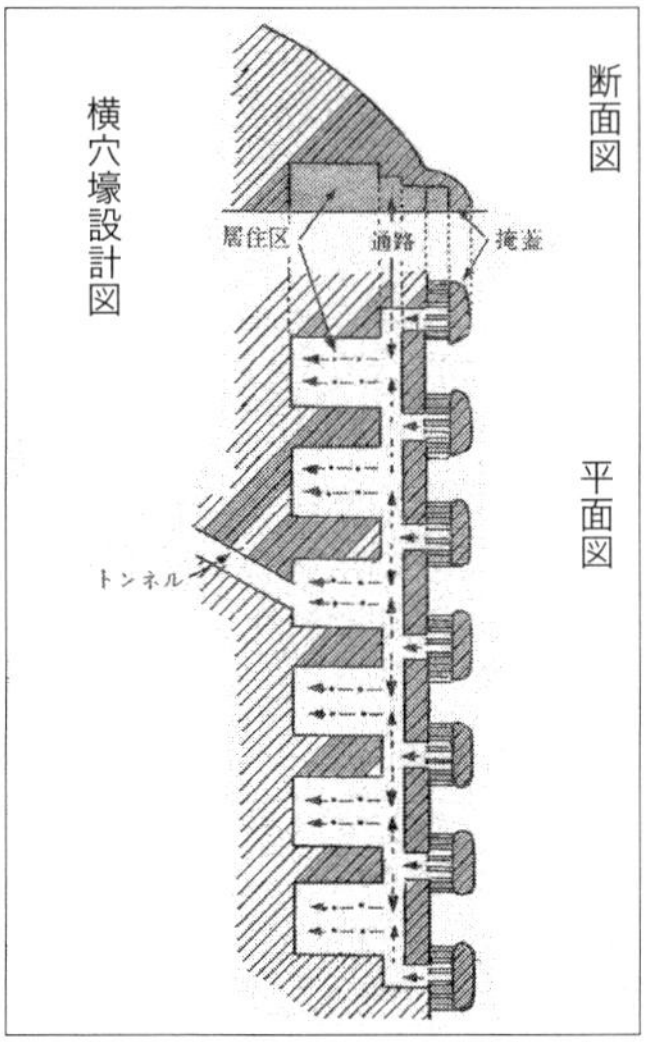

早田壕見取り図。現在も、一部壕は残っているが、崩落の危険性があるため、立ち入ることはできない。

＊空襲を受けた際の避難のための壕は、塩沼園長時代にも準備されていた。しかし、無蓋（覆いのない形式）だったため、早田はこれを掩蓋《えんがい》壕（覆いをもつ形式）に造りなおした。さらに、それでも不十分と考えた早田の指示によって、横穴壕の構築が始まった。その概略は、次のように説明されている。「園内の此処彼処《ここかしこ》にある丘の壁面に、まず幅九〇センチ、高さ一メートル五〇センチの出入り口になる穴を四メートルおきに掘り込み、これらの穴を奥の方で幅九〇センチの通路でつなぎ、その通路の奥の方、二つの出入り口の中間に二メートル平方の部屋をつくる。（中略）壕の数は、小は部屋が一つ、出入り口が二か所のものから、大は部屋

が九つ、出入り口が十か所のものまで、八か所、合計部屋数三四、出入り口四五という大規模な工事なのである。」(『阿檀の園の秘話』、八〇頁) 苛酷な労働が予想されることから、入所者の統監部 (後の入所者自治会) は、作業に入ることを躊躇したようだが、早田の度重なる進言と指示によって、実行に移された。「壕掘り作業は朝早くから日没まで、文字通り十時間労働で続行された。そして先に着手した青年寮四〇名の壕掘りは、重病者用横穴壕として一週間で完成した。早田園長は完成した同壕を視察、無理をすれば短日時で二〇〇名収容可能な横穴壕が掘れる、それに四メートルおきに設けられた出入り口は空襲時には混乱せず、十分に出入りできる、との自信を深め、それに奥の部屋も二メートル平方を三メートル平方に拡げれば、それだけ多人数が収容できる、との計算から、奥の部屋の拡張をするよう命令、奇跡に近い早さと、立派さで横穴壕は次々に完成していった。」(同書、八一頁)

三　壕と人々の生活

宮城兼吉《みやぎけんきち》さん。*

「壕掘ったのは(一九四四年)七月ぐらいから。暑かったよ。(中略)/道具は鶴嘴《つるはし》とスコップ。僕は健康だったから、鶴嘴の方を多く持たされていた。今の緑区のゲートボール場のところも三上森のところも掘った。(三上森は) 今の自治会のところだな、そこに森があったから細長く貫通壕掘っていたよ。(中略)/体が小さな人は壕掘りできなかった。鶴嘴重いから、振ることできないわけよ。壕の中では立ってもまっすぐには立てないから。薄く立って (少しかがんだ姿勢で) やるとか、人によりけりだ。僕はあぐらをかいたり、ひざまづき (正座) でもやったよ。」(『証言集』、一〇六頁)

＊前出。「一　早田園長の就任と軍収容」の註参照。

○○真吉さん。＊

「愛楽園に来たときは二、三年で帰れると思っていたよ。だけど壕掘りして、後遺症を受けてよ。壕掘りは鶴嘴で上を掘ったりするから農業とは違うよ。石グー《粉》なんか落ちる、これでけがもする。また鶴嘴の柄が大きいから無理してるんだよ。私たちが掘った壕は今もあるよ。六センターに行くワイトゥイ《切り通し》の所に貫通壕があるでしょう、あれのすぐ手前の壕。／家から帰ってきて、罰といって夜、壕掘りさせられたこともある。（壕掘りで）けがして元気な方が悪くなったからな。これ誰も認めないよ。早田（皓《ひろし》）園長はすぐ傷があったら切り落としたよ。私も靴擦れで傷があったから早田園長に戦後、親指落とされたよ。」（『証言集』、一五九頁）

＊一九一一（明治四四）年、沖縄本島中部生まれ。尋常小学校高等科に在学中に発病する。一九三八年入所。

　女性の目から見ても、壕掘りは苛酷だった。

吉田順子さん。＊

「壕掘りしたらけがするさ、あんな治療もしていた。壕造った早田（皓）園長、あれは傷があったらすぐ切りよったよ。腐らなくてもすぐ切り落とし。だから切られてるのが多いさ。あれはばか野郎園長だよ、みんなに「ばか野郎、ばか野郎」で。だが、あの方だったからこの壕もできて、生きてるんだよ。だから早田園長先生でもみんな恩はあるさ。／日戸収容のときは大変だったよ、ハッサヨー《あーもう》、トラックから来るでしょう、不自由な人もいる、物もないさ。こんな大きな鍋にね、火燃やして。野菜なんかかき集めてご飯して。」（『証言集』、一六三頁〜一六四頁）

＊一九三四（昭和九）年読谷村生まれ、一九四二年に入所する。

体力を消耗する壕掘りの作業には、十分ではなかったがそれでも多少なりとも余分に食糧（米、芋、お粥）が配給された。＊しかし、不自由者（視力を失っていたり、腕や脚に大きな障がいがあったりする場合）には作業をして、配給を得るというチャンスもなかった。そのことを、悲しい思い出として書き残している人の言葉も紹介しておこう。

「防空壕掘りの作業を行う者には米なら一日一合、芋なら一斤あての配給がありましたが、私たち不自由な者にはこうした恩恵は与えられず、Ｈ（早田）園長は私たちに「天井の節でも数えておれ」と言い、日戸軍医は「君らは機関銃一つで片付けることができるんだぞ」と云って、私たちを恐怖におとし入れた。」（平良栄輝「私の体験記」、『阿檀の園の秘話』、三九八頁）

悪意があったわけではないのかもしれない。戦時下の状況が、彼らふたりにそのような言葉をはかせたと考えることもできる。つまりは、戦争という非常時——多くの人が犠牲になってゆく姿を目にしなくてはならない異常な事態——そのような非人間的な状況に置かれていたための不安定なこころがなさしめた不適切な発言だ、と説明することができるからだ。そうしてみれば、悪の根源は戦争にあるということになる。だから、そうならないための努力を日々重ねなければならない、などということがこのエピソードから得られる教訓だ、ということにもなるだろう。この論の展開は、間違ってはいないだろう。

しかし、戦時下においても、人間を尊重し続けることができた人もいた。その人たちは、つくる人間の偉大さとは別の視点から人間をとらえることができていた。つくる偉大さに目を奪われることなく、人間の存在を肯定する論理を学ぶことができていた（本書、第五章、第三節参照）。その点からいうと、早田園長の言葉は、不自由者のみならず園の人々の人格をあまりにも軽んずる発言だと言われても、仕方がないだろう。天井に張られた板の節の数を数えておけとは、大の大人《おとな》に対してずいぶんとその人格を軽んじた言い草ではないか。

不自由者はすることができないからしないだけなのだ。何も怠けているわけではない。それなのに、その人たちに向かって発せられたその言葉は、彼らを無能呼ばわりすることに他ならなかった。また、ハンセン病を病む人たちは、この病気に対する国策ゆえに園にいるのだ。彼らは、決して、人々の温情に甘えることをもって満足している人たちではない。病気ゆえの隔離にじっと耐え、そのことを受け入れて生きてきた。それなのに、あたかもその人たちを無能であり、そのうえ、いてもいなくてもどうでもよいような者として扱う。それが言葉の間から感じ取ることができるような仕方で表現された。さぞかし、悲しい思いをなさったことだろう。

日戸軍医の言葉については、まるでこれでは、園で暮らす人々を厄介者と言わんばかりではないか。あまりに人間扱いしていない様《さま》が直截に表現されていて言葉がないほどだが、これもまたつくる人間の偉大さに酔う者の陥る共通の陥穽として記憶に刻むことによって、私たちの学びとしなければならない。

＊「余分に配給された」というと、日常提供されていた食事にプラスして配給が行われたように思ってしまうが、そうではない。限られた食糧の中から、壕堀の労働に従事する者に与えられた「余分の配給」は、労働に従事できない人たちのものから調達された。平良克己の言葉。「戦時中は、いつも空腹。みんな空腹を我慢していた。そのような中で、壕を掘らせたということは、とうていそれだけの食事では体力が保てない。だから、掘ることに動員できない弱い人たちのものから削って、掘る人たちの間食に与えたわけですよ。」それは、働こうとしても働くことのできない目や四肢の不自由な人たちにとっては、情け容赦のないやり方だった。

そのようにして掘られた壕の中で、ある人たちは命を終えた。

桃原〇〇さん。＊

「僕は今のゲートボール場（緑区）の防空壕に入っていた。毎日のように病気で亡くなる人が出た。一日に五、六名ぐらい死んでおったんじゃないかな。僕のそばにいた人も壁にもたれたまま死んでいた。腎臓病でお腹が大きく膨れて横たわることもできなかったんだ。（中略）／

火葬できないから、今の霊安棟横の畑に埋葬した。砂浜に埋められた人もいると思うよ。」（『証言集』、一七八頁）

＊一九二四（大正一三）年、久米島町生まれ。男性一九四四年一月入所。

匿名の男性Eさん。＊

「一日にもう五、六名はころころ。私なんか片づけるのに大変だったよ。昼は空襲でね、できなかったから、夜もっこに入れて壕から死体を出して担いで。そして向こうのカーラグヮー《河原》の近くの、今ごみ捨て場があるでしょう、あっち側に全部埋葬しよったよ。戦後に落ち着いてから各郷里の人が出してから火葬して、納骨堂に納めた。」（『証言集』、一四九頁）

＊一九二六（大正一五）年、沖縄本島北部生まれ、一九四一年入所。男性。

吉田順子さん。＊

「ご飯炊こうと思ったら、空襲が来るから、（火を）消して。もう生米食べて。こんなしてしよった。雨降るしね、壕は水浸しでしょ。板ひいて。ひどかったよ。栄養失調で壕でもたくさん死んだよ。あの時は壕の中で座って寝てるでしょう、起きたらもう死んでいるんだよ。／泉川ハル子っていたのよ、はっきりは覚えてないけど二十ぐらいだったかな。ただ壕に一緒に入ったから、壕の中で友達になった。この子は何も怪我してないんだけど、もう下痢がひどかったよ。艦砲《どんどん》バンナイされるのに下痢しているからって外にも行けない。着物敷いてそのままだったよ。「ハル子、元気だよ、やがて戦争も終わるよ」と言っていたけど、このまま死んでいるさ。ハル子はなくなってからどこに連れていったか分からんよ。」(『証言集』、一六四頁)

＊本項、前出。

四　窮乏生活を生きる

アメリカ軍の攻撃に備えて避難壕をつくることは、有意義なアイデアであった。そして、それが、日本軍による早田逮捕が勘案されることにつながった。十月の空襲を予想し壕を完成させたことには、アメリカ軍との交流が疑われる、ということがその理由であった。十、十空襲の翌年(一九四五年)三月、逮捕予定であったが、アメリカ軍のさらなる攻撃で中止になった。そして、四月二一日、アメリカ軍が屋我地島に上陸する。愛楽園は国立ハンセン病療養所であり、入所しているのはすべて療養中の人たちであるとの説明を受けたアメリカ軍の指揮官は、丁重に誤爆を陳謝し、空爆の中止を約束した(早田、同署、一六二頁)。これによって、それ以降、園が攻撃にさらされることはなくなった。

南部戦線での牛島兵団の壊滅が六月二三日。この日、沖縄での日本軍の組織的抵抗は終わるが、園の状態はどうだっただろう。四月のアメリカ軍の屋我地島上陸から沖縄戦の終了までの二か月間、実質的に、屋我地島はアメリカ軍の支配下にあるが、早田の言葉に緊迫感は見られない。「食糧の供給はほとんどなかったが、手持ちの米もあり特に不自由も感じなかった。六月一三日突然エリス軍医少佐を使いとして一〇〇〇トン級の輸送船に搬載した馬車一二〇台分の食糧その他が届けられた。加州米《カルフォニア》、大豆、食用油、石鹸等々垂涎の品のみであった。」（早田、同書、一六三頁）。この時、まだ、早田の言葉には、余裕が感じられる。

しかし、敗戦後の九月になると、事態は逼迫《ひっぱく》してくる。「九月ごろから島内の甘藷の供出は激減し、十月ごろからは軍政府*よりの食糧も半減した。止むを得ず園内甘藷の若掘りでこの窮状を突破した。」（同、一六五頁）早田にとっては、なんとか窮状をしのいだ、ということであったのだろうが、入所者の目から見れば、食糧に事欠いたのでは我慢のしようがない。生きるためにはなんでもしなければならない。衰弱し、死を予想させる者のためには、あるいは、自分自身の死を身近に感じている者にとっては、たとえ盗みであったとしても、それをしなければならないことがあるのではないか。早田が、「好きにしてよい」と言った、と入所者から受け取られているのは——実際に早田がそう言ったのかどうか、それは分からないけれど——このころではなかったか。

＊当時の日本は、連合国軍の占領下にあった。日本本土の独立が認められるのが一九五二年、沖縄は、さらに二十年間アメリカの施政権下に置かれる。

成海養富《なるみようふ》さん。＊

「戦後、早田園長先生が「もう食べる物ないから、自分たちで出て行って、芋でもなんでも取ってきて食べなさい」ということで許したことはあった。もう食べる物も何もないから。夜通しみんな漁《あさ》って歩く。みんな取っているんだが、自分は取れなかったなー。」（『証言集』、九五頁）

＊一九一七（大正六）年、うるま市生まれ、兵役後の一九四二年ごろ発病。同年の一二月二三日に収容される。

匿名の女性Fさん。＊

「昔の戦果というたら泥棒よ。そんないうてもね、そのときは平気だからね。／だから歩ける人はね、社会でもかっぱらってきて、自分でいいように食べておりましたよ。（中略）／施設だから、軍政府からご飯を食べさせておったんですけど、毎日ひもじいですよ。こっちからのご飯は間に合わないでね。手足が悪い人は飢え死にするしかないよ。そのまま弱っていくわけさ。亡くなる人いっぱいいたよ。弱い人はもう死ぬしかないでしょう。そんな時代、話したくもない。」（『証言集』、一五一頁）

＊一九二三（大正一二）年、沖縄本島北部生まれ、一九四一年入所。

宮城兼吉《みやぎけんきち》さん。＊

「青年寮は昭和一九年九月一四日にできた。（中略）／若いのを遊ばせておいてはいけないからといって、全部青年寮に集められた。全部で二五名ぐらいだったんじゃないかな。部屋が五つあって、一部屋に四名ずつだったから。そのときは畳一つしか当たらないから足をつき合せて寝た。頭を合わせたら、いびきして眠れない言う人がいたからよ。だから足と足合わせて寝た。／僕は一六歳でよ、青年寮では一番下だったよ。僕なんかもう朝起きたら、ご飯食べないで水肥《すいひ》運びに歩いたんだよ。水肥というのは人間の便さ、それを芋づくりのために畑に撒《ま》いた。増産増産と言って、水肥担いで、芋畑に行ってこぼして。／ハンセン病だからって治療するということは言わないんだ。後から来る人は「私は病気治しに来ているんだから、水肥運ばない」とか文句言うてやめて行った人もいた。大変だったよ。その頃は食べる物も何もかもないんだから。芋つくって不自由舎の人たちのために配給したり、それが国のためだということで。／（中略）人によってはいろんなことを言う人がおったが、自分たちは「お国のために働いている」と誇りを持ってやった。」（『証言集』、一〇七頁〜一〇八頁）

「芋が大きくなって地が割れたらよ、もう芋ができてるといって食べたんだ。でもひもじいから大きくならないうちに食べるときもあった。（中略）／早田園長は手を後ろに組んで、しょっちゅうアビヤーアビヤー《くちうるさく》していた。僕がこっちに座っていたら、「君はなにをしているか、ばか野郎」。しょっちゅうばかばか言いよった。立って見ていたら「ばか、畑行って草の一本も抜いてこい」と言われたよ。草ぬいたら芋も大きくなるといわれて。」（『証言集』、一〇八頁）

＊前出。「一　早田園長の就任と軍収容」の註参照。

五　早田園長の合理性

『証言集』の中で目につくことのひとつは、早田園長の人柄に触れた言葉である。入所者に対してなかなか厳しい態度をとっていた人であったようで、人々から怖《こわ》がられていた様子がうかがわれる。「ばか野郎」という口癖は、まあ、早田の個性として理解しようと思えばできないこともないのだろうが、決して気持ちのよいものではなかった。「何をぼやっとしているんだ、しっかりしないか」という励ましのつもりで発せられた言葉だったはずなのだろうが、その言葉を受け取らなければならない人たちにとっては、それは、悲しい印象を刻み込むものであった。

早田の言う「ばか」という言葉は、能力が低いことや、人間としての資質が劣っていることをあらわしたものではなかった。しかし、ハンセン病という人々の偏見を伴う病気に罹《かか》り、療養所に隔離収容されなければならなかった人たちにとって、投げつけられた「ばか」という言葉からは、「低価値者」の烙印《らくいん》を押されたように感じられた。

　また、傷を負った手の指、足の指、そして脚の切断手術についても、早田はこれをためらうことはなかったようだ。そのことを、早田は、「足関節部の外相が悪化して、敗血症寸前となり抗生物質のない時代、唯一の療法は下肢切断」（早田皓「愛楽園被爆始末記」、沖縄らい予防協会編集委員会代表犀川一夫『沖縄のらいに関する論文集（医学編）附　沖縄らい予防協会20周年記念誌』、沖縄らい予防協会発行、一九七九年、一七六頁）としているから、指先についても、患部が悪化して重篤な症状を引き起こさないうちに切除することが適切であると考えたのであろう。しかし、指を失う人たち、脚を失う人たちにとっては、切断される指や脚は、ただの患部ではなかった。自分にとってこれまでの生活を支えてくれたものであり、したがって、それは、人生の一部であった。このかけがえのない自分の人生の一部が、無造作に、無感動に切除されることには、自分の人生の重さに対して、いささかの敬意も払われていないことを、嫌でも感じなければならなかった。

　それはまた、社会から切り離されて園にやってきた自分という人間が、一度社会から棄《す》てられた自分が、再びここで切り棄てられようとしているようにも思えた。切断される指に、脚に、切り棄てられても仕方のないような存在である自分が、投影されているように思えた。そうされつつある自分の存在の象徴のようだった。しかし、この思いは、根っからの合理主義者である早田園長に届くことはなかったようだ。

成海《なる》養《みよう》富《ふ》さん。*

「戦時中はね、壕掘るためにこの指なんか全部やられた。先の方に傷グヮーがあったものを、もう薬がないから、これから切るというてから。あのときはね、指少しでも傷付いたらすぐ治らないと言って、もう先生が切りよったんですよ。この病者の指ってやつはね、感じ（感覚）がないからこんなになる。早田（皓《ひろし》）先生の指揮でやったわけよ。怖かったよ。／戦争中は焼け野原になって。（中略）／家は空襲に倒されたから、材料を全部はずして取ってきて、十畳で四人が住めるように一緒に住むように自分で造ってあったわけ。その家には五カ月くらい住んでた。みんなこんなして暮らしたよ。（資材を）とっちゃいけないということは感じなかったですね。しょうがないから壕に住む人もいるし、アダンバー《葉》切ったり木を切ってやったりして。治療なんか…どころじゃない。」（『証言集』、九五頁）

＊前出。「四　窮乏生活を生きる」の註参照。

宮城兼吉《みやぎけんきち》さん。*

「青年寮のとき、ひとりずつ立ってよ、軍隊みたいに「気をつけ」させて敬礼させて、端から「自分の名前言いなさい」と言われた。昔の軍隊式は大変だったよ。軍隊式だから、会うたびに敬礼だからね。僕がこう敬礼して、そのときは手は伸びていたんだが、今だから曲がっているんだが、「宮城兼吉くんです」と言ったら、早田園長に叱られたよ。「誰が『くん』つけるか」と。口が悪いからね、早田コーレーグースとみんな言いよったよ。コーレーグースは唐辛子のことというんだ。」（『証言集』、一〇八頁）

＊前出。「一　早田園長の就任と軍収容」の註参照。

敗戦の翌年（一九四六年）になると、復興が進む。とはいっても、二月の段階では、破壊された園の建物について再建が必要とされた四三棟のうち、完成したのは二〇棟に留まっていた（早田、同書、一六五頁）。三月ごろからは、屋我地島の状況も安定し始めたようだが、そうすると「園からの無断外出者は目にあまるほどで島民の間で悪声を放つ者も少なくなく、患者逃走防止でバリケードを張るように命令された」（早田、同書、一六五頁）ということも起こってくる。入所者の浮浪徘徊は、食糧不足によるものだから、入所者が農作業をすることができるよう、耕作地を要求するなど、占領支配していたアメリカ軍政府に対して、早田は懸命に渡り合った（早田、同書、一六五頁）。

このことが災いしたわけではないだろうが、早田は、四月と六月に、アメリカ軍に逮捕される。罪状は、戦時中の、武器隠匿、兵士隠匿、式日の国旗掲揚と国歌斉唱、食糧横領、以上四点であった（早田、同書、一八四頁）。「拒否したところで仕方がないので署名したらすぐ放免された」と言うが、四点の嫌疑については十分に弁解の余地があると早田は考えていた（同）。しかし、アメリカ軍政府から嫌疑をかけられながら園長の重責を担うことは不適切と考えて、園長職の辞任を申し出た（早田、同書、一六五頁）。当局はこの申し出を了承し、九月、退任となり、後任には、宮古南静園で園長を務めた経験をもつ家坂幸三郎が決定した。

六　戦後へ

本章、第四節、「四　山里つるさんの旅」の註に書いたが、戦後、敬愛園の入所者につきそって愛楽園にやってきた井藤道子看護師に、家坂幸三郎は、ハンセン病の原因菌であるらい菌は強い感染力を持つものではないことを、告げていた。厳格な隔離など必要ないこと、通常の衛生管理で充分であること、これらを理解し実行していた。一九五一年に体調を壊して園長職を退き、その翌年に亡くなるが、荼毘《だび》に付されたその遺骨は、本人の遺志によって愛楽園の納骨堂に安置されている。愛楽園に限らず、全国の園では、変わることない偏見のため遺骨を遺族が引き取らないことがあり、この場合には、園の納骨堂に安置する。家坂は、その人たちの遺骨とともに眠ることを望んだ。園で暮らす人たちと共に生きようとした姿勢が想像される逸話である。

しかし、その家坂にしても、断種と堕胎を容認した。園で暮らす人たちが子どもをもつことは許されないとしたそれまでの方針を、変えることはなかった。前節の七と八で述べたように、園はひとつの流れの中に身を置いていた。ハンセン病で苦しむ者のいない未来の日本をつくる。この流れの中にあって、園で暮らす人々は、子どもを遺さずに園で一生を終えることを自分の運命として受け入れ、それを見守る人（医師、看護師、行政官）たちは、これに力を貸すことが自分たちの使命だと考えていた。家坂もまた、その中のひとりとして生きた。

気の毒だ、残念だ、との思いは、恐らくはあったであろう。しかし、その思いから、異議申し立ての態度は出てこなかった。家坂にとって、ハンセン病を病んだ人々の側に寄り添って生きる、それが、園に生きる人たちの生を肯定するぎりぎりの態度であったのであろう。それが、死後も、園の納骨堂に納まることを望むことにつながったのではないかと思われる。

家坂の死の翌年（一九五三年）、光田ら三人の園長（長島愛生園園長光田健輔、菊池恵楓園園長宮崎松記、多摩全生園園長林芳信）の国会証言によって、患者の隔離政策の続行が決定される。[*]有効な薬が開発されたとはいえ、病気の再発の可能性があること、それゆえ、隔離を解くことは慎重でなければならないなどと、説明されたが、それは便宜的な説明——つまりは、方便――に過ぎない。有効な薬が普及したとしても、また、外国では在宅治療が標準化してきているとしても、園の目的が、ハンセン病を病む人たち、ハンセン病を発症する体質の人たちがいなくなることによって、この病気を克服しようとするものであるからには、隔離はその根拠を失わない。

戦後民主主義の中で、ハンセン病政策は、ハンセン病で苦しむ人のいない未来の日本をつくる、そのよさを実現するという合理性に支えられて、隔離を維持していった。確かに、私たちは何かよい理由があるから、それをする。よさに支えられて、生きる。その結果、清潔で秩序を保った社会が成立した。これを「美しい国」と呼んだ為政者と、これに呼応した市民がいた。彼らにとって、その合理性が提供するよさは、大切な価値であった。

しかし、このよさによって人間性が抑圧されてしまう場合、あらためてその合理性の根拠を問いなおさなければならない。そして、場合によっては、その合理性に従わない判断を下さなければならないことが起こるかもしれない。人は、合理性を超える次元を生きなければならないかもしれない。そこでは、あらためて人間の存在を肯定する理論を練りなおす必要が出てくるだろう。なるほど、これは、困難を伴う思索であることが予想される。しかし、それは、なされねばならない。人間が生きることを肯定する理論を紡ぐこと、この思索の鍛錬のために本書は書かれている。

＊一九四八年一一月、第三回国会の衆議院厚生委員会に置いて、厚生省（現厚生労働省）医務局長東《あずま》竜太郎は、プロミン（戦後導入されたらい菌に対する有効な抗生剤）治療を前提に絶対隔離政策を改め、軽快者の退所を認める発言を行った。しかし、これに激しく反対したのが、療養所の園長たちだった（『ハンセン病をどう教えるか』編集委員会、『ハンセン病をどう教えるか』、解放出版社、二〇〇六年、三七頁）。

第五章

人は生きなければならない

――園に生きる――

第一節　子どもたちの記録

一　子どもたちの学校

愛楽園は、昭和一三（一九三八）年一一月一〇日開園式を催したが、これに先がけ、同年一〇月二日、三日、羽地、名護地域から患者の収容を始めた。さらに、同月七日、八日、首里、那覇地域、同月二八日、八重山地域からの患者収容で、学齢児童も一七名が収容された。子どもたちは子ども寮に入ったが、当然と言うべきか、彼らには教育が必要だった。そこで、塩沼園長は、翌年の一月一日、入所者の中から宮城兼尚を選んで教師に任命し、園長自ら学園長となって愛楽学園を創設した。沖縄ＭＴＬ（本書、第一章、第一節、「六　安信」の註参照）相談所の記念館が校舎として使用され、修身、国語、算数、手工（手工芸）、図画、習字の授業が始まった。戦前の儒教道徳に忠実であったのであろう、男女は分けられ、午前中は男子一学級複式（異なった学年を一クラスで運営すること）、午後は女子一学級複式で運営された。教科の内、修身については、園長塩沼英之助と事務長宮川量《はかる》が担当した。*

さらに、患者の収容がすすんだ（愛楽園の収容定員自体が三〇〇名から四五〇名に増員され、那覇市、中頭郡、島尻郡より患者が収容された）昭和一六（一九四一）年には、児童数が三〇名を超えたので、学級を四学級（低学年、高学年、それぞれが男女に分かれる）に編成し、これに対応するために、教諭として千賀弘子を加え、さらに、青木恵哉**、南山正夫の両名に補助教員としての協力を仰いだ。これによって、新たに歴史、地理、理科、音楽等の教科が加えられ、充実を見ることになる。園の予算による教科書の購入、入所者によって行われる園の運動会への参加、学芸会の開催等によって、学業以外の教育活動もはかられ始めた、と比嘉良行は記す***。

　この「千賀弘子」として記載された人物であるが、比嘉の文章が掲載された書物の公刊から、四半世紀後に出版された『証言集』のなかで、「嘉数《かかず》ヒロ子」****として証言を寄せている人物に一致する。一九四一年に入所した嘉数は、子ども舎の「お母さん」として、子どもたちの世話をするが、述べられたように、児童の増加に伴って、愛楽学園を手伝うようになる。「子どもたちは、週に一回くらい青木（恵哉）先生のお話を聴いたり園長や事務長の話を聴いたりしていましたが、ほとんどは海で遊んでいるような状態でした。私は教員免許をもっていたから、「子どもたちには本で教えましょうよ」と言って、少しずつ教えようということになりました。」（『証言集』、三二二頁）

　園長と事務長は、修身の話をした。園長が選んだ宮城兼尚も、その期待にこたえてくれていたことであろうし、同様に園長が補助教員として協力を要請した青木恵哉も、聖書の物語を子どもたちに聞かせていたのであろう。そこに、教師の資格を有する嘉数が加わり、より一層学校らしくなる。限られた人材とはいえ、人々が力を合わせて子どもたちのために努力している姿が、うかがわれる。

＊宮城兼尚「愛楽園始末記」、上原信雄編『阿檀の園の秘話』発行人上原信雄、一九八三年、二〇四頁～二〇五頁、比嘉良行「済井《すむい》小中学校の記録」、同書、二〇七頁～二〇八頁。

＊＊第三章で見たように、愛楽園の基礎をつくったともいえる青木恵哉のことである。ここでは、青木は、子どもたちに勉強を教える役を与えられた。

＊＊＊比嘉良行「済井《すむい》小中学校の記録」、上原信雄編『アダンの園の秘話』発行人上原信雄、一九八三年、二〇八頁。比嘉良行は、一九五七（昭和三二）年に済井《すむい》小中学校に助教諭として赴任する。以来、この学校の児童生徒の教育に専心する。

＊＊＊＊一九一四（大正二）年、那覇生まれ。教員をしていたが結婚を機に退職し出産。一年後に発病し、往診した園長の勧めで一九四一年に入所。入所のときの模様を、次のように語っている。「夜中、家を出てきたんですよ。人に見られたらいけないからと、午前一時。私一人車に乗せられて。名護に来たときはもう夜明けでした。／私は涙ひとつ流しませんでした。今考えると不思議なんだよね。どうしてあんな気持ちになったのか。結局ここ（自宅）に病者がいるということが知れてしまったら（大変だ）、という気持ちが先に立ったんじゃないかな。だから早くここから出て行かなくっちゃならないと。母も涙ひとつ流さないで「早く病院に行ってなおしてきなさい。子どもは私が預かるから」と励ましてくれました。（中略）／運天《うんてん》港に着いた頃にはもう朝の七時を回っていました。これが一九四一年五月。園から迎えに来たボートには職員が乗っていました。でも私はそれには乗れず、繋《つな》いだ小さい船に私一人と荷物乗せて、引っぱっていくんですよ。私はこんな惨めな思いをしなくちゃいけないのか、と思いましたよ。／船が沖に出たら飛び込んでしまおうかねーと思いました。死ぬことしか考えていなかったからね。昔はこの病気にかかったら死んだのと同じでした。娘のためにもならな

いと思ったし。でも勇気がなかった。」（『証言集』、三一一頁〜三一二頁）職員と同じボートには乗れず、別の小舟に乗せられて、曳航《えいこう》された。接触を徹底して避けるようにとの配慮から、そのようにされた。この配慮は、「私は、触れることが避けられるほどに、穢《きたな》いものなのか。」という暗い気持ちを、病む人にもたらした。それは惨めで苦しい時間だった。この苦しさから逃れるために、いっそ死んでしまおうか。それに、事故か何かの病気で死亡したということの方が、娘のためにも望ましいのではないか。そのような思いをもちながら園に入った嘉数は、しかし、その園で出会う子どもたちから生きる勇気をもらうことになる。

二　正式な学校へ

人員や教材は決して十分とは言えなかったであろうが、人々が知恵を出し合い、工夫を重ねて努力している姿は美しい。きっと、その心は子どもたちにも伝わったことだろう。ところが、残念なことに、しばらくすると戦争の影響にさらされることになる。

比嘉良行は、このことを次のように記している。

「戦争も次第に拡大し、時局も緊迫してきたので、教育も次第に戦争協力へと進められていった。一九四四年（昭和一九年）三月、早田皓が第二代愛楽園長に就任する。同年六月一日、入園者自治会翼賛会発足、愛楽学園も入園者自治会の管轄下におかれた。そして愛楽園も日本軍の作戦上、在宅患者の日本軍部による強制収容計画により、学園として使用していたＭＴＬ記念館も患者収容に使用するため、少年寮、少女寮を合併し、教師と同居、食堂を教室に使用、教科書購入予算も削られ、教科書は教師の手でガリバン刷りにして使用させた。同年七月、愛楽園の丘陵地帯に横穴式防空壕構築の作業に学園児童生徒らも動員される。同年八月、愛楽学園児童生徒も食糧増産突撃隊を編成し堆肥作り作業に奮闘する。同年九月、学園卒業者を中心に青年寮を結成、* 訓練、作業も学園と行動を共にする。（中略）一九四五年（昭和二〇年）三月二三日、この日から連日空襲があり、壕生活を始める。少年少女寮焼失、同年四月二三日、米軍が運天港より上陸、愛楽園に侵入、ライ療養所と分かり、爆撃は中止され壕生活から解放されたが、学園児童生徒は仮小屋をつくることができず、さらに一ヶ月余りの壕生活を余儀なくされた。**」

多くの建物が焼失してしまった愛楽園では、すべての入所者同様に子どもたちも不自由な生活が続いた。しかし、戦争は終わった。一九四七（昭和二二）年、自治会は、嘉数ヒロ子らを学園教師に任命し、愛楽学園を再出発させる。そしてひとつの転機が訪れる。

一九五一年四月、沖縄群島政府屋良朝苗文教局長が愛楽園視察のため来園した折、愛楽学園教師と入所者自治会会長徳田祐弼は、「教育の機会均等」を訴え、愛楽園入園児童生徒に「一般社会の児童生徒らと等しく、政府の責任において義務教育を施してもらいたい」と陳情した（『阿檀の園の秘話』、二〇九頁）。そのころ本土の療養所では、園内の学校は地域の小中学校の分校もしくは分教室として発足しており、児童生徒は公立学校に学籍があり、したがって、所属の学校長名の卒業証書が卒業生には与えられていた。*** しかし、愛楽園では、この当然ともいえるべき子どもたちの義務教育とその終了を証明するためのシステムが整っていなかった。沖縄では、分校化、分教室化について、地域の学校から強い反対があったため、とされる。

そこで、屋良は、愛楽園の学校を「政府立」として発足させようと考えた。これを、比嘉良行は、運営上いくつかの問題点をのこすことになったとはいえ、「直接、政府が世話します、という姿勢は他県にない立派なものだったと思う」と記すが、同感である。このはたらきかけを受けて、一九五一（昭和二六）年九月一四日、愛楽学園は「琉球政府立学校」として認可される。**** この学校は、学校長村田精徳以下、三名の教職員によって運営される。そして、その中の一名が、嘉数ヒロ子である。

「一　子どもたちの学校」にあるように、嘉数ヒロ子は教員資格（女子師範卒業）を有していた。入園中の患者であった嘉数ヒロ子を公務員として発令し、「給料月額三八七三円」の全額をいったん学校運営資金にしておいて、そこから本人に月額一〇〇〇円、そして補助教員四名（教員の絶対数が不足していることから、入所者の中から愛楽園園長名で発令した）にひとり五〇〇円を、学校運営資金から支出した。*****

しかし、嘉数ヒロ子は、療養所の入所者である。それが意味するところは、同人は国家の福祉政策において保護されるべき人物として療養所に身を置いている人だということである。そうである以上、生活費は一切かからない。生活費がかからないことは、隔離施設に入所することによって離職を余儀なくされるのだから、当然だ。そうすると、今度は、嘉数ヒロ子の場合のように、入所者に働いてもらって正規の公務員の給与が与えられることは、理屈に合わなくなる。多くの療養所で行われていたように、園内の作業でわずかな報酬を得ることは、入所者の活力を保持するためにも有効だということにはなるだろうが――その程度のことなら大目に見よう、ということになるだろうが――、嘉数ヒロ子を公務員として雇用し、給与を支払うことには、無理がある。しかし、学校の運営のためには、どうしても費用が必要だ。子どもたちの教科書や筆記用具も欠かせない。そこで考えられたのが、嘉数ヒロ子を教員として発令しておいて、琉球政府から支出される給与で、学校を運営して行こうというものであった。それは、無理なやり方ではあったが、資金の捻出方法として園が考えた、苦慮の末の決断であったのであろう。

しかし、ある意味、「綱渡り的」とでも言ってよいこの運営方法は、そんなに長く続くはずがない。一九五七（昭和三二）年三月三一日、学校長村田精徳の転出に伴い、後任学校長安田徳太郎が発令されると、嘉数ヒロ子については、入所者であるから公務員発令ができないとされ、同人は退職することになった。ところが、嘉数ヒロ子の退職は、学校運営資金の収入源が絶たれることを意味する。そこで、補助教員として協力してもらっていた四人には、辞めてもらわなければならなくなった。

このような経緯をたどって、同年（一九五七年）六月一日、比嘉良行が澄井校に赴任する。


*青年たちが暮らす寮の中で、青年団を結成した、との意味。

**比嘉良行「済井《すむい》小中学校の記録」、上原信雄編『アダンの園の秘話』発行人上原信雄、一九八三年、二〇八頁
***これには、喜ばしいことばかりではないエピソードがある。ある人は、自分の卒業証書に「癩」の文字が記されていることに気がついた。その人は卒業証書を破り捨てた。それを見ていた人は、分校の卒業であることが記されることは仕方ないが、せめて「癩」の文字だけでも記載しないでくれるとよかったのに、と思った。抜かりなく隔離を行き渡らせるべく精勤する職員たちの眼には、これでもかこれでもかと社会から切り離される人たちの心の痛みが、見えなかったのかもしれない。（『星ふるさとの乾坤』、第二章、「四　卒業証書に記された「癩」という文字」の「学園の卒業証書」九三頁～九六頁参照。）

****正式名称は、「琉球政府立澄井初等中等学校」である。愛楽学園、澄井校についての記述は、比嘉良行「済井《すむい》小中校の記録」、上原信雄編『阿檀の園の秘話』発行人上原信雄、一九八三年、二〇七頁～二一二頁。

*****嘉数ヒロ子は、『証言集』の中で、次のように語っている。「澄井《すむい》小中学校になってから、私にはちゃんと辞令も出ました。私だけが教員の免状を持っていたから、お給料も私の分だけはちゃんと出たんです。でもこれは事務所に納めて、この中から先生方にお小遣いを出したり、文房具や帳面を買ったりしました。」（『証言集』、三一四頁）

三　勉学への支援

比嘉良行は、四名の補助教員がいなくなった厳しい状況の澄井校で努力を重ねなければならなかった。とりわけ、補助教員四人が、入所者であったことが、難しさの要因となることもあ

った。同じ病気を病む人として子どもたちに慕われていたため、ハンセン病者ではない比嘉良行は、「健康者の先生には私たちの気持ちなど分からないよ」と、生徒から言われることもあった(『阿檀の園の秘話』、二二一頁)。「この病気は治らない、自分たちには将来はない」と考えて、自暴自棄になっている子どもたちに対して、比嘉は、「病気はやがて治るのだ、治ったら社会に復帰するのだ。それまでにしっかり勉強して自信を持って復帰することだ。希望を大きく持つのだ」と、教えた(『阿檀の園の秘話』、二二二頁)。

比嘉のこの姿勢は、あとで紹介する子どもたちとのヨットづくりや、スポーツ活動によく表れることになるが、ここでは、希望をもつことを教わった子どもたちが進学しようとした際に、このよき志を挫《くじ》く動きがあったこと、これに伴う苦労話を見ておきたい。閉ざされた園の中で、子どもたちの人生を応援しようとする姿がある一方で、子どもたちの人生を妨げる偏見がまだまだ強く残っていた。

一九五八年十月に澄井中学校より読谷《よみたん》中学校に転入学した知名少年は、読谷高等学校を受験した。愛楽園の退園証明書には、「軽快になって伝染の恐れがない」と記され、読谷中学校に転入学後、一年以上経過し、身体に異常がなく、友人関係もよく、運動、勉学ともに熱心にやっているし、このことは読谷中学校の学級担任も認めるところであった。しかし、読谷高等学校の入学試験は、不合格であった。読谷高等学校に問い合わせたところ、学校側の返事は、

「総合点でおちた外に理由はない」という、いかにもありきたりの——誠意のない——返事であった。読谷中学校長の善意の姿勢にも手伝われて、その後、調査が行われ、「特殊学校出身」であったための不合格になったことが判明した。「特殊学校出身」すなわち、愛楽学園出身であることを理由に、その公立高等学校は、受験生を不合格にした。言うまでもないことだが、これは不当な差別であり、学校関係者がこのような判断をしていたことには驚かされる。当然と言うべきか、このことは、社会問題にまでなった（『阿檀の園の秘話』、二一二頁〜二一三頁）。その一方で、そのような喧騒に惑わされることも、志を挫《くじ》かれることもなく、知名少年は、私立高校に進学した。

もう一つのエピソード。比嘉が赴任したころには、岡山県邑久《おく》高等学校新良田《にいらだ》分教室が開校されていた。全国の療養所の中学校に在籍する生徒たちに進学の道を開くものとして、設けられた。先の知名少年のように退所した者とは異なって、在園のまま治療を続けながら高等学校教育を受けることができる、という制度である。

全国の療養所に生活する若者たちに開かれた制度であったのだが、ここ沖縄においては事情が違った。当時、沖縄は、アメリカの施政権下にあり（一九七二年まで）、パスポートがなければ本土への渡航ができなかった。そして、ハンセン病患者であると、パスポートの申請ができなかった。だから、愛楽学園の生徒たちには、新良田教室の門は開かれていなかった。そのようなばかな話はないのだけれど、そうだった。しかし、だからといって、そうですか、と諦めるわけにはいかない。

そこで、人々は法の目をかいくぐって、子どもたちを進学させることにした。その方法とは、本土の園にいったん生徒たちを入れ、邑久高等学校新良田分教室を受験させようとするものである。この生徒たちを受け入れてくれたのが、大島青松園（香川県）、菊池恵楓園（熊本県）、星塚敬愛園（鹿児島県）であった。これらの園へ少年たちを連れて行ってくれる人物が、鹿児島の港に迎えにきてくれる。その人物は、「赤いマントを着て、ステッキを持ったおじさん」であり、生徒たちは、この人物を信じて、あるいは目指して、愛楽園を後にした。この人物から発せられる少年たちの「無事到着」の電報が愛楽園に届くと、園の事務室に「逃亡届」が出される。そして、生徒のカルテに「逃亡者」と記録された。

心ある大人たちが手引きをして、子どもたちを本土の療養所に送り出し、受け入れてもらった後、邑久光明高等学校の新良田教室を受験できるようにはからう。だが、本土に渡るためのパスポートを入手することができないので、本人が愛楽園を「逃亡」して、それぞれの療養所に入ったことにした。進学の方法とは、「逃亡」だったのである。

比嘉は、「今になって考えるとよくもあんな事を大胆にやったものだと思うと冷気がよだつ」と言い、「当時世話してくださった方々に敬意を表する」と述べる（『阿檀の園の秘話』、二一四頁)。まさに、密出入国の手引きを善意の人たちで行ったわけだ。ここでもまた、私は、非人間的な隔離の中にもこんなにいい話があったのだ、などと言いたくて、このことを書いているのではない。人を生かす力、それがここに、このような仕方であることを、言いたいのだ。

子どもたちは、自分が逃亡者になっているなどということには、全く気づかない。それを気づかせない大人たちの配慮があるからだが、はっきりとは分からなかったかもしれないが、自分たちを見守ってくれている人たちの眼差しを、子どもたちは感じたのではなかったか。それは、病気に罹《かか》ったという不運、その病気ゆえに差別されているという不幸、その不幸に押しつぶされそうになるときにも、自分を支えてくれる力として感じられていたのではないか。自分の進学を助けてくれる人の存在、その人を信じることができること、それは人を生かす力となる。人は、自分が受け入れられていると感じることができるとき、決して人生を諦めることはない。私たちが学ぶべきは、このことではなかったか。それは、私たちが人を受け入れることを学ぶこととして、あらためて提示される。

事後談。一九六四年には、邑久高等学校の現地受験がかなえられ、「逃亡」処理は終わる。その翌年には、沖縄での同高校の入学試験が行われるようになり、進学の意欲をもつ生徒たちにとって、便宜が図られるようになった。この当時、新良田教室には六〇名ほどの生徒がいたが、その三分の一が澄井校出身であった。数年後は、さらに澄井校出身者の占める比率が高まり全体の二分の一を超すようになった、と比嘉は語るが、そこには、未来への希望を失わなかった子どもたちの姿が見られる。そして、それを支えたものとして、比嘉たちの存在がそこにあった。

四　つくる喜び

一九六九年ごろになると、児童生徒の数が減少してきた。小学部七名、中学部九名、合計一六名だが、次年度は一桁になる予定。比嘉は、それを、新患者が減って、軽快退所する人が増えるのだから喜ぶべきことだった、と言うが、教室から児童生徒の数が減っていくのは、教師としては寂しかったのではなかったか。内心は少しばかりそうだったのではないかと想像されるが、この年、比嘉は意欲的な試みをする。

　少人数の子どもたちにも、いや少人数だからこそよりよくできること、そのような指導があるのではないかと考えて、子どもたちを海につれだそうとする。大人数だと難しい。でも、少人数なら目が届く。そして、何よりも、閉ざされた園は、地上において閉ざされているのであって、海であるならば、子どもたちが出て行くことを、誰も咎《とが》めはしない。「子どもに海に行くことを教えよう、海は大きいのだ、広いのだ、閉ざされてはいないのだ、希望が大きくなるだろう、そうだ、水泳を本気で教えよう、漕艇、安全についても教えよう」（『阿檀の園の秘話』、二二〇頁）、このような考えに至ったとき、比嘉の心は、子どもたち以上に躍り上がるような歓喜に充たされていたのではなかろうか。

船をつくろう。モーターボートは免許が必要だし、沖でエンジントラブルに見舞われると子どもたちの手に負えない。そこで、ヨットをつくることにした。教科書としては、『小型ヨットのつくり方』（西川広著）が、手に入った。七月に決定した計画に合わせて、八月一杯を使って、調査、設計、材料調達をし、九月から製作にかかった。生徒は中学部の男子生徒全員だが、そのうち三年生三名は受験の準備があるためこれを除き、一年生一名と二年生二名の三人の生徒が、慣れない手つきで鋸《のこ》と鉋《かんな》をもって励んだ。比嘉は、「間違ったら素直に届けるように、誤ったら共同の棺桶になるぞ」と、ユーモアを交えて生徒たちを激励した。

実際、ちょっとしたごまかしが、完成を遠ざけることがある。なんとか形になっても、構造上の欠陥をのこせば、沖に出たとき思わぬ不具合が生じるかもしれない。強い波に叩かれて亀裂、破損が起これば、浸水し、命取りになりかねない。「共同の棺桶」は、決して誇張ではなかった。成長期の子どもたちには、自分の誤りを素直に言い出せないことがある。教師としては、子どもたちが自分の失敗や誤りを素直に言えるような環境も、つくってあげなければならない。子どもたちにつくる喜びを体験させてあげようとするこの放課後の指導は、比嘉としては、嬉しくもあり、心配でもある毎日だったことだろう。

形が少しずつできてくると、作業にも張りが出る。十月二八日には、塗装も完了した。翌日の運動会の日には、入所者はもとより園を訪れる一般客みんなに、展示をすることもできた。地元の新聞に写真が掲載され、生徒たちの作品であることが称賛の言葉をもって報道された。製作に携わった子どもたちは勿論《もちろん》だが、仲間の作品を褒《ほ》める報道に、園の子どもたちも、さらには大人たちも、きっと誇らしく思ったことだろう。

ところが、残念なことに、帆がなかった。しかし、そのおよそ一か月後、噂を聞いたのかどうか、その詳細は分からないのだけれど、国内の航空会社の沖縄支店長庵原新太郎氏が、ヨットの帆ひと張りを寄贈してくれた。これで進水式ができる。お神酒《みき》とお菓子を備えて、庵原氏が海の神に祈願をささげた。「真っ白い船体に真っ白の帆、青い海に浮いた時には、ワァと思わず喚声が上がり、拍手が飛んだ。」(『阿檀の園の秘話』、二二二頁)感動の一瞬である。

庵原氏が連れてきてくれた大学生が、試運転をして戻ってくると、海岸に集まった数十名の人たちが祝福してくれた。その後、大学生たちは、一週間宿泊して生徒たちにヨットの乗り方の手ほどきをしてくれた。生徒たちは、心から喜び、毎日遅くまでヨットに乗った。生徒たちは、当初、「塩屋まで行こう」、「辺戸岬まで行こう」などと言っていたが、春休みも近くなると、「沖縄一周をしよう」、「太平洋横断も夢ではない」などと、実に子どもらしく夢を膨らませた。「彼らには閉ざされた社会に生きることなど、もう考える余地もなかった。(中略)チームワーク、勇気、敏捷、明朗性が育ち、ロープワーク、気象、地理、海流、航海記をよみ、夢の多い充実した毎日だった」と、比嘉は結ぶが、まことに、「希望」が人を導き、それが「自信」となって人を支えることを、見事に描いてくれたエピソードである。

そして、ここでもまた。確かに、努力したのは子どもたち自身であった。しかし、その努力を引出し、支えたのは、その傍らにいる人たちであった。ともに生きようとする人たちの姿勢から滲《にじ》み出る思いによって、人は支えられ、生かされる。比嘉の眼差しによって、同僚教員の賛同する心によって、帆をもって現れた庵原氏の思いによって、足しげく園に通いヨットの手ほどきをしてくれた大学生たちの気持ちによって。

第二節　義兄の愛情

一　人を生かすこころ

一九五二（昭和二七）年サンフランシスコ講和条約が施行され、日本の独立が国際的に承認された。* もっとも、その後も、沖縄は、二〇年間にわたってアメリカの統治下におかれるという、理不尽さをのこすことになった。したがって、沖縄県民にとっては、納得のいかない条約締結であり、独立であった。

しかし、ともかくも一応の独立を祝ってか、鹿児島の星塚敬愛園に暮らす沖縄県出身者が一時帰省をするという里帰りの行事が行われた。もちろん、戦後、完全に沖縄に戻って暮らすことにした人たちの里帰りもあったが、これとは異なる。＊＊戦後も敬愛園にとどまるが、少しだけ郷里に足を運んでみたい、そのように思う人たちもいた。この人たちの一時帰省である。

同郷の人々を、是非、歓迎したい。そう思ったひとりに、本書、第一章で書いた平良克己がいた。沖縄の海の美しいサンゴを、みんなに見せてあげたい、と克己は考え、さっそくそう言うと、みんなが喜《よろこ》んでくれた。克己は張り切った。

この帰省グループの面倒を見るために同伴した鹿児島出身の人がいて、その人だけが希望しなかったのだけど、翌朝みんなで出かけるというときになると、その人も翻意して、サンゴ見物に加わった。克己は、小さいけれども自前のボートをもっていて、それにみんなを乗せて案内した。定員を少しオーバーしたが、そんなことは大したことではない。

屋我地島（愛楽園の所在地）から、北に二キロメートルぐらいか、今では橋がかかっていて、観光客が車で訪れる島がある。美しい海に囲まれた古宇利《こうり》島である。この島の海岸線に沿った海は、サンゴであふれている。これをみんなに見せなくては、と克己は意気込み、みんなはそれを望んだ。ボートで古宇利島の周遊を始めた。緑がかって見える透明な海水の奥に美しいサンゴが、ボートからでもよく見えた。みんなは、海水の向こうにゆっくりとゆらゆら揺れているサンゴの美しさに見とれていた。克己は、みんなが喜んでくれる姿を見て、とても満足だった。

ところが、ひどく運の悪いことに、ボートの転覆事故が起きてしまう。沖を行く船の波を受けて――東シナ海は商船の主要海路だ、したがって船も大きい――ボートは転覆し、沈んでしまった。みんなは海に投げ出されてしまったけれど、ちょうどそこに居合わせた古宇利島の漁師たちが、助けてくれた。不幸中の幸いだ。

でも、ひとりだけいなくなっていることに気づき、再度探し求めると、今回の一時帰省の人たちの面倒を見るために同伴した、あのリーダー格の人――海に行くことをためらった鹿児島出身の人――が海底に沈んでいた。その人は、残念なことに、助からなかった。海難事故であることから、警察の捜査が入った。その結果、克己は責任を問われることになる。ボートの管理者として、みんなを安全に乗船させ、周遊後には、これまた安全に送り届ける義務がある。「業務上過失致死罪」ということになるのか。検察から正式に起訴され、裁判の結果、罰金刑五万円が科された。克己、三〇歳の時である。

一九五二年当時の五万円。大金である。このころ、大学卒業者の初任給が、月額一万円まであったかどうか、というところである。そうすると、その五万円は、今の一〇〇万円ほどになる。その金額を、義理の兄が用立ててくれた。恵子の兄である。なかなかできることではない。

そのことが分かっていた克己は、義兄の思いに、心から感謝した。

　そして、この義兄が、前節で登場していただいた比嘉良行である。克己には、恵子という伴侶がいる。その伴侶を介して、義兄が自分を認めてくれている。伴侶が自分を支えてくれていることには、これまでの人生からよくわかっているし、もちろんそのことには十分に感謝している。しかし、それだけではなかった。自分が窮地に陥ったとき、こんな時にこそ力になってくれる人が自分にはいた。それは、新たな発見だった。自分はひとりではない。この発見は、克己をどれほど勇気づけたことだろう。人の温情を受け、それに感謝することができることは、なんと幸せなことだろう。

　このエピソードから、私たちはふたつのことを学ぶことができると思う。ひとつは、他人《ひと》の優しさが人を生かす、ということ。今述べた義兄の存在のことだ。もう一つは、見過ごされがちだが、閉ざされた園の中で、克己が、自分にできることを考え、それをしたことによって、自分の存在を確認しようとしたこと。はるばる里帰りをした人たちを喜ばせたい。自分に何かできることはないかと考えた克己は、サンゴを見せてあげたいと考え、そうした。「自分がしたことで他人《ひと》が喜んでくれるなら」、それは、他人《ひと》のために行っていることであることは間違いないが、それでいてしかし、自分自身を勇気づけていることだ。他者を元気づけているようであって、実は、自分自身を励ましている。他者の喜ぶ顔によって、自分が生きる力を与えて

もらっている、とでも言ったらよいのか。そのような関係性の中で、私たちは生きている。＊＊＊

＊一九五一年、アメリカ、サンフランシスコで行われた会議で日本の独立を承認することが議決されたことからこの名称が附されているが、しかし、中国やインドはこの会議の議事に賛成せず、またソビエト連邦（現ロシア共和国）は、この会議に招かれていない。したがって、不完全な独立の承認であったと考えるのが、適切であろう。

＊＊一時帰省の里帰りと、第四章、第四節で述べた「引き揚げ」とは異なる。後者は、同節「四　山里つるさんの旅」の井藤道子に関する註参照。敗戦時、愛生園（岡山県）に入所していた阿波根ハルさんの証言には、次のように描かれている。「敬愛園の人たちが（「から」の意味）、あちこちの療養所の帰りたい人（「各地の療養所にくらしていて、沖縄に帰ることを望む人」の意味）は、マッカーサーに嘆願書を出しなさいと通知が来たわけよ。それで私は、いの一番に帰るってして。長島に二十何人おる沖縄の人たちは、向こうの人と結婚してる人やら、帰っても嫌だからって残った人たちもおる。」（『証言集』、二二四頁）引用されたこの部分から、敬愛園（鹿児島県）の入所者が、全国の療養所に入所している沖縄、奄美出身の人たちに、帰省（引き揚げ）を呼びかけていることがうかがわれるが、これは、沖縄愛楽園が設立される以前、沖縄、奄美のハンセン病患者を多数敬愛園に収容したことから理解される必要があるだろう（本書、第四章、第四節、「二　沖縄へ」および「三　感動の帰還」参照）。

＊＊＊最近、よく使われる言葉に、「アイデンティティ」という語がある。「自己同一性」とか「自我同一性」などと訳され、他の人から区別されて、そうだこの私だという仕方で自覚された自分や、その意識の在り方を指す。世界中でほかのどこにもいない唯一のあなた、宇宙の歴史の中で一回限り現れているあなた、というように、かけがえのない個人をイメージさせる。そこから、世界がすべて虚偽であっても私はある（デカルトのコギト・エルゴ・スム）というように理解されることもあるが――そのような思考の歩みは確かにあるが――私たちの日常生活の中では、アイデンティティはそのような仕方では現れない。他者との関係性の中で、自分が自覚される。私がなす行為で、人が喜んでくれることは、そのことによって私を喜びで充たし、その関係性の中で、

強いアイデンティティを私にもたらす。読書も、書き手と読み手の間で交わされる意志の疎通によって、相互のアイデンティティが立ち上がる。

二　優しさに支えられて

義兄にまつわるもう一つのエピソード。ボート転覆事件から一二年後、克己は、四一歳の時、胃を悪くした。激痛に襲われて、どうしようもなくなった。医師は、直ちに手術をする決定をするが、あいにく手術室が空いていなかった。そこで、作業場を整理して、作業台の上に克己を横たえた。心配した仲間たちが窓の外から覗《のぞ》き込むようにして、見守ってくれていたことが記憶にあるから、全身麻酔はしなかったのだろう。痛みからくる苦しさに押しつぶされそうであったけれども、みんなに覗かれている面映ゆさも覚えているから、案外、余裕があったのかもしれない。幸いなことに、手術は成功する。

元気になって恵子の元に戻ってくると、義兄が、テレビと冷蔵庫をプレゼントしてくれた。今なら些細なことかもしれない。そして、当時だって、そうだと言えば、そうかもしれない。時代は、高度経済成長政策の真っただ中。所得倍増が叫ばれ、人々はよりよい暮らし、豊かで文化的な生活を渇望していた。もっとも、ここで言われる「豊かで文化的な」とは、物質的な豊かさである。そして、それは、家財《もの》が増えるということでもあるが、それだけではなく、生活様式の変化を伴った。具体的に言えば、厨房が土間であった家屋のつくりが、アメリカ風のダイニングキッチンとなり、主婦が家族のいる同じ空間内で炊事をし、会話を絶やすことなく食事の準備ができるようになるという、生活様式の変化が起こることであった。

第一次産業（農林水産業）に従事する人口が減り、給与所得者が増えるという産業構造の変化は、人々のライフスタイルも当然のように変えていく。衣服や食事をつくりだす生産の拠点であった家庭が、工場で生産されたものを購入して消費する場所に、移行しつつあった。各家庭に、テレビ、冷蔵庫、洗濯機が備《そな》えられるようになったのも、この頃ではなかったか。それらは、豊かで文化的な生活の眩《まばゆ》いような象徴であった。そのテレビと冷蔵庫が、克己、恵子夫婦の住まいにもやってきた。

義兄がふたりを励まそうとして贈ってくれた新品のテレビは、その年（一九六四（昭和三九）年）東京で行われたオリンピックを映し出していた。各国を代表する優れた選手たちの妙技は、それを見る者の心を魅了したことだろう。しかも、動く映像など、少し前までは映画館でしか見られないものだったし、テレビにしても各家庭に普及し始めたばかりである。園の中でも、娯楽のための映画鑑賞会が催されるとか、みんなの集まる集会場にテレビが据えられていた程度であった。それが、自分たちの部屋でテレビを楽しむことができる。このことは、贅沢なことであり、克己をとても楽しませてくれた。

ところで、克己を、励ましたもの、慰めたものとは、本当のところ何だったのだろう。テレビに映し出される映像だろうか。それとも、冷蔵庫でよく冷やされた飲み物だろうか。そうではなかった。それは、自分のことを、自分たちのことを気遣ってくれる、義兄の思いである。今書いたように、世間は、所得の増加をもくろんで、これに情熱を注いでいた。少しでも多く稼ぎたい。豊かさが幸せだと信じ込まれていた。そして、自分が持つ能力を発揮して努力しさえすれば、豊かになれる。つまりは、自分の力で、その先にある幸せを手に入れることができると考えられていた。

自分の力で、自分の努力でそうする。一見、誠実さと勤勉さを称《たた》えることができるこの考え方は、これを個人の美徳とした。すると、逆に、努力しない人は徳のない人ということになる。貧しい暮らしに甘んじる人がいても、それは、その人が努力しなかったのだから仕方がないね、ということになる。たまたま失敗した場合、それはその人の責任だという仕方で、見捨てられる。そのようにして、人は、他人《ひと》のことなどかまわなくなる。

この論理は療養所に暮らす人たちにも、当てはめられた。ハンセン病という病を伴って生きる人たち、彼らは療養所の中で暮らさなければならない。そのため、就業の機会を失った。働く意欲があっても職業を奪われたのだから、仕方がない。仕方がないから、その人たちの面倒を見てあげよう。つまりは、働くことができない人たちだから——働いて価値を生み出すことはできないけれど——生活は支えてあげよう。そのようにして、生きることは認められたけれど、それでも価値を生み出さないという点で、価値において劣った人たちとして、捨て置かれた。この労働の価値とそれを生む人間の価値の論理は、本当は、療養所の中にはそのまま当てはめるわけにはいかない。「癩予防法」（法律第五八号、一九三一年）は、患者の就労を禁止したのだから。*若いときに職業に就くことを禁止された人たちにとって、自分の努力で自分の人生を切り開くこと、それは、みんなに平等に与えられている権利であり義務である、というわけにはいかない。

そうなのだけれども、人々は価値の秩序に縛られて生きていた。生産性を高く評価する考え方が社会に行き渡り、人々はこれになじみ、空気のようにこれを呼吸する。すると、その対極にある生産性の低いものや人、生産に与《くみ》しない者は、評価されなくなる。そして、それらの人々は、数のうちに入れられなくなる。こうして、園は、生産性を追い求める社会の空気からすっぽりと抜け落ちていった。むしろ、忘れ去られてしまった、と言うべきか。

しかし、克己の義兄は、忘れなかった。テレビと冷蔵庫は、義兄が克己たちふたりのことを忘れていない、いつも自分の心にあるということを告げる家財《もの》であった。だから、克己が慰められたのは、義兄の心によってであった。自分はひとりではない、あるいはふたりきりではない。自分たちのことをいつも見てくれている人がいる。その確かな感じが、克己を支えた。本書、第四章で見たように、園は入所者の人々の自由を奪った。人々に苛酷な人生を強いた。しかし、人はそのような苦難の中においても生きることができた。それはなぜか、と問われたときに握りしめることができるひとつの答えが、ここにある。

＊「癩豫防ニ関スル件」（法律第一一号、一九〇七年）では、浮浪（放浪）するハンセン病患者だけが隔離収容の対象とされていたが、改定された「癩予防法」（法律第五八号、一九三一年）は、自宅に留まる患者まで隔離の対象とし、伝染の可能性のある職業に就くことを禁じた。本書、第四章、第二節、「一　つくった人、強いられて入所した人」参照。

三　ひとりではない

人の生を支えるのは、他人《ひと》の優しさだと書いてきた。ここでは、自分以外の人のことを、他人《ひと》と表現する。そうすると、家族もまた、その中のひとつだ。克己のお父さんは、よく面会に来てくれた。当時、久米島から糸満（本島南端の港）までは船、糸満から数キロほど離れた那覇で一泊して、翌日はバスで名護を経由して愛楽園に到着。片道二日かかる。特にお母さんは、船酔いがはげしかったし、車にも酔う。赤ちゃんをおぶってくるお母さんは、来るたびに弱音を吐《は》いて、「こんな状態ではもうこれないから……」と言い残すのだが、次の年には必ずまた来てくれる。船酔いの辛さを忘れたわけではないのだろうが、それでも会いに来てくれた。

しかし、会いに来てくれても、会えるのは面会室でだけ。そこは、中央がガラスの衝立《ついたて》で仕切られていて――さすがにガラスの衝立は天井まで届くといったものではなく、部屋が完全に仕切られていたわけではなかったが――入所している者とその面会に来た者とは、別々の出入り口から出入室した。まるで受刑者に対する面会さながらに、向かい合って話をするだけ。お互いの健康を気遣い、元気だという言葉を聞いて安心する。それは大切なことであるのだが、どこか奇妙にむなしい感じがする。

そのむなしさとはいったいどこからきているのだろう、と考えてみる。一緒にお茶を飲むこともなかったことか。では一緒にお茶を飲むとはどういうことか。はるばる面会に来てくれた両親をねぎらうことか。そう、こころが問題なのだ。せめてものねぎらいの気持ちを一杯のお茶に託すことは、人を迎える作法であり、礼儀であることに留まらない。私の心がその人に注がれていることを相手に伝え、その人に歓待の意を表すことだ。そうだとすれば、「一杯のお茶を飲むこともなく」とは、その心を差し出すこともできないままに面会は終わってしまった、終わらざるを得なかった、ということになる。

子と親とが向き合って話をする。もちろん、重大な話がある場合には、そうでなければならない。しかし、日常的には、こんな光景はあまり想像できない。家族が語り合う時間は、普段の生活の中で、これといった話題なしに、何気ない言葉のやり取りが行われるという仕方で、分かち持たれる。だから、沈黙の時間も、また対話の一部である。相手の呼吸から、眼差しから、表情から、一挙一動から、互いの気持ちをくみ取りあう。黙って呼吸を合わせることに、互いの心が通い合うことだってある。静かだが親密な時が流れる。家族が分かち持つ時間とは、そのようなものだ。

面会室で過ごす時間は、そのようなものとはおおよそかけはなれたものだった。何を飲むか、何を食べるかなどはまったく問題ではない。飲むしぐさ、食べるしぐさ、これを見守ること、見つめる時間が与えられることが、大切なのだ。だから、実のところ、飲むことも食べることも、本当は必要ない。互いを見守ること、互いの存在を感じて時を共に過ごすことが、大切なことだからだ。むなしく感じられたのは、そのような時間をもつことができなかったからだ。分けられ隔てられた空間に身を置かざるを得ない状態をつくってしまった面会室の衝立は、呼吸を合わせることも、こころが通じ合うことも、妨げたのであった。

それでも、克己の家族はきてくれた。面会時間の間、充実感はなかったかもしれないけれど、あるいは、短い面会の時間が終わり、何か特に印象に残る話をしたわけではない両者に、克己とその家族の両者にその時には自覚されなかったかもしれないが、その姿に、その声に、そのまなざしに、互いの存在を感じた感覚は、しっかりと残り続け、反芻《はんすう》され、強められていった。

赤ん坊を背負ってきてくれたお母さん、船酔いに苦しんだ体で、こんな状態だからもう来年はこれそうにないと言ったお母さんが、それでもまた一年後に来てくれる。その間は、たとえ離れていても、克己同様に、お母さんもまた、克己とともに生きていた。ひとりではなかったのだ。

第三節　生のかたち

一　在宅治療

一九七〇年代に沖縄愛楽園の園長を務めた経験をもつ犀川一夫は、「沖縄のハンセン病対策」（琉球大学医学部附属地域医療研究センター編『沖縄の歴史と医療史』、九州大学出版会、一九九八年）において、一、疫学的状況、二、旧沖縄県時代のハンセン病対策、三、米国施政権下のハンセン病対策、以上三視点の考察から、「沖縄のハンセン病は、現在（一九九八年現在）、公衆衛生上既に制圧されており、今後の対策はハンセン病が治癒している人で後遺症をもつ身体障碍《しょうがい》者の医療と福祉が対策の中心となるであろう」と結んでいる（同書、一四七頁）。

二と三の歴史的な論考も重要な内容を含むが、ここでは、一の疫学的状況の考察から学んでおきたい。犀川は、沖縄におけるハンセン病罹患率の推移のグラフを示し、戦後、沖縄で在宅治療制度が導入されたことによる罹患率の変化に注意を促す。一九六二年、アメリカの施政権

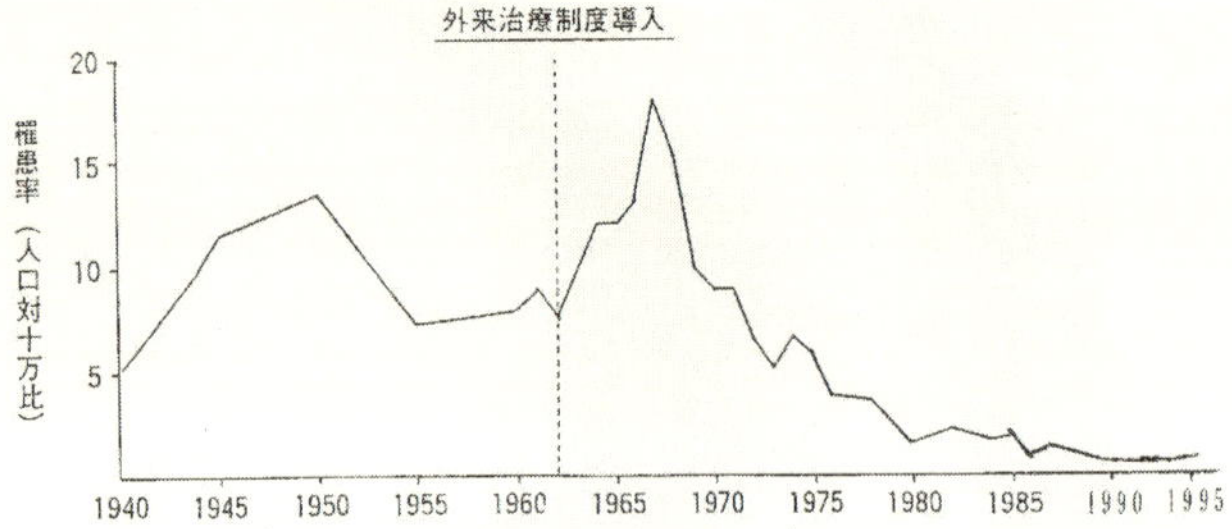

外来治療が公に認められた直後の数年間にわたって罹患率（患者数）が高まったのは、隔離を恐れて隠れていた患者が名乗りを上げたからと考えられる。このグラフから明らかなように、隔離なしでも、患者数は漸減している。（犀川同書、p.131より）

下にあった琉球政府は、ハンセン病患者の在宅治療を開始する。[*] この制度は、一九七二年の沖縄の日本復帰後も継続され、那覇市に設けられた診療所では一九六二年から一九九六年までの在宅患者数は合計一五八七人で、死亡者、転出者を除き九三八人が療養所に入所することなく、在宅で治療を受け治癒している、と報告されている（犀川、同書、一四三頁）。

グラフを見ていただきたい。一九六二年、在宅治療が始まると、患者数が増えている。グラフは罹患率の推移を示したものだが、人口の急変はないから、患者数が五年間にわたって増え、その後、徐々に減っている様子がわかる。犀川は、在宅治療開始からの数年間にわたる患者数の増加について、「在野の患者は治療の場に集まり、登録数は年々増加、罹患率曲線は上昇」（同書、一三二頁）したと語る。別の所では、「患者は「隔離対策」に対しては、逃げ隠れするが、「在宅治療対策」に対しては自ら進んで治療の場

患者動態 / 年度	新発生	在宅治療		入所治療	
	患者数	患者数	%	患者数	%
昭和47年	70	56	80.0	14	20.0
48年	56	47	83.9	9	16.1
49年	71	64	90.1	7	8.9
50年	61	48	78.7	13	21.3
51年	41	36	87.8	5	12.2
52年	41	29	70.7	12	29.3
53年	42	34	81.0	8	19.0
54年	28	26	92.9	2	7.1
55年	19	18	94.7	1	5.3
56年	29	28	96.6	1	3.4
計	458	386	84.3	72	15.7

年度別新発生患者の動態（犀川同書、p.143より）

に集まるもの」（同書、一四三頁）とし、在宅治療という方法の有効性を積極的に語っている。さらに、「年度別新発生患者の動態」を掲げ、表の最後の統計にある昭和五六（一九八一）年には、ほぼ全員といってもよいほどの人が在宅治療を受けている点を指摘し、この方法が患者にとって好ましいこと、さらには、「隔離」を嫌って在野に隠れ潜む患者の人たちをなくすことができることが、公衆衛生上も望ましいことを、同じく指摘している。**

「隔離」は、学生からは学業を、社会人からは職業を奪う。さらに、家族を奪い、地域の人たちとの関係も奪う。そして、見られたように、「隔離されなければならないほど危険な人たち」と見なされることによって、偏見も差別も一層強まる。その点を考えると、在宅治療は、病む人たちの人間性と社会性を尊重した方法だ。

このようなことは、何も今になって言うことではなく、

年度	日本		日本本土		沖縄県	
	患者数（対人口1万比）	新患者（対人口10万比）	患者数（対人口1万比）	新患者（対人口10万比）	患者数（対人口1万比）	新患者（対人口10万比）
1900	30,359(6.92)		29,812(6.87)		547(11.6)	
1906	23,819(5.05)		23,149(4.95)		670(13.4)	
1919	16,261(2.91)		15,720(2.84)		541(9.47)	
1925	15,351(2.57)		14,423(2.44)		928(16.64)	
1930	14,261(2.21)		13,359(2.10)		902(15.61)	
1935	14,193(2.05)		13,216(1.92)		977(16.56)	23(3.88)
1940	11,326(1.57)		9,873(1.37)		1,453(25.29)	33(5.74)
1945	8,851(1.23)		8,054(1.12)		797(24.40)	61(18.71)
1950	12,273(1.46)	700(0.83)	11,094(1.33)	604(0.72)	1,179(16.87)	96(13.75)
1955	13,435(1.48)	493(0.54)	12,169(1.35)	433(0.48)	1,266(15.82)	60(7.49)
1960	12,899(1.34)	326(0.34)	11,587(1.23)	256(0.27)	1,312(14.85)	70(7.93)
1965	12,059(1.20)	238(0.24)	10,607(1.07)	125(0.13)	1,452(15.54)	113(12.10)
1970	11,433(1.09)	130(0.11)	9,565(0.92)	46(0.04)	1,868(19.96)	84(8.88)
1975	10,199(0.91)	83(0.06)	8,805(0.79)	22(0.02)	1,394(13.37)	61(5.85)
1980	9,477(0.82)	37(0.03)	7,994(0.72)	18(0.01)	1,483(13.40)	19(1.71)
1985	8,452(0.70)	42(0.03)	7,012(0.62)	15(0.012)	1,440(12.21)	27(2.28)
1990	7,348(0.59)	14(0.01)	6,108(0.53)	9(0.007)	1,240(10.14)	5(0.40)
1994	6,484(0.51)	12(0.01)	5,404(0.45)	6(0.004)	1,080(8.81)	6(0.50)

日本および沖縄県の患者状況（犀川同書、p.128より）この表からは、沖縄のハンセン病患者の罹患率が、本土に比べて著しく高かったことがわかる。

光田健輔およびその支持者たちとの間で「隔離」の妥当性をめぐって激しく論をかわした小笠原昇の考え方に、はっきりと表れていた。***

しかし、それでも日本の社会は、「隔離」を断行した。そこには、光田のリーダーシップが大きく影響していた、と言うことができはするだろうが、決してそれに尽きるわけではない。人々もまた、「隔離」をよいと考えた。「隔離」によってもたらされる未来の日本の姿をよいと考えたのだ。そのような「よさ」に促されて、人々は「隔離」という制度を受け入れ、患者の人たちを「隔離」した。この辺《あた》りは、本書の第四章をもう一度見てほしい。

さて、そこで、犀川が、提示してくれているもうひとつの表「日本および沖縄県の患者状況」から、考えてみよう。日本本土と沖縄県の患者数と新患者数（新たに発症した人数）が記載されている。そして、それぞれの人口比率も加えられている。風土や慣習、それに個人的な生活習慣の違いがあるし、また犀川も別の論文で言っているように、「沖縄のらいは日本本土よりもむしろ南方のらいに近い****」から、比較は慎重になされるべきであるが、それでも、患者数、新患者数ともに、それぞれの人口比率を比べてみると、沖縄県のそれが本土のそれに比べて著しく高いことがわかる。

もともと、沖縄県は本土に比べてハンセン病者の数が多く、早田皓が赴任する一九四四年には、「患者の濃度は本土の十倍*****」などという表現も見える。それゆえ、沖縄県の患者数が多いのは常識であり、患者の人口比率が沖縄県は本土の十倍から二十倍であることを示すこの犀川の資料は、特別に注意をひくものではないかもしれない。しかし、新たに感染した患者、およびすでに感染していたが新たにそれが分かった新患者の人口比率を比べてみると、一九六〇年までは沖縄県の本土に対する比率の割合は三十倍弱どまりだが、一九六五年以降は、ほぼ一〇〇倍を超える（年によっては二〇〇倍を超える）比率になっている。これには考えさせられる。

この数値をどう読むか。単純な比較は慎むべきであろう。しかし、やはりそこに、「隔離」の力を見ることはできるのではないだろうか。無癩県運動（本書、第二章、第三節、「一屋部《やぶ》の焼き討ち事件」の註***参照）によって、住民が患者のあぶり出しを行った。それがいかに非人道的なことであったかについては、これまでも述べてきたし、この主張を変えるつもりはない。しかし、「隔離」が徹底された場合、やはりそれは有効であった、という事実は否定できないのではないだろうか。

＊一九六一年、琉球政府は、「ハンセン氏病予防法」を制定し、この制度の実施を「沖縄らい予防協会」(現、沖縄県ハンセン病予防協会)に業務委託し、同協会は翌年の一九六二年より在宅治療を開始している。
＊＊事実、戦後米軍占領下においても、米軍政府は引き続き「隔離政策」を維持したが、「沖縄の多くの患者は強制隔離を恐れて逃げかくれして、これがかえって在野での感染源となったためか、一九五二(昭和二七)年の調査では沖縄の在野の未収用患者の数は、一〇〇〇人以上いるといわれていた。」犀川一夫「沖縄の癩について」、沖縄らい予防協会編集委員会『沖縄の癩に関する論文集(医学編) 附 沖縄らい予防協会二〇周年記念誌』沖縄らい予防協会、一九七九年、三九頁。
＊＊＊『星ふるさとの乾坤』第一章、「四 隔離を支えた考え方」の「患者の福祉から国民の福祉へ」、六一頁～六二頁参照。
＊＊＊＊犀川一夫「世界のらい事情の中での沖縄のらい」、沖縄らい予防協会編集委員会『沖縄の癩に関する論文集(医学編) 附 沖縄らい予防協会二〇周年記念誌』沖縄らい予防協会、一九七九年、一四三頁。犀川の文脈は、このことが「沖縄のらいが日本のらいと異なっている特徴のひとつ」であり、したがって「沖縄のらい管理体制も当然本土と異なった形式をとるべきであるとの問題」にかかわってくるとするものである。
＊＊＊＊＊早田皓「戦時と敗戦直後の沖縄のらい」、沖縄らい予防協会編集委員会『沖縄の癩に関する論文集(医学編) 附 沖縄らい予防協会二〇周年記念誌』沖縄らい予防協会、一九七九年、一五八頁。

二 「病」を生きる

「隔離」は有効だった。今世紀に入ってから、日本で新たにハンセン病を発症する人はほとんどいなくなった。ここ数年においては皆無である。日本国内で発症する人が、ごくわずかいるにはいるが、すべて外国人である。いち早く日本にこのような状況を招いてくれたのは、やはり「隔離」の力があったからではないのか。ハンセン病撲滅の志を掲げて努力してくれた人々のおかげで、この日を迎えることができたのではないか。

そうすると、光田健輔が考えたことは、半世紀たった今、そのとおりになった、と言えるのではないか。不運な患者に同情してしまうのは、人として当然。しかし、その情に流されてはいけない。同情しそうになる自分を押しとどめて、隔離を断行し、近い未来にハンセン病で苦しむ人たちのいない社会をつくる。「あと半世紀の辛抱だ。」光田健輔の言葉は、ハンセン病医療に携わる人たちを励まし、人々はそれに応えて努力を重ねた。

光田の考え、それは「理想」とも言いかえられる。理想＝理念《イデア》とは、観念であり、理念であり、美しく、素晴らしいものとして考え抜かれたすえに人々に向かって提示されるものであり、それは人々を惹きつけ、その実現へと向かって人々が努力するよう誘《いざな》い、努力する人々を励まし、支える。そして、ハンセン病で苦しむ人のいない世界、ハンセン病のない世界、清浄な世界の実現は、光田健輔が考えたとおりに実現した。

それはちょうど、街をつくることに似ている。何もない原野に、オフィスで作成した設計図に従って、街をつくる。設計図には作成者の理念が込められ、効率的で安全で、快適な生活が、あらかじめ構想される。衣食住は、人間が人間として生きて行くために不可欠な要素。食糧を生産する農地や製品を産み出す工場地帯が街の周辺におかれ、街の中心には、人が日々暮らす住まい、必要な物品を提供してくれる商店が並ぶ。もろもろの商社や行政機関が入るオフィスビルも軒を連ねる。住まいと職場、さらには各地を結ぶ交通機関も整備されなければならない。こうして、人々を潤す生活の空間ができあがる。

そして、その中には、医療機関もまた不可欠だ。人は病むし、事故に遭いけがをする。自然災害もあるが、交通事故も絶えることがない。火災や交通事故への対応やその防止が消防署や警察署の役割なら、病気の予防も行政の役割のひとつだ。戦前は、警察が公衆衛生を担い、戦後は厚生（現厚生労働）省が担った。感染症の場合には、細菌やウィルスの撲滅のための措置——もし感染が起これば、この拡大を防止するための適切な措置——、が取られなければならない。あるいは、拡大や発生を未然に防ぐ措置を講じることも、ひとつの業務。衛生管理を行き届かせ、万が一感染がおこり病気を発症した人がでたときには、どの様な手筈で、どこにその人を移送し、感染の拡大を食い止めるのか、これら一連の作業を効率よく成し遂げることができる機能を備えた街の設計は、望ましい。病気で苦しむ人に適切な対応ができる街をつくることは、設計図の作成者の腕の見せ所である。

細菌やウィルスのない街は価値ある街だし、そのような街を設計し実現することは価値あることだ。清浄な街とは、効率的で、快適で、安全な街。それは、美しい街である。人は価値をつくる。考えられた理想を実現すること、そこには、価値がある。価値あるものをつくること、価値のあることを成し遂げる人は、価値のある人である。私たちは、このような世界を生きている。

考えてみてほしい。清浄で快適な街の姿。たとえば、目が不自由な人たちだけのための街の構想。みんなが視力を失っているから、その人たちがすごしやすいように工夫する。点字ブロックに音声誘導。それに、この街には自動車が走らない。交通事故も皆無だ。視力を失った人たちには、実に安全で快適で効率的な街ができあがる。安全で住みよい街の誕生だ、と、一応言ってはみたが、本当にそうだろうか。ある部分においてはそうかもしれない。

しかし、その街に住むことは、その街から出ないこと、その街に住まない人たちとの交流が閉ざされることを意味する。ここで、気づいておかなければならないことがある。そこでは、目の不自由でない人が、目の不自由な人のことを分からなくなってゆくことである。一緒に暮らさなければ、その人のことは分からない。どんなことを不自由だと感じているのか、視力をもつ人に何をしてもらいたいと思っているのか、分からなくなる。一緒に暮らしてさえいれば容易にわかることが、あるいは自然なふるまいとして身につくことが、異質なもの、不可解な対象となってしまう。そのようにして、ハンディキャップを伴った人とそうでない人との間に、壁ができてしまう。

出会っていた人たちが出会わなくなると、失われるのは理解だけではない。出会っていればこそ分かち合えた友情が、信頼の情が、心の高まりが、双方の経験の中から消えてしまう。ともに生きるとは、互いを受け入れあうことだ。どんなに自分が不運であったとしても、この自分を受け入れてくれる人がいる。自分を信じてくれる人、その存在が私を支える。一緒に暮らすこと、ともに生きること、それは、人生を分け合うことだ。

確かに、苦しむことはつらい、悲しむことはつらい。しかし、あなたの人生を考えてみてほしい。それは、よいことばかりだっただろうか。そうではなかったはずだ。悲しいことや苦しい経験が、数多くあったはずだ。しかし、人が生きることができたのは、そのような苦しい経験にあふれていたとしても、あるとき、人と信頼を分かち合える一瞬があったからではなかったか。その一瞬によって人は生かされる。そして、このことは、人と一緒に生きることがなければ、私に訪れることはない。

そうであれば、それは、「病む」ことにおいても同じように言える。人は病みながら、他人《ひと》とともに生きる。「一　在宅治療」で見たように、犀川一夫が示してくれたデータから、隔離を徹底した日本本土と在宅治療を取り入れた沖縄との、新患者発生の有意差を読み取ることができる。隔離には、確かに効率性において、優れた価値があったであろう。しかし、とも思う。犀川資料が示すところは、在宅治療で充分に病気を克服することができたということだ。それは、隔離をしなくても、病気に苦しむ人を、社会から排除しなくても、一緒に暮らしながら治療していくことができることを、教えてくれている。

なるほど、隔離をしないことで、劇的に病気を減らすことはできなかったかもしれない。しかし、緩やかであれ、病気を克服することができた。もっと言えば、原因となる細菌やウィルスを撲滅できなかったとしても、それらと共生してゆくことができれば、それが病気を克服したということだ。人間だけの共生のみならず、他の生物との共生。それができたとき、病気は存在しない。病とは、罹《かか》って治癒するものである。罹って好ましくない症状に悩まされている間、医療の援助を受ける。しかし、ほどほどに快癒すれば、それでよい。私の体の中に、今も様々な他の生物が寄生している。しかし、それらと共生できているのであれば、不都合はない。

確かに、私の生命を脅《おびや》かすほどにまで強い病原菌が問題である場合には、それを抑えるための対処をしなければならない。感染の防止は、必要なことだ。しかし、それでも、その原因菌を保有しているからといって、それを保有している人との関係、その全体的人間との関係を絶ってしまうことは、病む人、それを見守る人、双方にとって人生の損失だ。見られたように、互いの人間性を理解し、共感し、信頼することによって、人生を肯定しあえる人を失うからだ。

「終生隔離」（絶対隔離）は、そのような人と人との出会いを閉ざしてしまうことだった。

思えば、私もまた、この地上に命を与えられて地球に寄生する生物にほかならない。自然の贈与の中で生かされている命である。かけがえのない命同士が、一瞬の出会いの中で信頼と共感を分かちもつことができている。そのような命にとって、病むこともまた人生の一部。病む人とともに、そして、自分が病んだ時にも、そのような自分と生きてくれる人とともに生きること、そのような生を人は生きる。

三　戦後民主主義を貫く思想

園のなかで、光田健輔はつぶやいた。「外は地獄だぞ…、それでもお前たちは外の社会に出たいのか……。」

本書、第二章でみたように、ハンセン病には、誤解と偏見が伴われた。ハンセン病が家庭内で感染すること、特に子どもに感染しやすいことから、遺伝病であるとの誤解を受けた。* そこに、結節（らい菌がつくる病巣）が化膿して患部が崩れることによる、容貌の変化や、知覚の麻痺からくる手や脚の傷の悪化から指や脚の切断に及ぶことによる、これもまた外見上の異形から、「天刑病」だの「業病」だのといった偏見が、重ねられた。人々の忌み嫌うところとなり、ハンセン病を発病した者たちは、家族から追い出されたりした。乞食同然に放浪する病者、彼らは石を投げつけられた。人気《ひとけ》のない場所でただ死が訪れるのを待つようにして蹲《うずくま》る病者、彼らは無視された。

第四章で見たように、光田は彼らを救おうとした。そして、園をつくった。ハンセン病者が差別を受けずに暮らしてゆくことができる園。この園は、ハンセン病を病む人たちを世間の偏見と差別から護るはずのものであった。園の中で、光田は家長のようにふるまい、彼を慕う患者を慈《いつく》しみ、融和と互助の精神をもって生きるように導いた。しかし、中には、不満をもつ者もいた。我慢するように説いたが、納得せず園の規則を破る者もいた。聞き分けのない子どもは、叱って、正しい方向に導いてやらなければならない。これも親の務めである。懲戒権が行使され、監禁室で反省することを強いられる人たちもでてくることになる。自分の掲げる理想を理解しようとしない困った人たち、と光田の目には映ったことだろう。どうして自分の篤い思いがあの人たちには通じないのだろう、自分の誠意が届かないのだろう、とその度ごとに何か苦いものを感じながら懲戒権を行使しなければならなかった。

たとえ、自分は誤解され、憎まれたとしても、これもまた「あと半世紀の辛抱だ」。半世紀後には、ハンセン病で苦しむ人のいない日本社会ができあがる。そのとき、人々は私の仕事の価値を理解するだろう。園の完成、それはハンセン病で苦しむ人がいなくなることによって、達成される。光田は、これを固く信じた。信じたがゆえに、強制隔離という手段について疑うことはなかった。

園の中には、もちろん光田に反発する人たちもいる一方で、彼を慕う者たちがいる。彼に反発する人たちは不幸で、彼を慕う人たちは幸福なのだろうか。幸福なのは、光田の思いを理解し、彼に従い、彼を尊敬するからか。そして、光田によってよき者たちと認められるからか。なるほど、病気に見舞われたことは運が悪い。でも、一所懸命に生きているではないか。病気でも人生。人はかけがいのない人生を生きる。ハンセン病に罹患したからといって、その人の人生全部が否定されるわけではない。園で穏やかに暮らすことで幸せになれる人がいるのなら、園から出て、前向きに生きてゆける人がいても不思議ではない。容貌に変形があろうとも、みんながみんな人目を避ける生き方しかできないわけではない。みんなが同じでなくてもよいことに、光田はどうして気づかなかったのだろう。

在宅治療を評価することは、人は何によって生きるか、について考えさせる場面を開く。人は病気でも、病気とともに生きてゆける。病気を治療することができれば、ずっとよい。しかし、完治しなくても、病気を携えながらその人生の最後まで生きてゆく。病気でも人生。病とともに生きてゆく人生、それもまた肯定されてよい。病気だから不幸なのではない。病気であることが原因で差別されることが、不幸なのだ。光田が達しえなかった認識である。

ハンセン病に有効な薬が普及した戦後、敗戦の年から十分に時間がたった一九五三年、そのときにも、光田ら園を預かる者たちは、患者の隔離を主張し続けた。戦後民主主義を貫く、合理的な思考。ハンセン病で苦しむ人のいない社会をつくりたい。そのためには原因となる（感染源となる）人たちには、気の毒だが園に留まってもらい、ハンセン病自体が治癒した後も、この病気に弱い体質の子どもを遺さないように、園でひっそりとその生涯を終えてもらおう。それが、明るく美しい未来の日本をつくる。

思想には力がある。考えられたことは、理想として掲げられ、その理想＝観念の力は、人を支え、それへと導く。理想は純粋であればあるほど、分かりやすい。そして、人々の共感を呼びやすい。美しい世界が目に浮かぶし、それを支える秩序が透けて見えるからだ。残念なことに、ハンセン病から回復した人々が社会で暮らせるような世界を、光田は考えることができなかった。病気でも人生、後遺症による障がいがあろうともその人の人生。手足が不自由でも、容貌に変形があろうとも、そのことゆえに苦しむことがあろうとも、その人の人生。生きてこそ、様々な出会いが生まれる。信頼と感動を体験できる。この奇蹟ともいえる出会いのチャンスを、不幸な子どもをつくらないという理由で、奪ってはならない。それは、奪われてはならないのだ。

＊「定型的な家庭内感染の例を私は沖縄で経験しました。（中略）L型（ハンセン病を類型化したときのひとつ

の型）患者の母親が発見されたのでその家族についての接触者検診を行いましたところ、配偶者である夫を除いて六名の子ども全部にらいが既に発病していたという、らいの家族内多発例でした。家族八名中実に七名にらい患者を発見したわけですが、ここでも一番長期間患者と接触していた成人である夫には感染せずに全部の子どもらに感染してしまっていて一見遺伝病の様に見られました。」犀川一夫「世界のらい事情の中での沖縄のらい」、沖縄らい予防協会編集委員会『沖縄の癩に関する論文集（医学編）附　沖縄らい予防協会二〇周年記念誌』沖縄らい予防協会、一九七九年、一四五頁。）

＊＊『星ふるさとの乾坤』、第四章、「三　もうひとつの結婚」の「新郎が入った監禁室」、一六九頁～一七一頁参照。

＊＊＊本書、第四章、第一節、「自然の贈与」参照。および『星ふるさとの乾坤』、第六章、「二　「正しさ」に縛られる人間」の「不運と不幸は違う」二四二頁～二四五頁参照。

四　療養所という文化的な存在

「ここにきて、勉強して、まじめにやって、バカじゃないか」と言われた。人々から顧みられなくなった。戦時中、青木恵哉は、アメリカ軍の攻撃に際しては、納骨堂付近を逃げまどい、そして、戦後しばらくは、海岸そばの壕で生活する。＊理解しがたいことだが、青木は園に居場所がなかったのだ。塩沼園長からは、補助教員を要請されて、子どもたちに愛情を注ぐ。篤いキリスト教信仰に支えられた「人道」的な話を子どもたちと分かち合う努力をする場所を、与えられた。しかし、他の入所者からは、疎《うと》まれた。それは、愛楽園設立に際して果たした彼の貢献度を考えると、あまりに理不尽な処遇ではなかったか。もう少し大切にしてもらってもよいのではないか、とつい思ってしまう。

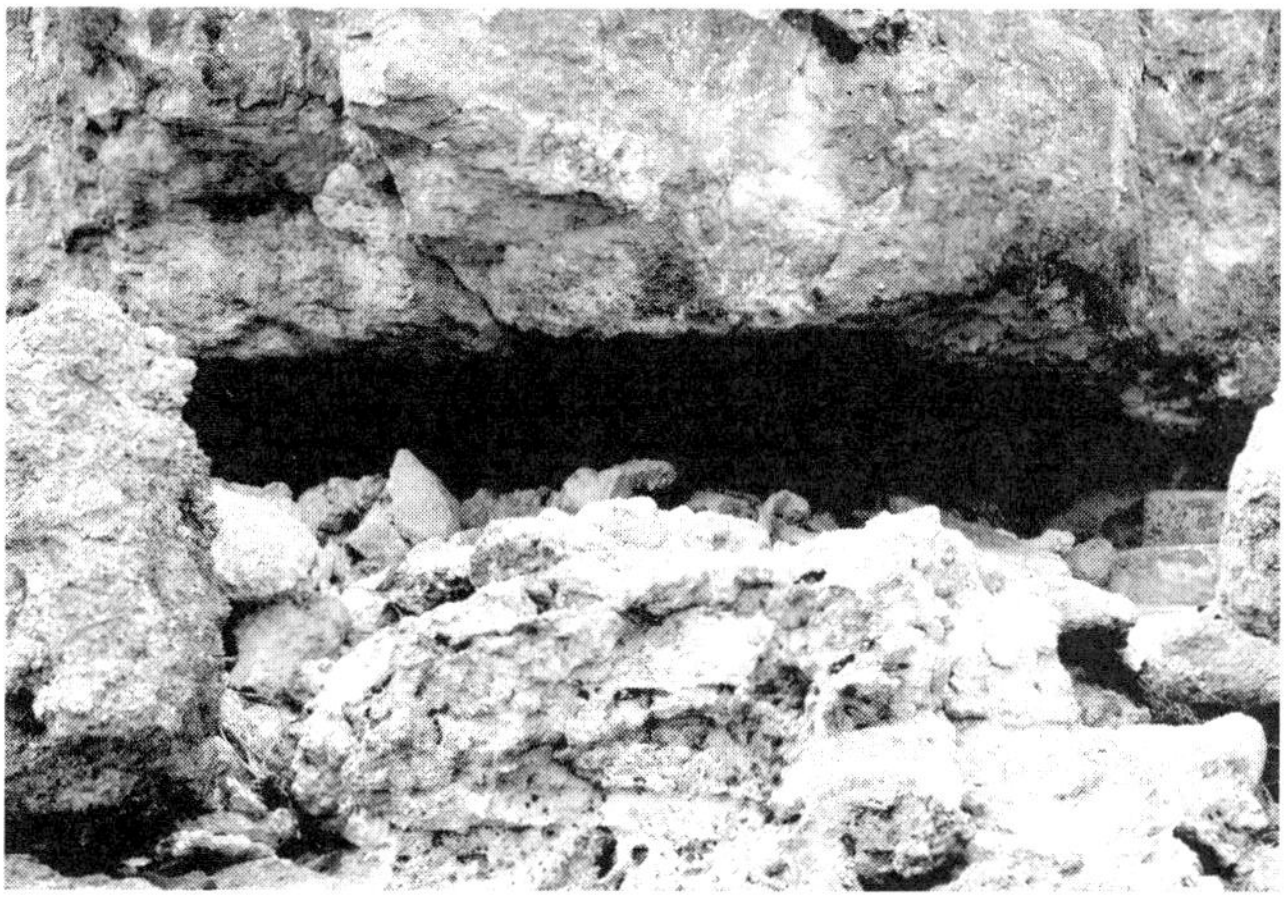

青木恵哉が戦中戦後の数年間わたって暮らした壕。高さは１メートル強。海岸からの風を防ぐには奥行きが乏しい。

この時、入所者たちの不見識を問うことは可能かもしれないし、事情を知る園長たちにもう少しの配慮を願うことも、不適切ではなかったかもしれない。しかし、青木らが求めた「自分たちの療養所」とは違った仕方で、園は動いていた。新たに入所した人たちの中には、強制的に収容されて入所した人たちもいる。それらの人たちにとっては、園の存在は、自分を家族から切り離し、自分の社会生活を奪ったものと見えることもあったはずだ。園の生活（待遇）にも不満がある。青木への暴力事件が起きたことは、本書、第四章、第一節、「三　恵哉殴打事件」で述べたが、人々の不満は屈折した仕方で、個人に向かった。三人が退園処分になると、人々はますます青木に対して不寛容になった。居場所を失った青木が、ひとり佇《たたず》んのが、納骨堂の付近だったり、壕だったりしたのだった。**

本書で繰り返されるフレーズに、「人は意味を生きる」というものがある。ここで「意味」とは、「己の人生に有意義なもの」として認識されている何かだ。それは、人生の様々な場面で、具体的な価値あるものとして現れる。価値あるものを手に入れたり、それに触れて生きることは、喜ばしい。価値に充たされる幸福感を感じるからだ。衣、食、住を考えてみるとよい。自分が好む色や形の衣服——それは私にとって価値のあるものとして映る衣服である——を身にまとって暮らすことは、幸せだ。好みの食事や健康に良いと言われる食事を摂ることができるのは、幸せだ。健康という価値を充たす価値のある食事、好みを充たす価値のある食事にいそしんで生きることは、幸せだ。好みの空間や機能を備えた価値ある住まい、便利なあるいは静かなという価値を充たす場所に位置する価値ある住まい、安全という価値を充たす構造をもつ価値ある住まい、そのような住まいに暮らすことができることは、幸せだ。

逆に、そのような価値を得ることができない暮らしは、辛い。価値において劣ったものと関係しながら生きることになるからであり、価値の劣ったものに相応《ふさわ》しい人間であるかのようにみなされるからである。人間としての価値に劣る、あるいは価値がなくなってしまう。そのような気持ちになるからである。それゆえ、人は、そのような状況に陥ることを忌避する。そのような状況にない者が、新たな環境（状況）によって、自分の価値が低くなるような、あるいは、なくなるような状況をもたらす可能性のあるものは、すべて斥《しりぞ》けようとするとしても、それは自然なことだ。

人が生きるということは、常に、このような価値の中を生きるということである。価値のあるものをつくり、それを手に入れて生きる。そして、価値にかかわる判断とは、日々の生活の中で、日常の習慣の中で培われる。ある人が工夫したことが、多くの人に受け入れられ社会の中に流布すれば、それは普遍的な価値をもつ。それが多くの人をひきつけ、自分のもとにつなぎとめておくことができるならば、それは、社会的な慣習となり、世代を超えて継承されるならば、伝統となる。独自の民族衣装や、民族料理は、そのようなものだ。それらは、文化として定着し、伝承される***。

したがって、人は、好むと好まざるとにかかわらず、文化の中を生きている。そうであれば、ハンセン病に苦しむ人たちを救おうとしてつくられる療養所もまた、人を救うという価値の実現をめざした文化的な存在であった。しかし、同時に、その施設が新たにつくられようとする土地に住む人にとっては、療養所のポジティヴな価値は目に入らない。反対に、人が嫌う病気の人たち、その人たちを集めて収容する施設は、みんなが避けたいと思うものであり、そのネガティヴな価値ゆえに、劣った存在と見なされる。療養所の設置を受け入れるかどうかということは、価値において劣った存在を受け入れるかどうかということでもあり、もし受け入れた場合には、それに連なる自分たちの価値を貶めることになる、そのような存在としての療養所を受け入れるかどうかという、問題であった。そのような意味の世界を、人は生きた。

ハンセン病療養所とは、もちろん病む人々はその中で生きることを強いられた場所だが、一方、健康な者たちは、患者の人たちを隔離して生きる社会を生きた。そのようにして、危険な患者を封じ込めることによって、安全な社会を生きるという文化を創設した。そして、人々はそのような文化を生きた。人はそのような意味を生きたのだった。

見られたように、意味を生きる人間は、個々のその「意味」によって、人を差別することがある。もちろん、意味には合理的な理由があるから、当人は自分が人を差別しているなどとは思っていない。これが、私たちの社会から差別がなくならない理由である。明らかな悪であれば、人はそれをしない。何かよい理由があるから、するのだ。ハンセン病に苦しむ人のいない国（社会）をつくる、そのよさのもとに、人々は見られてきた行動をとった。差別をしているなどという意識はなかった。あったとしても、せいぜい、気の毒な人たち、でもどうしてあげようもないという憐憫の気持ちであった。そして、その不憫に思う気持ちを上回る仕方で、掲げられたよさの実現に向かって歩まなければならない、という一種の倫理観に伴われた意識に、人々は支えられた。

無意識のうちに差別を生み出すこのような構造。これを克服するためには、学び続けるしかない。繰り返し、繰り返し、学び続けること。私の意識の中で価値の論理を形づくっているものを問いなおし、その意味をどのように生きるのかを、絶えず自問しながら生きること。それが、私たち意味を生きる人間に与えられた務めであり、この思索を通じてのみ、人間は人間となることができる。

＊『証言集』に桃原《とうばる》〇〇さん（一九二四（大正一三）年、久米島町生まれ。男性一九四四年一月入所）の証言がある。「壕の中は汚れているさね、においもきつい。こんなじめじめした所にいたら僕らも死ぬと思って、別のところに壕を掘ったわけ。（中略）三人で造ったんだけどよ。納骨堂の奥に、今、「青木壕」とよばれているのがあるでしょう。あれは本当は僕らが造ったんだ。あの岩に頭一つが入るぐらいの穴が開いていたので、鶴嘴《つるはし》で穴を広げたわけ。浜から壕に行くために、大きな石を集めて積み上げて通り道を造った。中に雨戸の戸柱を三枚敷いて、三人で寝泊まりしていた。その頃、青木恵哉先生は納骨堂に入っていたが、機銃攻撃を受けたこともあったそうだ。」（一七八頁）アメリカ軍の上陸後、桃原さんたちは小屋を建てる作業を進めていたが、そこを青木が訪ねる。「青木先生がやって来て、「あんた方の壕、私にくれませんか。私が入ってもいいですかね」と。どうしてか尋ねると、「いつまでもね、納骨堂にはおられない。みんなに迷惑かけるから、あんた方が家造ったら、私にくれないか」と直接来ていたわけ。「いいですよ、僕らはもう家造るから、僕らが出て行ったら使ってください」と答えました。今は青木壕と呼ばれていますね。僕らが掘ったけど、青木さんにあげたから青木壕でいいと僕は思っています。」（一七八頁～一七九頁）

＊＊青木恵哉の処遇について、宮城兼尚の次のような叙述がある。「回春病院主との文通がスパイ行為とされ、学園教師も罷免されて、その上入園者との行動も禁止され、防空壕にも避難させず、氏（青木）は仕方なく、自分が購入した土地に建てられた納骨堂に避難したが、そこも追われ、黄金森の古宇利島に面する自然壕に身をかくした。」（『阿檀の園の秘話』、二九七頁）「防空壕にも避難させず」というところから、青木に対する園の

人々の酷さが伺われる。そして、戦後、昭和二八（一九五三）年、祈りの家教会が建立され、沖縄聖公会の管理のもとに置かれると、青木はこの教会の二階に住むことになる。つまりは、戦争末期からのおよそ八年間を、青木は海岸の壕（青木壕）で暮らしたことになる。愛楽園の礎《いしずえ》を築いたともいえる人物に対する処遇としては、あまりに理不尽と言えよう。しかも、早田園長の後を引き受ける、家坂幸三郎（園長在任期間一九四六年～一九五一年）、親泊康順（園長在任期間一九五一年～一九六〇年）ともに、「慈父」と呼ばれるような人柄だが、その両者にしても、青木を救うことができなかった何かがあったのだろう。青木追放の便宜的理由は、「スパイ容疑」かもしれないが、園の人々の心が青木から離れた、青木の存在が疎ましく思われた、ということが遠因だったのではないだろうか（本書、第四章、第四節、「六　併呑」参照）。なお、「一番気分が張り切って楽しかったのは、最近の数年を除けば、修養会の盛んだったこの屋部時代である」（『選ばれた島』、一八四頁。本書、第三章、第二節、「三　備瀬から屋部へ」参照）と述べられていることから、祈りの家教会に住まいを得た青木は、一九五三年からオリジナル版の『選ばれた島』発行の一九五八年に向かう数年間を、充実した仕方で過ごすことになる。

＊＊＊もちろん、これに宗教や思想も含まれるが、ここでは論じない。

第四節　人は意味を生きる

一　人は一瞬を生きる

一七世紀フランスの思想家パスカルは、無限な存在を前にした有限な自分とは無に等しいものであると考えることができることに気づき、その思いに底深い不安を感じた。この宇宙の沈黙はわたしを慄《おのの》かせる。私は、今目にしているこの風景から切り離されて、親しい者たち、愛する者たちと永遠に分かたれて、死を迎えなければならない時が必ず来る。その思いに憑依《ひょうい》されると、焦燥感にも似た不安と絶望を感じないわけにはいかない。そのような意識の動きは、確かにある。死の意識は重く私にのしかかる。その時、人は、自暴自棄になって、自分や他者を傷つけてしまうかもしれない。すべては虚《むな》しいとして、人生に向かい合うことをやめるかもしれない。実直な世界から逃げ出して、享楽にふけるかもしれない。それらをあらわす言葉として、「ニヒリズム」などという語が多用された時代もあったようだ。

確かに、私の言葉も、私の存在も、やがてこの宇宙の沈黙の中に飲み込まれてしまうだろう。無限を分母にもつ分数は、いずれも無に落ち着く。限りなく無に近い一瞬。確かに、私の一生は、宇宙の歴史の中ではほんの一瞬だ。今、私が確かだと思っている世界も、手にしているこのペンも、とどまり続けることはない。そして、この私もまた、いずれこの世界から消えてなくなる。そのことは、悲しさと寂しさの感情を、私にもたらす。

今、変化すること、消えてなくなることは、寂しいと言った。なるほど、パスカルが言うように、私は無限な時間の流れの中に呑み込まれる。しかしながら、それでも無ではなかった。今、このように私の全神経をもって感じていることは、無ではない。むしろ、この宇宙の中で私が言葉を発し、その言葉を他人《ひと》が聴き取ってくれて、さらなる言葉を私に投げ返してくれることの不思議さを、私は思う。たとえ言葉を発することがなくても、その沈黙の中で、私は何かを感じることができる。人の気配《けはい》、その息遣《いきづか》い、肌のぬくもり。その中に苦悩と希望を感じることができる。そうであるならば、私の傍《かたわ》らに佇《たたず》む他人《ひと》もまた同様に。たとえ一瞬の感情であったとしても、確かにそれらは感じられていた。

それならば、今度は逆に、その一瞬を評価しよう。そう、その一瞬の真実を心に刻もう。人は一瞬を生きる。この「一瞬」の価値について考えたいと思う。そのために少し理屈っぽい話をする。

そもそも時間とは何だろう。古代の人々は、天体の運動から時間を引き出している。たとえば、地球が自分を中心に一回転（自転）するのに必要な時間を、一日とした。太陽の周りを一周（公転）するのに必要な時間を、一年と置いた。天体の運動が時を刻む。壮大な宇宙時間がそこにはあった。

恐らくは、ここから、人間の生活の便宜を図る仕方で時間や分が工夫されたのであろう。集落が誕生すると、隣の集落の首長に会いに行って帰ってくるのに必要な時間、炊飯の文化が始まると、穀物の種を程よく炊いて食べやすくするのに必要な時間、というように。このように、時間とは、現実に存在するものの変化（行って帰ってくる、硬い種子がやわらかくなる）を記述することに適した、あるいは便宜的な仕方で語られる。つまりは、時間の根底にあるのは、変化だ。

もちろん変化にもいろいろある。空間的運動（移動）もあれば、状態の変化もある。地球が太陽の周囲をまわっていることも、地球上の物質の状態が変化することも、たとえば氷が溶けて水になることも、水が沸騰して水蒸気になることも、等しく変化である。それればかりではない。植物や動物たちの誕生と成長、そして死。種子が芽をだし、太陽に向かって成長し、やがて衰えて朽ちる。動物も同じだ。生命は変化の連続の中にある。

それならば、人間もまた、その例外ではない。身体の変化。乳児、幼児、少年、青年、壮年、そして老年へ。成長と老化。形態のみならず機能の変化もある。誕生直後には何もできなかった赤ん坊が、親の愛情の中で育つ。できることがどんどん増えていく成長期、安定した仕方で能力を発揮できる壮年期を経て、やがて、衰えてゆく老年期を迎える。そして、最後は死。人生は変化の連続である。

しかし、と思う。もし存在するものに一切の変化がなかったならば、地球も太陽も、宇宙の一切が静止していたならば、いったい時間とは、どのように考えられるのだろう。存在するものに一切の変化がなかったならば、それでも時間はあるのだろうか。あるいは、一切が変化しないというのに、時間を語る意味があるのだろうか。考えてみてほしい。すべてが静止している姿を。天体の運動も、ひとつの星である地球の運動も、その地球上での様々な物質や生物たちの営みも、生物を構成する細胞の活動も、細胞を構成するたんぱく質の合成も、これを構成している原子（分子）の運動も、その原子の中の電子の運動も、原子核の崩壊も、それらすべてが静止しているとすれば、それは、なにを意味するのだろうか。

そこでは、時間を語る意味はない、そう言ってよいと思う。そればかりか、すべて静止している状態で、それでも何かが存在していると言えるのかどうか、私はそれも怪しいと思う。あるとは言えないのではないか。存在とは、何かが動きをもつこと、変化の中にあることを言うのであって、完全な静止とは世界の死、すなわち、無なのではないか。恐らくは、宇宙はある、世界はある。しかし、それは変化の中にある場合にある。

そうであれば、本当に存在していると言われてよいのは、あれやこれやの存在者（存在しているもの）が、運動し、変化し続けていることだ。その変化の中にこそ、あると言われるものがある。変化の中に真実の存在がある。それならば、時間とは存在者の変化を記述するための尺度に過ぎないのではないだろうか。

その絶えることのない変化を記述するための尺度が時間なら、時間は客観的に存在したりしない。この存在者——変化し続ける存在者——を離れて、あるいはそれとは独立に、時間が存在することなどない。変化を記述することにおいて都合がよいように、時間の尺度が設けられているのだ。そのように、一年、一日、一時間、一分、一秒、という単位が工夫されたにすぎないのだ。真に存在するのは、変化し続ける存在者である。あの存在者、この存在者、あの時のあの存在者であり、この瞬間のこの存在者である。すべては、この瞬間に存在している。人は、この一瞬を生きている。

二　人は意味を生きる

中世日本の能楽師世阿弥は、まずは、与えられた美しさをもつ少年の姿に「幽玄」を見いだし、その成長期において充実した運動能力と発声能力を得たときに、「時分《とき》の花」が与えられると説いた。それは、天然自然の美である。その花を得て、芸に臨む心を「初心」とした。しかし、与えられた花すなわち「時分《とき》の花」は、いつまでも咲き続けることはない。与えられた花は、いずれ衰え、消え去る。与えられた身体の美しさが、永遠に輝き続けることはない。

そうであるならば、「時分《とき》の花」を超える花を、自分の力で自由自在に咲かせることができるように努めなければならない。そこに咲くのが、「真実《まこと》の花」。それを可能にするもの、それが、意志であり、意志の実践である稽古《けいこ》である。このようにして、『風姿花伝』、『至花道』等、『花伝書』と呼ばれる一連の世阿弥の著作は、その稽古のための指南書として著された。

だから、世阿弥にとって、「初心」とは、与えられた美しさに感謝することはあっても、そのことに甘んじていてはならないという認識をもたらす。自分は技量において拙《つたな》い者であることを、常に心に刻み込んでおかなければならない。拙い自分が、人前に立って芸を披露することと、その怖《こわ》さを決して忘れてはならないと自分に言い聞かせ、それゆえ、一歩上の自分を目指してさらなる稽古に励め、と言う。* そのような緊張感に充ちた世界が、ここに広がっている。世阿弥は人間が生きるということは変化することであり、変化の中にこそ、生があることを知っていた。

少しばかりかしこまった話をしたが、このことは、私たちの日常的な感覚をたどってみてもよくわかることだ。私たちは、記憶が感情に結びついていることを実感している。悲しいこと、うれしいこと、これらの記憶は強くとどまっている。特に幼少期の記憶は、感情に結びついている。喜怒哀楽とは、心が動くこと。心の変化。様々な出来事に際して、心が大きく揺り動かされると、感情が生じる。自分自身が、感情の主体となることもあれば、他者の感情に共感して、同様の感情を共有することもある。**

心の変化（感動）は深く記憶に刻まれる、と先に書いたが、実は、この表現は正確ではない。大きな変化は、「生」をその存在において主張する。大きな変化の体験は、生の充実、あるいはこのように言ってよければ、生の重さあるいは大きさを意味する。感情を伴うから記憶に残りやすいのではない。そうではなくて、感動という心の変化が私の人生の内実をなすから、だから、私の人生の大切な意味となって、記憶に留まるのである。

人は変化を生きる。命あるものは変化を生きる。生命とは変化そのものである。やはり、変化が真実の存在なのだ。そこでまた、存在者の変化を記述する尺度が時間であるならば、時間を絶対化して、その長さで価値を測ることは、本来無意味である。なるほど私たちの社会では、二十歳で迎える死は早すぎるとして悲しまれ、八十歳で迎える死は長寿として祝福される。しかし、それは生きることに慣れた人間のひとつの文化的意味づけにすぎない。長く生きた者が、早すぎる死を迎える者を気の毒だと勝手に憐れんで同情する。早すぎる死を迎える者ほどにも経験を積まず、それゆえ賢くもならなかったにもかかわらず、ただ長く生きたそのことによって、自分は賢いとか幸せだったたと思い込む。愚かなことだ。

経験を積むとは、心に変化を蓄積することである。多くのことを体験し、これをもとに今以上に知識を得、状況に対処する能力を身につけることだ。その変化の集積が、賢者をつくる。したがって、その変化を経験しえなかった者は、いくら長く生きたとしても、豊かな知恵をもつことはない。

なるほど、長く生きたことで祝福されると思うことは、人に迷惑をかけることではない。だから、そのような理解があってもよい。しかし、だからといって、あたかも自分が優位にあって、早逝《そうせい》する人を憐れむなどということは傲慢《ごうまん》の極《きわ》みだ。そもそも、私たちには自分の生き死にを決める力などない。なるほど、健康に注意して過ごすという仕方で、寿命を延ばす努力をすることはできる。しかし、努力したからといって、必ずそれが報われるとは限らない。やはり、生と死は人の知恵と力を超えている。

仮に私の子が難病で死を迎えつつあるとしよう。私は親だから、何とかしてその子の命が存《なが》えられるよう、できる限りの努力をするだろう。名医と言われる名医を捜し、どんなことをしてでも子の命を救ってほしいと懇願するだろう。もちろん、そのような努力が幸いして、優れた医師にめぐりあい、運よく病気の治療に成功するかもしれない。しかし、そのことは私の力の及ぶところではないのだ。「運よく」ということなのだ。だから、当然、努力が報われないこともある。その場合には、私は悲しむだろう。人は泣くしかないことがある。生と死は、私の力の及ぶところにはないからだ。

存在とは変化の中にある。生きるとは変化し続けること。それは、つまり、生物ならば、死に向かうことである。死は暗くて悲しい。生きることがそれへと向かうことだという説明には、納得し難いものがあるかもしれない。しかし、存在は、そして、生命は、変化の中にしかない。変わり続けるところに生命《いのち》がある。

世界は変化し続けていることにおいて、存在している。世界＝宇宙における私という生命の出現と消滅――これは宇宙の変化だ――が一瞬であるとして、私の全人生とはその一瞬の中における変化の連続である。その変化は、今、ここの一瞬であり、昨日の一瞬であり、明日の一瞬である。ひょっとすると、明日の一瞬はないかもしれない。しかし、今日、出あったこの一瞬の喜びは真実だ。この一瞬の喜び、この一瞬の信頼が、人生を支える。それが、人間が生きるということなのだ。一瞬の喜びと一瞬の信頼、そこに込められた意味を人は生きる。

人の優しさを感じて、うれしく思う。そして、そのことに感謝する。多様な可能性の中から、自分の人生を選択してゆく。高められた気持ちによって、前向きに生きる。また、困難に際しても、じっと耐える。苦しむことも人生の一部。苦難に耐えて、未来に希望をつなぐ。たとえ望みどおりの結果が訪れなくても、このようにありたい、このように生きたいとして、自分の意志をそれへ向ける。その一瞬は、第三者の容喙《ようかい》を許さない私だけの自由な時間。この一瞬を私は生きている。自分が生きて背負ってきた意味の世界の中で、自分らしく生きている。人は意味を生きるとは、このようなことである。

＊「初心忘るべからず」という表現は、世阿弥の言葉として、よく引用されるようだ。その場合、通常、「高められた今の気持ちを大切に」とか、「初々しい今の気持ちを忘れずに」などと、どちらかというとお祝いの席などで使われる。世阿弥の言葉だと言わなければ、「初心忘るべからず」のフレーズにどのような意味を込めようとも、その人の勝手である。しかし、世阿弥がそう言っていると語れば、それは間違いだ。残念なことに、多くの日本人が間違って使ってしまうと、その間違いが正されないまま通用してしまう。あえて、お知らせしておくことにした。

＊＊ここでは、大きく心が揺り動かされる場合（受動）を描いているが、逆に、大きく揺り動かす場合（能動）

もある。これは、意志と呼ばれるが、ここではこの点を掘り下げることはしない。

三　生を支えるもの

園で暮らす人たちは自由を奪われた。学ぶ自由、職業に就く自由、家族をもつ自由に家族と過ごす自由。何もこのようなことばかりではない。私たちはいつでも好きなように街を歩けるし、気に入った場所にたたずみぼんやり時を過ごすことも、公園の花をめでることもできる。今日は何が食べたいとか、友人とお茶を飲もうとか、そんなことも当然のように許されている。当たり前すぎて、そのようなことが自由だなどと普段は感じることがないほどだ。それなのに、園では、外出する場合でさえ、許可をとらなければならなかった。

加えて、園では厳しく強制されたことがあった。園の中での作業（重症者の介護や、配膳、洗濯などの補助作業から、戦時中の壕掘り）、そして、園内での出産の禁止。出産の禁止は、おのずと妊娠している女性には堕胎を強制し、結婚する人たちには子どもができないように断種手術（不妊手術）を強制した。それは、拒むことができない仕方で園で暮らす人たちに重くのしかかっていた。園で生きるためには、決められたように、それにしたがって生きるしかなかった。それが、後日、屈辱の思いによって入所者を苦しめたし、怨念の源となって、憤怒の思いにかられた入所者自身が――憤怒の思いをもたざるを得ない自分を呪って――苦しみ続けることもあった。

思いのままに行動できない。逆に、意に反したことを命じられる。従わなければならないし、場合によっては、自分の身体に直接、医療行為が施され、深い侵襲を受ける。いったいどこに自由があると言えるのだろうか。しかし、とも思う。結果を伴うことばかりが自由なのか。結果を伴わない場合でも、自由と言える場面があるのではないのか。

そんなばかな。望んだ結果が実現しなければ、それは虚しい。絵に描いた餅では、空腹は癒されない。こうしようと思っても、それが妨げられれば、不満が残る。屈辱を感じることもあるかもしれないし、怨念の的になることもあるかもしれない。こころが屈辱や怨念に支配されてしまうとすれば、それはもっと不自由だ。

しかし、それでもまた、人々はこの園の中で生きた。確かに生き抜いてこられた。そのような彼ら彼女らを生かしたものは何だったのだろう、そう考えたとき、自分では何もできない、強制と服従しかないと思っていた人たちにも、気づかれていなかった何かがあったのではないだろうか。

意外だと思われるかもしれないけれども、私は、それを「自由」だと考えている。どんなに苛酷な条件の中でも人を生かす力となったもの、「自由」。何もできない。選べない。そうするしかない。それでも「自由」はあると言えるのか。私は、あると言ってよいのではないか、と思う。

望みどおりの結果が伴われる場合、その人は幸福だ。そして、それを共に喜んでくれる人がいれば、さらに幸福だ。しかし、結果を伴うことができなかった場合はどうだろう。残念だ。でも、それだけか。私は、そのように意志し、そのように努力した。それは虚偽ではない。さらに、もし、そこに他人《ひと》がいれば、その他人《ひと》と心を通わせることができるかもしれない。結果と関係なく、あるいは結果を伴うことができないことに苦しんでいるとしても、その苦痛を共感できる他人《ひと》がいる。その共感によって、自分と一緒に泣いてくれる者がいることによって、その存在を感じることによって、さらに人は自分の存在が肯定されていることを知る。よかったと思うことができる。その関係性の中で、私はまた生かされる。

でも、こんな場合もあるかもしれない。私が心を注いでいるにもかかわらず、相手が応えてくれない。機が熟していなかった、運がなかった。しかし、そのような場合にも、私と他人《ひと》との関係性がなくなっているわけではない。相手が私の思いに応えてくれなかったとしても、そのような他人《ひと》との関係性の中で私は生きてきたし、今もそうしていることに変わりはない。私は、確かに心を差し向けたし、その他人《ひと》の息遣いを今だって感じながら生きている。それへと私を導いたその心の在り方は真実だったし、その真実を今も私は生きている。

たとえ私が顧みられなかったとしても、私は心の真実を生きた。幸運な人生もあれば不運な人生もある。しかし、不運が私を不幸にするのではない。不運を理由に自分の人生を生きようとしないところに、不幸がもたらされる。他人《ひと》が応えてくれなくても私の人生。苦難に見舞われた過酷な人生であっても私の人生。私は、私の意識の中に絶えずわきあがり、決して耐えることのないその意味を生きている。

思えば、人は、思い通りに行った場合にだけ意味を感じるのだろうか。思い通りの結果を招くこと、あるいは目的を果たすことができた場合にだけ、充実を感じるのだろうか。その充実だけを自由と言うのだろうか。たとえ結果が伴われないとしても、私は、心をそれへと向けることができる。絶望的な状況でも、最後の一瞬まで、心をそれへと向けて生きることができる。私は、そのような自分を信じて生きることができる。

その一瞬に人は生きる。そして、その一瞬は永遠になることがある。絶えずその一瞬を反復し、呼び起こし、それへと自分自身を誘《いざな》い、また人を誘い、共に生きようとするとき、それは永遠になる。それは意味となって私の人生を形づくる。それは私の人生そのものだ。園を生きた人たちは、自由を奪われたといわれる。確かにそうだ。しかし、それは形骸的な自由だ。そうではないところに、人間は「自由」をもっている。心をそれへと向けること。人にやさしさを投げかけること。ともに生きようと、他人《ひと》に誘《さそ》いかけること。

このような学びは、人間を理解し、人間存在を肯定するための学びとして、深まりと広がりを見せる。あのナチス政権下のユダヤ人強制収容所を生きた人たち。その人たちを生かしたのは、この「自由」ではなかったか。そして、今日、障がいを伴って生きる人たち。何をするにも困難が伴う場合にも、そして、一見何もできないように見える重篤な障がいを伴う場合でさえも。心に障がいが伴われる場合にも。その人たちの心は、私にはとうてい推《お》し量《はか》ることができない程の深まりをもっている。その深いところで、その人の生を支えているもの、それが、心を向けるということ。たとえ結果を伴わなくても、その心の動きに「自由」を見ることができる。そして、これが人の生を支えている。

何もできなくても、決定(強制)されていても、「自由」はある。私の心をそれへと向ける「自由」。園を生きた人たちは自由がないことに苦しんだ。そのことが、人から切り離されて生きなければならない寂しさの感情をひきおこしたり、焦燥感を煽りたてたりして、そこに生きる人たちをして悪戯《いたずら》に奔《はし》らせたこともある。その息苦しさは、いかばかりであったことか。しかし、それに耐えて生きてきた人たちは、もうひとつの次元にある「自由」を学んだ。それへと心を傾ける「自由」。それが人を生かすものであることを、園を生きた人たちは、自身の生命《いのち》をかけて学んだ。その貴重な学びを、今、私は、園の皆さんから学んでいる。

あとがき

人が言葉を語るのは、言葉に託した意味を他人《ひと》へ送り届けるためだ。それならば、書物を書くことも、書き手が伝えたいと思っていることを言葉にして、読者に差し出すことだ。書かれたことには、書き手の人生の真実が込められ、読み手は、それを掬い取る。そして、その意味を共に生きる。読書とは、そのような仕方で人と人が出会うことであり、読書によって過ごされる時間とは、書き手と読み手が人生を共にすることだ。

さて、この「人生の真実」について。書物のなかには、とてつもないおもしろさで他人《ひと》の心をひきつけずにはおかないものがある。ドフトエフスキーの作品などは、その代表的なものだろう。ともかくおもしろい。こんなおもしろいものを知らずに死ぬなどということは、人間に生まれてきながら、これほどもったいないことはない。そもそも、イエスが裁かれる場面（『カラマーゾフの兄弟』など、他の誰が考えつくだろう（もっとも、史実のイエスはローマの手で裁かれ、刑死する）。彼の思想と行動が人々を救うことになっているのかどうかを問いかけた場面を設《しつら》えて、読者をその問いへと引き込む力をもつような、そのような類の書物にお目にかかることはめったにない。

そこで、このおもしろさの理由を考える。ドストエフスキーの『悪霊』のフランス語タイトルは、'Les Possédés'（憑依された者たち）である。何かにとりつかれ、心を占められた人たち、程の意味だ。主人公がスタヴァローギンであることに異論はないだろうが、ドフトエフスキーは、様々な人物、無神論にとりつかれた者、信仰にとりつかれた者、革命にとりつかれた者たちを、描いていたのだ。それらの人々が、己の人生をかけて生きようとする様が、ところせましと、『悪霊』と題された舞台の上で展開される。そして、私たちの日常もこれと同じ。つまりは、私たちの人生も、ひとりひとりが自分の心を占めるものに導かれている。人はいつだって憑依されて生きる。それが、真実なのだ。そして、この真実が私たちの心をとらえてはなさない。

するど、どうだろう。書物の魅力とは、その力とは、何だろう、と問われると、そこには人間が避けて通ることのできない真実が語られていることにある、と答えることができるのではないか。もちろん小説はフィクションだ。創作、つまりはつくりもの。でも、それは、人生の真実を語るために設えられた状況である。そこで語られようとしているのは、真実。真実を語るためには、お膳立てが必要なのだ。人は、読書によって、このうえない真実を得る。

それならば、書物とは、書き手が大切にしている真実を、読者に届けるだけの力がなければならない。はたしてこの書物はその任をはたしているだろうか。もちろん、本書は、小説ではない。ハンセン病を生きた人々の人生と、その人々が生きることを余儀なくされた社会の実態を描き、そこから人間の真実を理解する歩みに読者を誘《いざな》うことが試みられている。この人間理解から、読者が自らの生を導くための思索を練り続けてくださるなら、筆者としてはとても幸せなことである。

本書は、沖縄大学出版奨励補助を得て上梓された。謝意をあらわすとともに、大学が大切な真実を発信する場であり続けることを祈念したい。

二〇一五年八月一七日

下村英視（しもむら　ひでみ）

1954年　山口県生
1985年　九州大学大学院文学研究科博士課程、哲学・哲学史専攻、
単位修得退学
2008年　博士（学術）、千葉大学
現在　沖縄大学人文学部教授

著書　『もうひとつの知』（1994年、創言社）
『言葉をもつことの意味』（2009年、鉱脈社）
『星ふるさとの乾坤』（2012年、鉱脈社）
『人間存在の探究』（2014年、ボーダーインク）
以下、共著
『人間存在の探究』（1991年、創言社、岩切正和編著、
第3章「存在と言葉」担当）
『哲学への誘《いざな》い　新しい形を求めて』第Ⅴ巻自己（2010年、
東信堂、松永澄夫編著、第6章「人の傍らで」担当）

理性主義と排除の論理
―沖縄愛楽園に生きる―

二〇一五年九月三〇日　初版第一刷発行

著者　下村　英視
発行者　宮城　正勝
発行所　(有)ボーダーインク
沖縄県那覇市与儀226-3
http://www.borderink.com
tel 098-835-2777
fax 098-835-2840
印刷所　でいご印刷

ISBN978-4-89982-288-2　C0010